운동 처방 입문을 위한

운동과 건강

A guide of Exercise Prescription for
Exercise & Wellness

운동 처방 입문을 위한

운동과 건강

A guide of Exercise Prescription for Exercise & Wellness

김재호 · 김정우 · 신정엽 · 윤성준 · 이동복 · 전용균 · 조원제 · 최재일

nosvos

≫ 머리말

최근 들어 우리나라에서도 성인병에 의한 사망률이 급격히 증가하고 있고, 그 원인이 운동 부족이라는 사실이 알려짐에 따라 자신의 건강 증진을 위해 스스로 운동에 참여하는 인구가 점차 늘어가고 있다. 이러한 변화는 매우 다행스러운 일이나 대부분의 운동 참여자가 운동 방법에 대한 아무런 준비 없이 운동에 참여하고 있어 운동 효과를 얻기보다는 오히려 부작용을 초래할 위험성이 내재되어 있다. 따라서 '과학적 운동 방법'에 대한 정보 전달이 시급한 실정이다.

이 책은 "내가 건강 증진을 위해 운동을 하려면 어떤 운동을 어떻게 하여야 할까?"라는 의문을 갖고 있는 사람들에게 운동의 과학적 연구를 기초로 한 운동 종목의 선택과 운동 방법에 관한 정보를 제공할 목적으로 집필하였다. 대학에서 일반 학생 및 체육 전공 학생들의 건강 증진 및 운동처방 입문을 위한 교재로 활용하기 위해 집필하였으나 일반인들도 이해하기 쉽게 구성되었기 때문에 누구나 쉽게 읽고 이해하여 건강관리와 건강 증진을 위한 운동을 하는 데 큰 도움이 되리라 기대된다.

이 책은 자신에게 적절한 운동 종목과 운동 방법을 선택하고 실행하는 과정을 단계적으로 다루었다. 즉, 운동에 대한 과학적 이해를 바탕으로 실행에 옮길 수 있도록 구성하였다. 자신의 건강 상태, 체력, 연령, 운동 경험, 성별 등을 고려한 운동 종목 및 방법을 선택하는 과정을 체계적으로 다루었으며, 건강에 중요한 체력 요인을 증진시키는 최근 연구된 이론과 통계를 포함시켜 신뢰도를 높이도록 노력하였다. 또한 최근 들어 많은 관심을 보이는 체중관리를 포괄적으로 다루었으며 비만의 이해 및 진단, 그리고 처방에 관련된 세부 내용을 포함 시켰다. 또한 운동 과학 정보와 연령대별 적절한 운동 정보를 편하게 읽고 쉽게 실천할 수 있게 제시하였다.

이 책을 내면서 앞으로 운동과 관련된 부족한 부분의 연구가 조속히 진행되어야 할 필요성을 절실히 느꼈으며, 미흡하나마 이 책이 국민의 건강 증진에 도움이 되기를 간절히 바란다.

끝으로 원고 정리 및 교정에 참여한 여러 실험실 선생들에게 깊은 감사를 표하며, 이 책의 출판을 위해 애써준 단국대학교 출판부에도 깊은 감사의 뜻을 전한다.

운동과 건강 탈고를 마치며 죽전에서
저자 일동

차 례

Ⅵ. 비만 극복과 체중 조절

Ⅶ. 지칠 줄 모르는 심폐 기능의 육성

Ⅷ. 탄력 있는 몸매 강인한 근육 육성

Ⅸ. 몸을 유연하게 하는 방법

Ⅹ. 생활 속의 건강·운동 과학 정보

부록 A

부록 B

부록 C

I 성인병에 위협받고 있는 현대인

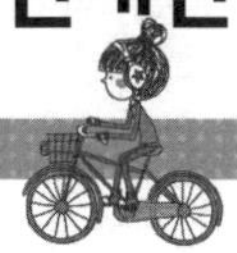

인생을 살아가는 데 가장 중요한 것은 무엇일까? 어떤 이는 명예가 중요하다 생각하고, 어떤 이는 재물이 중요하며 또 어떤 이는 사랑이 가장 중요하다고 말한다. 그러나 재물, 명예, 사랑은 건강을 잃게 되면 소용없게 된다. 따라서 혹자는 재물과 명예를 잃는 것은 조금 잃는 것이지만 건강을 잃는 것은 모두를 잃는 것이라 말한다. 이렇듯 건강은 매우 중요한 것이다. 우리는 행복했던 가정이 가족을 잃어 비통한 슬픔에 싸여 있는 것을 많이 보아 왔다. 그러나 정작 우리 자신은 자신의 건강에 대하여 자신을 갖고 살고 있는 듯하다. 마치 그런 불행이 자신에게는 해당하지 않을 것이라 생각하는 것 같다. 특히 젊은 시절에는 더욱 그렇다. 그러나 나이가 들어 중년이 되면 피로를 쉽게 느끼고 의욕과 자신감이 떨어지고 건강에 대하여 점차 불안을 느끼게 된다.

현대인은 누구나 예외 없이 성인병으로 죽어간다. 성인병이란 나이가 들면 걸릴 수밖에 없는 피할 수 없는 퇴행성 질환이기 때문이다. 우리가 취할 수 있는 유일한 수단은 성인병의 발병 시기를 늦추는 것뿐이다. 그러기 위해서는 성인병에 대하여 구체적으로 알아야 할 필요가 있다. 본 장에서는 성인병을 발병시킬 수밖에 없는 현대 생활의 특성, 현대인의 질병 양상과 사인 구조 변화, 성인병의 이해, 운동과 성인병의 관련성에 대하여 알아보고자 한다.

01 현대 생활의 특성과 건강

찬란한 현대 문명의 발달은 인간의 생활을 편하게 하는 방향으로 발달되어 왔다. 모든 생활과 노동이 기계화 또는 자동화되어 인간의 육체적 활동 기회를 박탈하고 있다.

현대 생활은 과거와는 달리 풍부한 식품을 공급하고 있다. 지나친 영양의 섭취는 인간을 점차 비만화시키고 심지어는 비만의 허용 기준이 점차 상향 조정되는 경향까지 나타나고, 그동안 경험하지 못했던 여러 가지 퇴행성 질환들을 양산하고 있다.

표 1-1 현대 생활의 특성과 건강

현대 생활의 특성	현대 생활의 건강 저해 요인	건강에 미치는 영향
• 노동의 기계화 • 자동화 • 교통 수단 발달 • 경쟁화 • 정보화 • 풍부한 영양 섭취	• 운동 부족(hypokinetic) • 영양 편중 • 스트레스 • 오염	• 체력 저하 • 예비력 저하 • 저항력 저하 • 정서 불안정 • 비만

이렇듯 편한 삶에도 불구하고 남보다 앞서고자 하는 경쟁에 의한 스트레스는 더욱 심화되고 있는 실정이다. 이러한 현대 생활의 특성은 자연적으로 운동 부족을 초래하여 그 결과 체력이 저하되고 생리학적 예비력이 저하되어 질병에 대한 면역 기능 및 저항력을 약화시

키게 되었다. 또한 현대 생활의 각종 스트레스는 인간의 정서를 불안정하게 하고 여러 가지 정신적 질환을 야기시키고 있다. 특히 인간의 비만화는 그나마 부족한 신체 활동을 더욱 방해하고 비만에 의한 각종 합병증을 발병시키고 있다. 이렇듯 현대 사회는 현대인에게 생활의 편리함을 제공하는 반면 활동 부족, 스트레스, 오염, 영양의 편중 등에 의한 부작용이 잠재하는 양면성을 갖고 있다.

02 현대인의 질병 양상과 사망 원인

현대인의 질병 양상과 사인 구조를 알아보는 것은 질병의 예방, 특히 사망률이 높은 질병에 대한 경계와 대처란 점에서 매우 의미 있는 일이다. 우리나라 국민의 질병이 과거에 비하여 어떻게 변화하고 있는지 알아보고 또 연령별, 성별 사망 원인에 대하여 살펴본다.

1) 질병 양상

우리나라 국민의 질병은 과거 전염성 질환으로부터 만성 퇴행성 질환으로 변화되고 있다. 만성 퇴행성 질환이란 기계가 사용하지 않으면 녹슬고, 오래되면 고장이 나듯이 인간의 몸도 적당히 사용하지 않고 나이가 들면 병이 나기 마련인데 이를 만성 퇴행성 질환이라 한다. 만성 퇴행성 질환에는 뇌혈관 질환, 심장 질환, 고혈압, 당뇨병, 암 등이 있으며, 이는 운동 부족이 주요 원인이라고 밝혀지고 있다. 만성 퇴행성 질환에 의한 사망률은 1980년대부터 매년 증가되고 있는 실정으로 이에 대한 대책이 요구되고 있다. 우리나라 국민의 40세 이상 만성 퇴행성 질환자는 1990년대부터 2010년대까지 매년 증가하는 추세로 향후 미래에도 점차적으로 증가될 것으로 추정하고 있다.

또한 성인병의 위험 요인으로 밝혀진 운동 부족, 과다 영양 섭취,

비만, 흡연, 음주 등의 요인이 점차 심화되고 있는 양상이다. 최근 우리나라 국민의 운동 참여율은 평균 남자 22.8%, 여자 15.8%로 선진국에 비하여 저조한 실정이다. 영양 섭취에 있어서도 동물성 영양소 섭취량이 점차 증가하고 있으며, 이에 따른 영양 불균형 상태가 심각한 상황이다.

일반적으로 국민의 건강에 대한 관심 및 의료 현황은 국민 의료비의 증가를 통해 간접적으로 알 수 있다. 우리나라 국민의 국민 의료비는 지난 20년간 소비자 물가 지수가 평균 2.24배, 1인당 GNP가 평균 3.34배 증가한데 비하여 무려 10.87배가 증가한 양상이다. 이는 의료비 증가가 소득 수준을 상회하고 있음을 의미하며, 또한 건강에 대한 국민적 관심과 상병 인구가 증가함을 시사한다.

질병 양상의 새로운 변화는 인구 구조적으로 40세 이상의 만성 퇴행성 질환 관리 대상 인구가 증가하고 있는 것이다. 국민건강영양조사에 의하면 고혈압, 당뇨, 비만 등 만성질환자 및 위험군 비율이 20세 이상 성인 중 66.4% 달한다. 지속적인 의학 발달로 만성 퇴행성 질환자의 관리는 점차 나아지고 있지만, 만성 퇴행성 질환자의 유병율은 지속적으로 증가하는 추세이다.

영양소 섭취량도 20년 전에 비하여 단백질 섭취율이 6.6% 감소한 반면, 지방 섭취율이 55% 증가하여 국민의 약 45%가 영양 불균형 상태이며, 성인 비만 인구는 물론 소아 비만율이 98년에 비하여 1.4%가 증가된 실정이다.

만성 퇴행성 질환의 주요 원인인 흡연 역시 대한민국 성인 평균 흡연율이 남자 47.3%, 여자 6.8%로 흡연으로 인한 폐암 사망률이 지난 10년간 평균 3.5% 증가하고 있는 양상이다. 또한 성인 평균 음주율은 남자 77.6%, 여자 44.2%로 음주에 의한 간암 사망률은 인구 10만 명당 38.4명으로 일본(22.5명), 네덜란드(1.8명)에 비하여 심각한 양상을 보이며, OECD(경제협력개발기구) 가입 국가 중 1위를 차지하고 있다.

2) 사망 원인

우리나라 국민의 사인 구조를 파악하는 것은 우리나라 국민이 연령별, 성별로 어떠한 원인으로 사망하고 있는지를 알 수 있게 하며, 이를 통하여 예방적 접근이 가능하다는 데 큰 의미가 있다.

(1) 사인 구조 경향

통계청의 사망 원인 통계자료에 의하면 총 사망자수가 매해 평균 4%씩 증가하는 양상을 보이며, 사인 구조를 살펴보면 우리나라의 3대 사망 원인인 악성신생물(암), 뇌혈관 질환, 심장 질환 사망자는 전체 사망자의 약 절반을 차지하고 있다.

매년 사망 우선순위는 1위부터 5위까지 다소 변동은 있지만, 전반적인 우리나라 국민의 성별 및 연령을 종합한 사망 우선순위는 악성신생물(암) 1위, 뇌혈관 질환 2위, 심장 질환 3위, 고의적 자해(자살) 4위, 당뇨병 5위순으로 나타나고 있다.

연령대별 사인 순위 경향을 살펴보면 1위는 9세 이하에서 악성신생물(암), 10대~30대에서는 고의적 자해(자살), 40대 이상에서는 익성신생물(암)로 나타났고, 사인 순위 2위는 20대 이하에서 운수사고, 30대는 악성신생물(암), 40대~50대는 고의적 자해(자살), 60대 이상에서는 뇌혈관 질환이다.

성별로 살펴본 사인 순위는 남자는 악성신생물(암) 1위, 뇌혈관 질환 2위, 심장 질환 3위, 고의적 자해(자살) 4위, 당뇨병 5위순이다. 여자의 경우에는 악성신생물(암) 1위, 뇌혈관 질환 2위, 심장 질환 3위, 당뇨병 4위, 고의적 자해(자살) 5위순이다.

한편, 고혈압성 질환, 심장 질환, 뇌혈관 질환 등에 의한 '순환기 계통 질환'이 있는데, 그 중 허혈성 심장 질환의 경우는 매년 평균 3%씩 증가하는 양상을 보인다. 허혈성 심장 질환과 같은 만성 퇴행성 질환은 노화로부터 발생되나 식사 습관, 흡연, 운동 부족에 의해 급속히 진행될 수 있기 때문에 젊어서부터 이러한 발병 요인을 억제하는 생활 습관 조성이 바람직하다.

03 성인병이란?

일반적으로 질병은 크게 전염성 질병과 퇴행성 질병으로 구분된다. 전염성 질병은 병균의 감염으로부터 발병되며, 퇴행성 질병은 연령 증가에 따라 인체 조직이 약화되므로 발병된다. 감염성 질병은 현대 의학에 의해 대부분 예방 및 치료가 가능한 수준에 이르렀으나, 퇴행성 질병은 자신도 모르게 장시간에 걸쳐 진행되며, 질병이 발견되었을 때는 치료가 불가능한 치명적인 질병으로 발전될 뿐만 아니라 그 종류와 수가 지속적으로 증가하고 있어 큰 문제점으로 대두되고 있다. 퇴행성 질병은 연령 증가에 따라 노화되고, 그 결과 인체의 모든 조직 및 기관이 약해져 발생된다.

적당한 신체 활동은 퇴행성 질병의 발병을 늦출 수 있다. 그러나 기계화된 문명 세계에서 생활하고 있는 인간은 불가피하게 신체 활동이 줄어들어 퇴행성 질병의 진행을 가속하고 있다.

대표적인 퇴행성 질병은 뇌졸중, 비만증, 심장 질환, 당뇨병, 동맥경화증, 암, 고혈압, 골다공증 등이 있으며 주로 50대 이후 발병된다 하여 성인병이라 부른다. 그러나 근래 들어 어린이 비만, 고혈압, 당뇨병 환자가 늘어감에 따라 성인에게만 국한된 질병이 아니라 현대인 모두에게 노출된 질병이라 하여 현대병이라 부르기도 한다.

성인병의 원인은 나이가 들면 어쩔 수 없이 찾아드는 노화 외에 다양하지만 가장 중요한 요인은 인체 기관을 약화시키는 활동 부족 즉, 운동 부족이다. 따라서 성인병을 운동 부족병 또는 생활습관병이라 부르기도 한다.

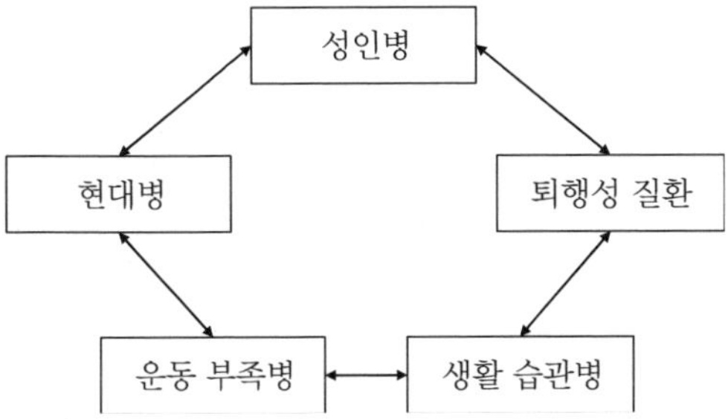

그림 1-1 성인병의 유사 명칭

04 운동과 성인병의 관련성

운동과 성인병의 관련성을 규명하기 위해서는 우선적으로 성인병의 원인을 파악하는 것이 중요하다. 운동 부족이 성인병 진행에 중요 요인으로 작용한다면 적절한 운동을 통해 성인병을 예방할 수도 있기 때문이다. 주요 성인병의 원인과 운동과의 관련성에 대하여 알아본다.

1) 주요 성인병의 원인

(1) 관상동맥 질환

주먹 크기의 심장은 일생 동안 끊임없이 수축과 이완 운동을 통해 전신에 혈액을 공급하는 중요한 역할을 수행하고 있다. 심장이 펌프 작용하는 횟수를 심박수라 하는데 보통 사람의 안정 시 심박수는 분당 60~80회에 해당하며 하루 동안 약 10만 번 정도의 수축과 이완 운동을 반복하고 있다. 관상동맥 질환의 원인은 비만, 운동 부족, 고지혈증, 흡연 등으로 알려져 있다.

❶ 관상동맥

심장의 활동은 심근에 의하여 이루어지는데, 심근에 분포되어 있는 혈관이 마치 왕관의 형태를 이루고 있어 '관상(冠狀)' 동맥이라 한다. 관상동맥은 심근에 산소와 영양을 공급하는 중요한 역할을 수행한다.

심근은 어떤 기관보다 활동력이 많기 때문에 많은 산소와 에너지원의 공급을 요구하고 있다. 특히 운동 중에는 전신의 활동 근육에 더 많은 혈액을 공급하여야 하기 때문에 산소와 에너지원의 수요가 급증하게 된다.

❷ 관상동맥 질환

관상동맥 질환은 관상동맥이 동맥경화증(atherosclerosis)에 의해 혈관의 내경이 좁아져 심근으로의 혈액 공급이 제한되는 순환계 질환을 말하며 허혈성 심장 질환이라고도 부른다.

관상동맥 질환의 진행은 동맥경화증에 의해 시작되는데, 동맥경화의 원인은 혈관 내 높은 저밀도 지단백 콜레스테롤(LDL-C)과 낮은 고밀도 지단백 콜레스테롤(HDL-C), 높은 중성지방, 흡연, 운동 부족, 과

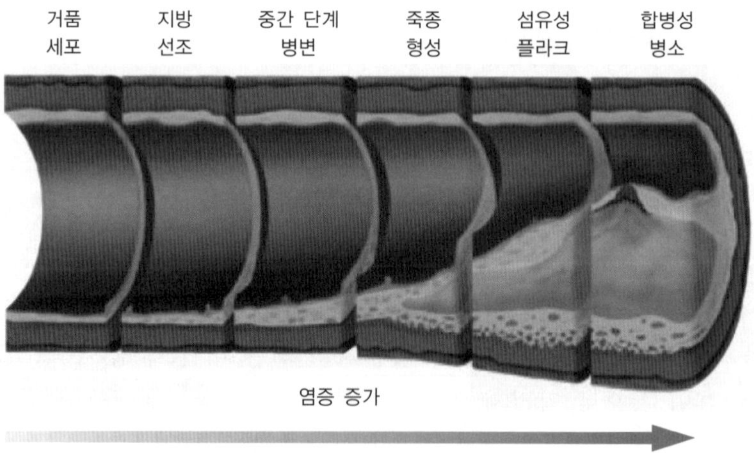

그림 1-2 관상동맥의 동맥경화 진행 과정(Koenig & Khuseyinova, 2007)

체중 및 복부 비만에 의해 발병된다. 혈관에 지방이 침착이 되는 시기는 10대 초기부터 서서히 진행되어 나이가 들어갈수록 진행 속도는 더욱 빨라지며 진행 속도는 생활 습관 요인(흡연, 식습관, 신체 활동, 스트레스)과 유전적 요인에 의해 결정된다.

동맥경화증에 의해 관상동맥의 혈관내경이 감소하게 되면, 허혈성 심장 질환을 유발하게 된다. 허혈성 심장 질환은 동맥경화가 발생한 심근육에 혈액 공급이 원활하지 못하여 저산소증을 초래하게 되며, 증상은 보통 흉골 하부에서 조이는 듯한 통증과 숨이 막히는 듯한 둔중한 통증이 나타난다. 임상적으로는 협심증과 심근경색 또는 급사(심장 돌연사)로 나타난다.

관상동맥 질환의 위험은 많은 요인들과 관련이 있는 것으로 역학조사에서 나타났다. 관상동맥 질환이 위험 인자에는, 나이, 가족력, 고콜레스테롤혈증, 고혈압, 흡연, 당뇨병 또는 당뇨병 전기, 과체중과 비만, 신체 비활동이다.

표 1-2 관상동맥 심질환의 위험 요인(Pollock, 1990)

1차적 위험 요인	2차적 위험 요인	
고혈압	당 뇨	연 령
지 질	스트레스	성 별
- LDL 콜레스테롤의 증가	운동 부족	유 전
- 중성 지방의 증가	비 만	
- HDL 콜레스테롤의 감소		
흡 연		

❸ 협심증

관상동맥의 내경이 좁아지고 혈전(핏덩어리)이나 콜레스테롤에 의해 막혀 있다면 심근에 필요한 산소와 에너지원을 공급받지 못하게 된다. 이와 같은 이유로 심장 근육에 산소 부족이 생겨 가슴에 통증을 느끼는 현상을 협심증이라 한다.

〈협심증의 증상〉
• 가슴이 압박되고 조여 오는 것 같다.
• 심장 부위가 따끔따끔 하거나 쿡쿡 쑤시는 통증을 느낀다.
• 빨리 걷거나 운동 중 더욱 심한 통증을 느낀다.
• 추울 때나 갑자기 놀랐을 때 심한 통증을 일으킨다.

❹ 심근경색

협심증이 악화되면 관상동맥이 완전히 막혀 혈액 공급이 차단되고 차단된 부위가 괴사(손상되어 썩어버림)를 일으키는데 이를 심근경색이라 한다. 한번 막힌 관상동맥은 대부분 자가 치료되지만 심한 경우에는 영구적인 괴사를 일으켜 심각한 상태가 된다.

일반적으로 관상동맥 내경이 70%가 막혀도 모르고 지내다가 70% 이상이 막히게 되면 협심증 증상이 나타나 자각하게 되는데, 협심증 단계에서도 심장의 박동수가 적은 안정 시에는 자각 증상이 없고, 운동 중에 나타난다 할지라도 운동을 중지하면 증상이 사라지기 때문에 조기 발견 및 치료가 어렵다.

(2) 고혈압

심장이 우리 몸에 산소와 영양소를 혈액을 통해 보내기 위해서 심장 박동의 펌프 작용으로 박출된 혈액에 의한 혈관벽(특히 동맥)에 생기는 압력을 혈압이라 한다. 혈압은 크게 심장이 수축할 때 생기는 수축기(최고) 혈압과 심장이 이완할 때 발생하는 이완기(최저) 혈압으로 구성된다.

❶ 분류

일반적으로 수축기 혈압이 120mmHg 이하를 정상 혈압, 120~139mmHg은 경계 혈압, 140~159mmHg은 고혈압 1기, 160mmHg 이상은 고혈압 2기라 한다〈표 1-3.참조〉. 고혈압은 본태성 고혈압과 이차성 고혈압으로 구분되며, 10% 정도가 이차성(증상성) 고혈압이며 90% 이상의 고혈압 환자가 본태성에 해당된다. 특히 중년기 이후에 성인병으로 취급되는 고혈압이 이에 해당된다.

표 1-3 고혈압의 분류(미국 고혈압합동위원회, 2013)

	분류	수축기 혈압 (최고 혈압)	이완기 혈압 (최저 혈압)	대 책	운 동
	정상 혈압	120미만	80미만	2년 이내 재측정	제한 없음
	경계성 혈압	120~139	80~89	1년 이내 재측정	제한 없음
고혈압	고혈압 1기(경증)	140~159	90~99	2개월 이내 재측정	제한 없음
	고혈압 2기(중정도)	160~179	100~109	1개월 이내 재측정	제한 없음
	고혈압 3기(중증)	180 이상	110 이상	1주 이내 진료	고도정적 운동(×)

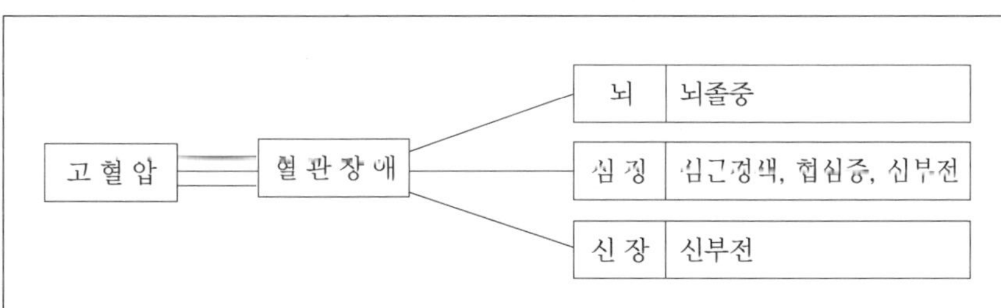

그림 1-3 본태성 고혈압의 증상(미국 고혈압합동위원회)

❷ 원인

본태성 고혈압의 발생 원인은 사실상 잘 밝혀지지 않고 있으나, 유전, 운동 부족, 비만, 짠 음식, 스트레스 등으로 추측된다.

❸ 비만의 영향

비만은 체표 면적을 넓게 하여 혈액을 공급하여야 할 부위가 많아지고 상대적으로 혈관의 길이가 길어져 심장의 부담을 크게 한다. 또한 혈액 속에 지방 및 LDL 콜레스테롤을 증가시켜 동맥경화를 진행시키고, 그 결과 혈관 내경을 감소시킴으로써 고혈압을 조장하는 것으로 알려지고 있다. 이는 비만자가 고혈압에 걸릴 확률이 3배 이상 높다는 사실로 입증되고 있다.

(3) 뇌졸중

❶ 정의

뇌는 인체를 지배하는 우리 몸에서 가장 중요한 부위이다. 심장이 박동할 때마다 70%의 혈액을 뇌에 공급할 정도로 뇌는 많은 일을 하고 있으며, 뇌혈관을 통해 끊임없이 산소와 영양소를 공급받고 있다. 그러나 뇌혈관이 부분적으로 막히거나 터지게 되면 뇌에 문제가 발생하게 되는데 이를 뇌졸중이라 한다.

❷ 분류

뇌졸중은 크게 두 가지로 구분된다. 뇌혈관이 동맥경화, 노폐물 축적, 혈전(핏덩어리) 등에 의하여 차단되면 산소와 혈액 공급이 중지되어 그 부위의 뇌 조직이 괴사(손상되어 썩어버림) 되고, 뇌 기능이 상실되는데 이를 허혈성(혈액 공급 중단) 뇌졸중이라 한다. 또한 동맥경화로 뇌혈관이 탄력성을 잃어 딱딱해지고, 노폐물의 축적 등에 의하여 뇌혈관 내경이 좁아진 상태에서 비록 혈관이 막히지는 않았지만 고혈압에 의해 변성된 뇌 동맥벽의 혈압을 견디지 못하고 터져 혈액이 새어나와 뇌 조직에 혈종을 형성하고 뇌 기능을 상실시키게 되는데 이 경우를 출혈성 뇌졸중이라 한다.

❸ 원인

뇌졸중의 원인은 두 말할 것 없이 동맥경화와 고혈압이다. 뇌졸중은 치명적이며 사망에 이르지 않더라도 여러 가지 행동 장애를 초래하며, 특히 한번 손상된 뇌세포는 정상으로 회복되지 않기에 더욱 두려운 질환이다.

(4) 동맥경화증

인체의 모든 기관과 조직은 혈액의 공급을 받아야 제 기능을 발휘할 수 있다. 동맥은 심장으로부터 분출된 혈액을 전신에 보낼 수 있도록 매끄럽고 탄력있게 구성되어 있다. 그러나 동맥이 노화되거나 특별한 원인으로 인하여 노폐물이 축적되어 혈관 내경이 좁아지고 딱딱해지는 동맥경화가 발생하면 혈액의 순환을 어렵게 한다. 동맥경화는 뇌졸중, 심근경색 등의 치명적인 순환기 질환의 원인이 되므로 주의하여야 한다. 흔히 사람이 늙는 것은 혈관이 늙는 것이라 말한다. 이는 우리가 비록 청력과 시력이 약해져도 생명에는 지장이 없지만 혈관에 이상이 생기면 치명적이기 때문이다. 그러나 혈관은 우리 몸속에 분포되어 보이지 않기 때문에 보통 중시하지 않고 생활하고 있다. 또한 혈관이 심각하게 손상되기 전까지는 자각하지 못하므로 더욱 그런 것 같다. 따라서 건강을 유지하고 장수하기 위해서는 동맥을 탄력있고 막히지 않게 관리하여 성인병을 예방하는 것이 중요하다.

동맥경화는 사실 젊은 나이부터 동맥벽의 성질이 변하고, 세포가 증식되어 두꺼워지는 과정을 거쳐 진행된다. 다만 식생활 습관, 운동습관 등에 따라 그 진행 속도에 차이가 있을 뿐이다. 동맥경화증의 위험 요인은 크게 동맥 안쪽 벽을 손상시키는 요인과 동맥벽에 침착을 주는 요인으로 구분된다.

❶ 손상 요인

흡연과 고혈압은 동맥벽을 손상시키는 주요 요인으로 알려져 있다.

우리가 흡연을 하면 생성 물질인 일산화탄소가 혈관벽을 딱딱하게 하여 손상시키며, 고혈압은 지속적인 높은 압력으로 혈관을 손상시키기 때문이다.

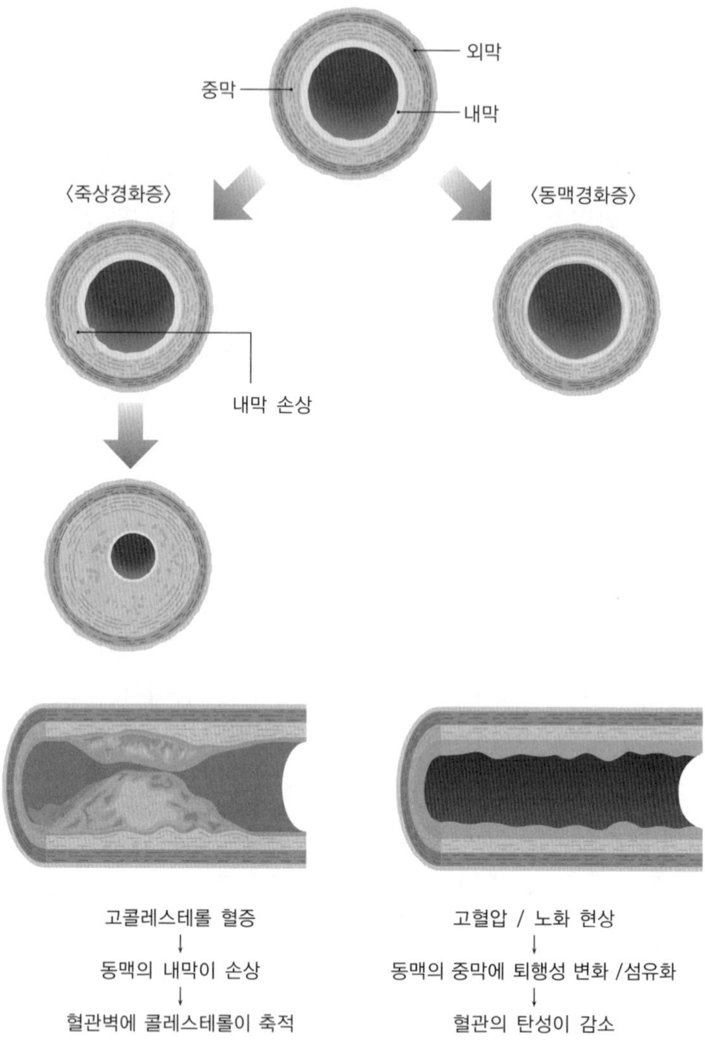

그림 1-4 죽상경화증과 동맥경화증의 개념(보건복지부, 대한의학회, 2010)

❷ 침착 요인

동맥벽에 침착을 주는 위험 요인은 흡연과 콜레스테롤로 알려져 있다. 흡연은 혈액 속에 중성 지방을 증가시켜 고지혈증을 유발하고 혈전의 생성을 조장할 뿐만 아니라 LDL 콜레스테롤에 의해 혈관내에 쌓여 있는 지방을 제거하는 HDL 콜레스테롤의 농도를 감소시켜 동맥경화를 촉진한다. 또한 LDL 콜레스테롤은 혈관 내에 노폐물이 축적되도록 조장하며, 그 결과 동맥 혈관 내경을 좁게 하여 혈관의 탄력성을 감소시키는 주범이다. 인간의 혈관은 누구나 나이가 들면서 불가피하게 노화되어 가겠지만 그 시기를 늦추는 것은 인위적인 노력으로 가능하다고 생각한다. 즉, 동맥경화를 가속시키는 위험 요인을 사전에 제거하여 예방하는 것이다.

(5) 비만증

❶ 정의

비만증이란 체내에 쌓인 지방이 비정상적으로 많이 축적된 상태이다. 적당한 지방량은 우리 몸의 피부를 윤택하게 하고 체온을 유지하며 신체 활동의 에너지원으로 활용되어 문제가 없다. 그러나 지방이 과다하게 되면 용모를 손상시킬 뿐만 아니라 고혈압, 당뇨병, 고지혈증, 동맥경화증, 뇌졸중, 관상동맥 질환 등 주요 성인병의 발병 원인이 되기 때문에 항상 주의하여야 한다. 비만증은 나이가 들어가면서 발병하게 되는데, 그러한 이유는 나이가 들어가면서 우리 몸에 근육량이 줄어들고, 활동량이 줄어들고, 과식하면서 기초대사량이 줄어들기 때문이다. 따라서 현대인은 항상 비만증에 노출되어 있다고 해도 과언이 아니다.

❷ 원인

비만의 원인은 선천적으로 유전되는 경우도 있지만 대부분의 경우는 섭취한 칼로리보다 소모한 칼로리가 상대적으로 적어 발생한다. 따라서 음식 섭취량을 줄이거나 활동량을 증가시키면 문제는 해결된다. 그러나 현대 생활을 하다보면 맛있는 음식의 유혹은 끝이 없고, 활동의 기회는 줄어들며, 특히 비만이 되면 활동하는 것이 점점 귀찮아져 더욱 비만화되는 경향이 나타난다.

(6) 당뇨병

❶ 정의

당뇨병이란 혈액 중의 포도당(혈당)이 높아서 소변으로 포도당이 넘쳐 나오는데서 지어진 이름이다. 포도당은 우리가 먹는 음식물 중 탄수화물의 기본 구성 성분인데, 탄수화물은 위장에서 소화효소에 의해 포도당으로 변한 다음 혈액으로 흡수된다. 흡수된 포도당이 우리 몸의 세포들에서 이용되기 위해서는 인슐린이라는 호르몬이 반드시 필요하다. 인슐린은 췌장 랑게르한스섬에서 분비되어 식사 후 올라간 혈당을 낮추는 기능을 한다. 만약 여러 가지 이유로 인하여 인슐린이 모자라거나 성능이 떨어지게 되면 체내에 흡수된 포도당은 이용되지 못하고 혈액 속에 쌓여 소변으로 넘쳐 나오게 되는데, 이런 병적인 상태를 '당뇨병'이라고 부른다. 당뇨병은 세계적으로 유행하는 질병이다. 세계적으로 1억 8천만 명이 넘는 사람들이 당뇨병을 가지고 있으며, 세계보건기구는(WHO) 2030년에 이 수치가 두 배가 넘을 것이라 예상한다. 당뇨병을 가진 사람의 약 65%는 일정한 유형의 심장 또는 혈관 질환으로 사망한다.

❷ 제1유형 당뇨병의 원인 및 증상

절대적 인슐린 의존성인 제1형 당뇨병은 '소아당뇨'라고도 불리며, 인슐린을 전혀 생산하지 못하는 것이 원인이 되어 발생하는 질환이다. 우리나라 당뇨병의 2% 미만을 차지하며 주로 소아에서 발생하나,

성인에서도 나타날 수 있다. 급성 발병을 하며 심한 다음, 다뇨, 체중 감소 등과 같은 증상들이 나타나고, 인슐린의 절대적인 결핍으로 인하여 케톤산증이 일어난다. 따라서 고혈당의 조절 및 케톤산증에 의한 사망을 방지하기 위해 인슐린 치료가 반드시 필요하며, 특정 가이드라인에 의한 운동 처방이 요구된다.

❸ 제2유형 당뇨병의 원인 및 증상

인슐린 비의존성인 제2형 당뇨병은 인슐린 저항성(insulin resistance; 혈당을 낮추는 인슐린 기능이 떨어져 세포가 포도당을 효과적으로 연소하지 못하는 것)을 특징으로 하며 당뇨병 질환 중 가장 일반적이다(90~95%).

제2유형 당뇨병은 식생활의 서구화에 따른 고열량, 고지방, 고단백의 식단, 운동 부족, 스트레스 등 환경적인 요인이 크게 작용하는 것으로 보이지만, 이 외에 특정 유전자의 결함에 의해서도 당뇨병이 생길 수 있으며, 췌장 수술, 감염, 약제에 의해서도 생길 수 있다.

증상을 살펴보면 약한 고혈당에서는 대부분의 환자들이 증상을 느끼지 못하거나 모호해서 당뇨병이라고 생각하기 어렵다. 혈당이 많이 올라가면 갈증이 나서 물을 많이 마시게 되고, 소변량이 늘어 화장실을 자주 가게 되며 체중이 감소하게 된다. 오랜 기간 고혈당 상태가 유지되면 신체에서 여러 합병증이 발생하는데, 대표적인 것이 망막병증(실명할 수 있음), 신기능 장애(신기능 저하로 심할 경우 투석이 필요함), 신경병증(저림, 통증)이고, 심혈관계 질환의 위험이 높아지게 된다.

주로 40세 이후에 많이 발생하고 과반 수 이상의 환자가 과체중이거나 비만증을 갖고 있다. 제1형 당뇨병에 비해 임상 증상이 뚜렷하지 않고 가족성 경향이 있으며, 특수한 경우 이외에는 케톤산증과 같은 급성 합병증을 일으키지 않고 초기에 식사와 운동요법에 의하여 체중을 감량하고 근육량을 늘이면 당뇨병이 호전되는 경우가 많다.

규칙적 운동 습관이 가장 효과적이며, 1회/주 고강도 운동과 저 · 중강도의 많은 운동 빈도가 효과적이다.

(7) 대사증후군

대사증후군은 고혈압, 복부 비만, 고지혈증, 당뇨, 응고 장애 등 심혈관 질환의 여러 위험 요인이 동시 다발적으로 일어나는 현상이다.

1990년대 비만과 당뇨병, 고혈압, 동맥경화증, 뇌중풍, 심장병 등이 서로 밀접한 관계가 있다는 점을 역학조사를 통해 알게 됐지만 이유를 몰라 'X증후군'이라고 불렀다. 대사증후군은 정확한 발생 기전은 밝혀지지 않았으나 비만에 의한 인슐린 저항성이 주요 역할을 하는 것으로 알려져 있다. 많은 연구 결과에 의하면 대사증후군은 제2형 당뇨병이나 심혈관 질환의 위험성을 증가시키는 것으로 알려져 있다. 대사증후군은 즉각적인 신체 증상이 없으나 시간이 흐름에 따라 혈중 고농도의 혈당과 인슐린으로 인해 신체에 여러 가지 연관되어 있는 문제들이 발생하게 된다.

표 1-4 대사증후군의 위험 요인* (NCEP, National Cholesterol Program)

위험 요인	위험 기준
허리둘레	〉102 cm (〉40 인치) 남성 〉88 cm (〉35 인치) 여성
혈압(BP)	≥130 mmHg (수축기 혈압) 또는 ≥85 mmHg (이완기 혈압)일 때
공복혈당	≥100 mg · dl^{-1} 또는 ≥6.1 mmol · L^{-1}
중성지방	≥150 mg · dl^{-1} 또는 ≥1.6 mmol · L^{-1}
고밀도지단백콜레스테롤 (HDL-C)	〈40 mg · dl^{-1} 또는 〈1.04 mmol · L^{-1} 남성 〈50 mg · dl^{-1} 또는 〈1.29 mmol · L^{-1} 여성

*대사증후군은 3개 또는 그이상의 위험 요인을 의미함.

따라서 비만은 그 자체보다 비만에 의해 유발되는 질병의 위험이 더 크다는 것을 인식해야 한다.

미국 콜레스테롤 교육프로그램에 의해 채택된 임상적 기준에 의하면, 심혈관 질환의 위험 요인을 3개 이상 가지고 있는 사람들은 대사 증후군을 가진 사람으로 분류된다〈표 1-4〉.

2) 운동과 성인병의 관련성

앞에서 언급한 바와 같이 성인병은 퇴행성 질환으로 우리 몸을 적당히 사용하지 않아 기관과 조직이 약해지는 질병이며, 성인병 중 사망률이 높은 질환은 주로 순환기 질환(고혈압, 동맥경화증, 뇌졸중, 관상동맥 질환 등)이라는 것을 알 수 있었다. 순환기 질환의 원인은 운동 부족과 비만으로 인한 순환기 장애이기 때문에 평소 적당한 운동으로 순환 기능을 강화시키는 것이 순환기 질환을 예방하는 적극적인 방법이다. 이것은 우리가 운동을 하게 되면 운동에 필요한 여러 조직이 활발히 제 기능을 수행하게 되며, 특히 에너지를 만들기 위해 필요한 산소와 영양소가 혈관을 통해 활동 근육에 운반되는 순환 기능이 활성화되기 때문이다.

따라서 운동을 통한 순환 기능의 증진은 순환기 질환의 발병을 예방하거나 발병 시기를 늦추게 한다. 결국 적당한 운동을 통해 순환기 질환의 주종을 이루는 성인병을 어느 정도 예방하거나 처치가 가능하다는 결론에 도달할 수 있다.

표 1-5 **질병과 연관된 위험 인자들에 대한 요약**(Heyward, 2011)

인자	관상동맥질환	당뇨병	고혈압	고콜레스테롤혈증	요통	비만	골다공증	암
나이	↑	↑	↑	↑	↑	↑	↑	↑
성별	M>F[a]	F>M	F>M[b]	F>M[b]	F=M	F>M	F>M[b]	
인종	B, H>A, AI, W	AI, B, H>A, W	B>A, AI, H, W	B, H, W>A, AI		AL, B, H W>A	A, W>AI, B, H	
가족력	↑	↑	↑	↑		↑	↑	↑
사회경제적 지위	↓	↓	↓	↓	↓	↓		↑
음주			↑	↑			↑	↑
흡연	↑		↑	↑			↑	↑
영양								
Na 섭취량			↑					
Ca 섭취량, 비타민 D							↓	
지방과 콜레스테롤 섭취량	↑		↑	↑		↑		↑
탄수화물 섭취량								
섭취량≥소비량						↑		
신체활동	↓	↓	↓	↓	↓	↓	↓	↓
운동 무월경							↑	
유연성					↓			
근력					↓		↓	
골격 구조의 크기							↓	
기타 질병								
신경성 식욕부진							↑	
당뇨병	↑							
고혈압	↑							
고콜레스트롤혈증	↑							
비만과 과체중	↑	↑	↑	↑	↑			↑

↑ = 직접적 관계: 인자 증가, 위험 증가

↓ = 간접적 관계: 인자 감소, 위험 감소

[a]55세 이상 남자가 여자보다 위험함. [b]폐경기 여성은 남성보다 위험이 높음

A = 아시아인, AI = 미국 인디언, B = 흑인, H = 히스패닉, W = 백인, Na = 나트륨, Ca = 칼슘

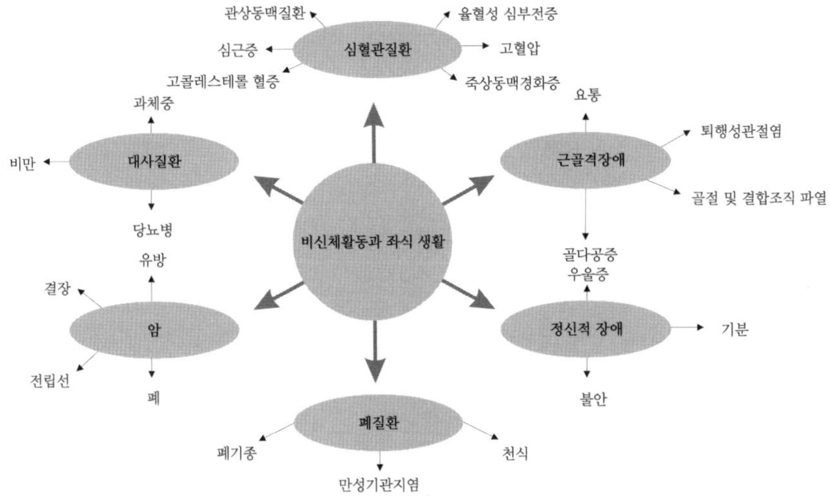

그림 1-5 질병 예방과 치료 시 신체 활동과 운동의 역할(Aerobics Center Longitudinal Study; Blair, 2009)

Ⅱ 운동은 위험한 만병 통치약

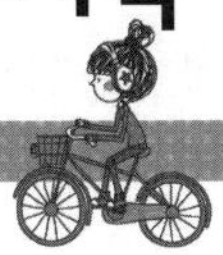

흔히 '운동은 보약'이라 말한다. 이는 운동이 보약과 같이 건강 증진에 도움이 됨을 의미한다. 그러나 운동이 항상 보약의 역할을 하는 것은 아니다. 잘못된 운동 습관 및 방법은 부작용을 초래하고 또 위험할 수도 있기 때문이다. 우리가 질병을 치료하기 위해서 알맞은 약을 복용하듯이 건강 증진을 위해서도 적합한 운동 방법을 택하여야 한다. 본 장에서는 왜 운동이 보약과 같은 만병 통치약이고 또 위험한 경우는 어떤 경우인지에 대해 살펴본다.

01 운동은 만병 통치약

운동을 규칙적으로 하면 그 운동에서 사용되는 근육이나 뼈, 심폐기능이 발달하게 되는데, 이러한 규칙적인 운동이 인체의 심폐기능, 근골격계, 성인병에 어떠한 생리학적 효과가 나타나는지에 대하여 살펴보자.

1) 심폐기능에 미치는 효과

(1) 안정 시 심박수가 감소하고 최대 심박수가 증가한다.

안정 시 심박수는 보통 60~80회/분이 정상 수준이다. 안정 시 심박수가 60회/분 이하의 경우를 서맥이라 하며, 100회/분 이상이면 빈맥이라 한다. 안정 시 심박수가 낮은 사람은 평소 심장의 부담이 적고 운동에 대한 심방의 예비력이 크기 때문에 유리하다. 반면 안정 시 심박수가 높게 되면 심장의 부담이 크고 쉽게 한계치에 도달하게 되어 운동에 대한 심방의 예비력이 떨어지게 된다.

한편 심장이 박동할 수 있는 최대치를 최대 심박수라 한다. 최대 심박수에서 안정 시 심박수를 뺀 심박수를 여유 심박수(HRR)라 하는데 이는 운동 중 심장이 박동할 수 있는 예비력을 의미하므로 여유 심박수(HRR)가 클수록 심장 기능이 여유 있다고 말 할 수 있다. 만일 안정 시 심박수가 60회/분이고 최대 심박수가 200회/분인 A와 안정 시 심박수가 80회/분이고, 최대 심박수가 190회/분인 B라는 사람이 동일한 힘들기로 함께 운동한다면 A의 여유 심박수(HRR)는 140회/분, B는 110회/분이기 때문에 B가 최대 심박수에 빨리 도달할 가능성이 크게 된다. 결국 B가 A보다 빨리 지치게 된다.

이는 동일 속도 주행시 RPM이 낮고, 최대 RPM이 높은 자동차가 그렇지 못한 자동차보다 엔진의 성능이 좋다는 것과 동일한 이치이다. 규칙적으로 운동을 하게 되면 심장에 적응 현상이 나타나 안정 시 심박수가 감소하고 최대 심박수가 증가하게 된다. 그 결과 여유 심박수(HRR)가 증가하여 심장의 기능이 향상 된다.

(ACSM, 2010)

여유 심박수(HRR) = 최대 심박수(HRmax) - 안정 시 심박수(HRrest)

(2) 심장의 용적이 커져 박출량이 증가한다.

심장이 한 번에 박출하는 혈액의 양을 1회 박출량이라 한다. 1회 박출량이 크게 되면 한 번에 많은 혈액을 전신에 공급할 수 있으므로, 심장이 천천히 박동하여도 즉, 심박수가 적어도 효율적으로 심장의 역할을 수행할 수 있게 된다. 따라서 심폐 지구력을 요하는 종목의 운동 선수들은 훈련 효과에 의해 심장의 좌심실이 비대해져 심장의 용적이 커지고, 1회 박출량이 증가하는 현상이 일반화되어 있는데 이를 스포츠 심장(Sports Heart)이라 한다.

규칙적인 운동으로 1회 박출량이 커지면 심한 활동 중에도 심박수의 큰 증가 없이 활동 근육에 혈액을 충분히 공급할 수 있으므로 심장의 부담을 줄이고 건강을 유지할 수 있게 된다. 심박출량이 증가하여 안정 시 심박수가 1분에 10회 감소하면 하루에 14,400회의 심박수를 단축시키게 된다.

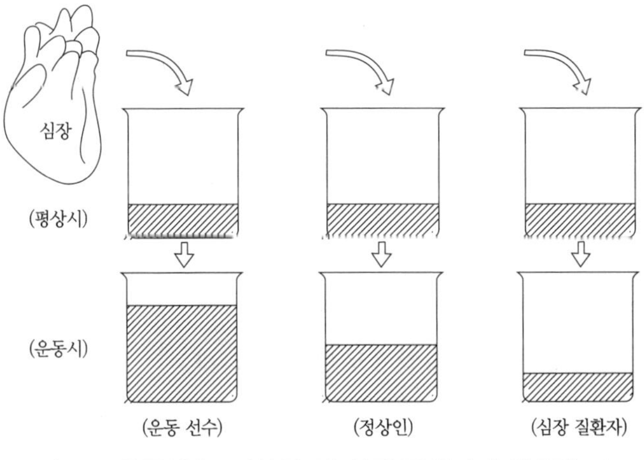

그림 2-1 운동선수, 정상인 및 심장 질환자의 박출량 비교

(3) 산소 섭취 능력이 향상된다.

인체가 움직이려면 자동차에 기름이 필요하듯이 에너지가 요구된다. 다행이 인체는 자체적으로 에너지를 생성할 수 있는 능력을 갖고 있다. 그러나 많은 에너지를 지속적으로 생성하기 위하여는 공기 중에 산소를 활동 근육에 끊임없이 공급하여야 한다. 일상 생활 중에는 에너지의 소모가 적기 때문에 적은 양의 산소 공급으로도 충분하지만 운동 중에는 에너지 요구량이 증가함에 따라 많은 양의 산소 공급이 신속하게 이루어져야 한다. 따라서 산소 섭취 능력은 심폐 지구력을 평가하는 가장 확실한 지수로 인정되고 있다. 산소 섭취량이 높은 것은 많은 에너지를 만들 수 있고, 이는 장시간의 운동을 수행할 수 있음을 의미하기 때문이다.

일반적으로 산소 섭취 능력은 1분간 최대로 섭취한 산소 섭취량으로 평가하며 이를 최대 산소 섭취량(Maximum oxygen uptake)이라 한다. 최대 산소 섭취량은 일반 성인이 30~40ml/kg/min, 60대 30ml/kg/min 정도, 운동 선수는 50~60ml/kg/min, 마라톤 선수는 80ml/kg/min에 달한다. 마라톤 선수가 빠른 속도로 전 코스를 완주할 수 있는 것도 최대 산소 섭취량이 크기 때문이다.

산소 섭취 능력이 우수한 것은 혈관이 잘 발달하고, 혈액의 산소 운반 능력이 우수하며, 근육에서의 산소 추출 능력 및 폐포의 가스 교환 능력이 좋음을 의미한다. 이는 순환기 질환의 위험이 그만큼 감소함을 뜻한다. 산소 섭취 능력은 후천적으로 즉, 운동으로 산소 섭취에 동원되는 조직을 활성화시킴으로써 가능하다.

2) 근육계에 미치는 효과

(1) 근력과 근지구력이 증진된다.

규칙적인 운동에 참여하면 운동 시 동원된 근육이 발달하게 된다. 근력은 근육의 면적에 비례한다. 따라서 근육이 잘 발달된 사람은 그렇지 못한 사람보다 근력 발휘량이 크다. 근육의 발달은 반복적인 근수축에 의한 적응 현상으로 근섬유의 크기가 커지는 근비대(Hypertrophy) 현상으로 가능하다. 운동을 통해 근육이 잘 발달되면 일상 생활 중 피로를 덜 느끼고 생활할 수 있게 된다. 피로가 만병의 근원이라는 점을 상기할 때 이는 건강 유지에 큰 의미가 있다.

(2) 마이오글로빈의 함량이 증가한다.

마이오글로빈은 근육 내에서 산소를 저장하는 화합물로 산소를 추출하는 미토콘드리아로의 산소 운반을 도와준다. 규칙적인 운동은 마이오글로빈의 함량을 증가시켜 운동 중 근육에 충분한 산소 공급을 가능케 하여 신체 활동을 원활하게 한다.

(3) 근육의 에너지 이용 능력이 향상된다.

활동 중 필요한 에너지는 근육에서 생성되는데 근육에서의 에너지 생성은 산소 소비 능력과 탄수화물과 지방을 연료로 이용하는 능력에 좌우된다. 규칙적인 지구성 운동은 골격근에서의 에너지 생성 대사를 촉진시키고, 근육 내의 에너지 저장 형태인 근글리코겐 저장량을 증진시켜, 장시간 지치지 않고 근활동을 지속적으로 수행할 수 있게 하여 근피로를 덜 느끼게 한다.

3) 성인병에 미치는 효과

(1) 고혈압의 위험이 감소한다.

운동을 하면 안정 시 최대 혈압이 낮아진다. 이는 고혈압의 예방과 처치에 매우 고무적인 일이다. 운동 요법에 의한 고혈압의 치료는 혈압 강하제의 복용량을 줄일 수가 있어 약물에 의한 부작용도 방지할 수 있다. 운동의 효과로 혈관의 탄력이 증가되고, 혈관의 내경이 증가되기 때문에 혈압이 어느 정도 조절된다. 그러나 고혈압의 원인은 무한히 많기 때문에 혈압의 강하가 전반적으로 운동에 의해 이루어진다고 보기는 어려우나 〈표 2-1〉에서 보는 바와 같이 규칙적인 운동을 수행한 사람이 그렇지 못한 사람보다 혈압을 효율적으로 조절하고 있음을 알 수 있다.

표 2-1 일반인과 운동선수의 안정 시 수축기 혈압 비교

	20대	30대	40대	50대	60대
일 반 인	120mmHg	122mmHg	125mmHg	131mmHg	145mmHg
운동선수	115mmHg	116mmHg	117mmHg	121mmHg	125mmHg

(2) 심장 및 뇌혈관 질환의 위험이 감소한다.

심장과 뇌혈관 질환은 관련 부위의 혈관이 과다한 지질에 의해 막히거나 터지는 치명적 질환이다. 지질 중에는 콜레스테롤이 가장 큰 발병 원인으로 알려져 있으며, 특히 콜레스테롤 중 저밀도 지단백(LDL 콜레스테롤)은 혈관에 축적되어 동맥경화증을 일으키는 주범이다. 다행이 고밀도 지단백(HDL 콜레스테롤)이 막힌 혈관을 청소해 주고 있어 심장 및 뇌혈관 질환의 발병을 막고 있다. 따라서 우리 몸에 고밀도 지단백이 많을수록 순환기 질환의 위험이 감소하게 되는 것이다.

일반적으로 혈액 중에 총 콜레스테롤과 HDL 콜레스테롤의 비율로 순환기 질환의 위험성을 예측한다. 이를테면 총콜레스테롤/HDL 콜레스테롤의 수치가 낮을수록 순환기 질환의 발병 위험이 적다고 평가한다. 반대로 총콜레스테롤/HDL 콜레스테롤의 수치가 높아 5.0 이상이 되면 순환기 질환의 발병 위험이 크게 된다. 총콜레스테롤/HDL 콜레스테롤의 정상 범위는 3.5 이하이며, HDL 콜레스테롤의 외부 투입에 의해 증가 되지 않고 오직 운동의 효과로 그 농도가 증가된다.

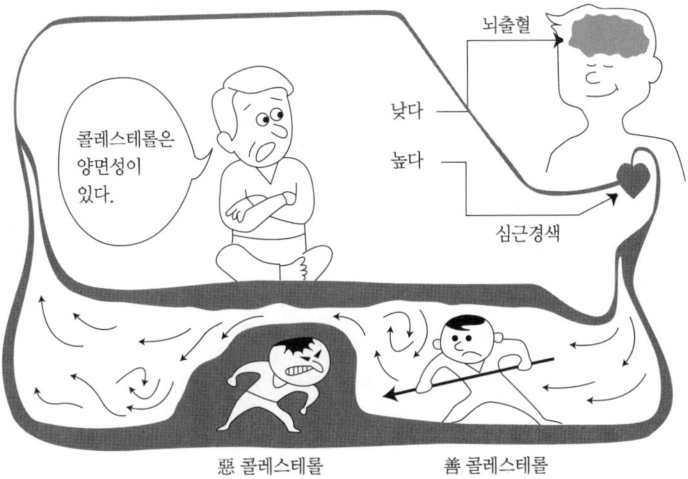

그림 2-2 콜레스테롤의 양면성

(3) 비만을 예방하고 처치한다.

비만이란 우리 몸에 지방이 과잉 축적된 상태를 말하며 비만 자체로서의 문제뿐만 아니라 고혈압, 당뇨병, 동맥경화증 등의 합병증을 유발시키므로 주의하여야 한다. 흔히 허리띠가 길어지면 수명이 단축된다는 것은 이를 함축적으로 의미하는 말이다.

비만은 섭취한 칼로리보다 소모한 칼로리가 적을 경우 체내에 여분의 지방이 축적되는 것이 주요 원인이다. 소모 칼로리가 적다는 것은 절대 활동량이 부족함을 뜻한다.

운동은 소모 칼로리를 증대시켜 우리 몸에 지방 축적을 예방한다. 또한 전신에 근육을 발달시켜 기초대사량을 증진시킨다. 근육은 활동의 원동력이 될 뿐만 아니라 적극적으로 칼로리를 소모시키는 곳이다. 따라서 근육이 잘 발달된 사람은 똑같은 양의 음식을 섭취하여도 효율적으로 칼로리를 소모시킬 수 있다.

흔히 비만한 사람은 적은 양의 식사를 하여도 살이 찐다고 말한다. 비만한 사람은 몸에 지방이 근육에 비하여 상대적으로 많기 때문에 섭취 칼로리 소모에 비효율적이다. 현대인의 건강 관리는 체중 관리로부터 시작되어야 한다. 체중 관리는 여러 가지 방법이 있으나, 운동이 가장 부작용이 적고 효과적인 방법이라고 인정되고 있다.

(4) 스트레스를 해소시킨다.

현대 생활은 복잡 다양해져 구성원에게 스트레스를 가중시키고 있다. 아무리 신체적으로 건강하다 할지라도 지나친 스트레스는 짧은 시간 내에 건강을 악화시킬 수 있다. 흥미있고 스스로 참여하는 운동은 잠시나마 스트레스로부터 탈피하여 기분 전환을 시키므로 새로운 활력소를 불러 일으켜 주어진 현안 문제를 적극적으로 대처할 수 있게 해준다. 비록 운동 후에 피로가 발생하겠지만 운동에 의한 피로는 노동에 의한 피로와 달리 성취감으로부터 얻어지는 행복한 피로감일 것이다. 이 행복한 피로감은 스트레스를 잊고 숙면을 가능하게 하며 재충전의 효과를 가져온다.

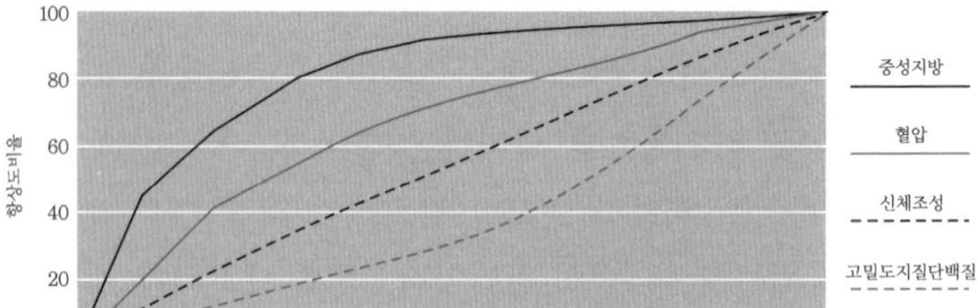

그림 2-3 건강상의 혜택과 신체활동량 간의 양-반응 관계
(Giedhill & Jamnik, 2003)

02 운동은 위험한 만병 통치약

운동은 인체에 긍정적인 효과를 가져 온다는 사실은 이미 누구나 알고 있는 사실이다. 그러나 개인의 신체 상태, 운동 환경, 질환자 등 운동의 위험은 항상 존재하기 때문에 운동은 위험한 만병 통치약 이라고도 한다. 이러한 운동의 위험성에 대하여 살펴보자.

1) 건강인의 위험성

건강한 사람이 운동을 한다면 건강 관리 측면에서 그처럼 몸에 좋은 보약은 없을 것이다. 그러나 아무리 건강하다 할지라도 운동 경험이 없다면 운동의 위험은 항상 존재한다. 운동은 일상생활보다 큰 생리적 자극을 우리 몸에 주기 때문에 한계를 벗어난 운동은 오히려 부작용을 초래할 수 있다. 특히 중년이 되면 본인이 자각하지 못하는 사이에 인체의 기관이 약화되고, 성인병 요소가 잠재되어 있기 때문에 더욱 위험하게 된다. 따라서 건강하다 할지라도 운동 전에 운동에 대한 안전성 평가가 선행되어야 하며 고령화될수록 더욱 주의하여야 돌연사를 예방할 수 있다.

물론 운동을 규칙적으로 실시해온 대상의 경우는 그동안의 운동 습관을 유지하면 비교적 안전하게 운동할 수 있으나, 운동 무경험자가 운동 종목, 운동 강도, 운동 빈도, 운동 시간 등이 자신에게 적절하지 못할 경우는 만성 피로, 운동 상해, 운동 효과 감소 등의 부작용이 초래할 위험이 내재되어 있다. 특히 운동 초기에 운동의 자극을 인체에 적응시키는 적응 과정(초기 단계)을 무시하고 의욕이 앞서 심하게 운동을 실시하면 근육통, 운동 상해 등의 문제뿐만 아니라 운동 중단의 중요 원인이 되기도 한다.

결국 자신의 능력을 벗어난 지나친 운동은 예상치 않은 부작용을 초래하며, 심한 경우는 정형외과적 상해 및 돌연사의 원인이 되기도 한다.

2) 질환자의 위험성

질환자는 질환의 상태를 호전시키거나 악화되는 것을 예방하기 위해 운동을 실시한다. 그러나 운동이 모든 질환에 유익한 것은 아니다. 질환 중에는 운동 금기증 즉, 운동을 수행해서는 안되는 질환이 있으며, 이에 해당하는 질환자가 운동을 하는 것은 거의 자살 행위와 다름없다. 비록 운동 금기증에 해당하지 않더라도 질환자의 운동은 원칙적으로 의사의 권고와 운동 처방 전문가의 처방에 따라야 한다.

질환자의 운동 중 위험은 자신의 질환을 정확히 이해하지 못하고 수행하므로 발생된다. 가령 고혈압 질환자가 기온이 낮은 환경에서 운동하거나, 근력 트레이닝을 실시하거나, 기복이 심한(경쟁성 스포츠) 운동을 하게 되면 운동 중 혈압이 쉽게 상승하여 위험하게 된다. 또한 비만한 자가 체중 감량을 목적으로 본 운동 전 적응 단계나, 부위별 보강 훈련을 생략하고 조깅이나 등산, 줄넘기 등을 실시하게 되면 관절에 무리가 따르고 요통이 발생하며, 비만 질환자의 일반적인 합병증인 고혈압의 위험이 발생한다. 또한 요통 질환자가 운동을 하게 되면 요통이 더욱 악화될 수 있으며, 당뇨병 질환자의 무분별한 운동은 저혈당을 초래하여 위험하게 된다.

건강 증진을 목적으로 운동을 시작하였으나 그 결과가 오히려 부작용을 초래하였다면 이는 애석한 일일 것이다. 운동은 위험한 만병 통치약이라는 것을 인식하여야 한다. 개인에게 적절한 운동을 수행했을 경우에만 운동 효과를 기대할 수 있다.

3) 운동 환경의 위험성

운동 환경이 건강에 나쁜 영향을 미치는 경우도 많다. 저온 환경 즉, 겨울철이나 하루 중 기온이 가장 낮은 새벽의 운동은 인체가 체온을 유지하기 위해 혈관을 수축시켜 혈관의 내경이 좁아져 혈압이 쉽게 상승하므로 순환기 질환이 잠재되어 있는 사람은 위험하다. 또한 공장가나 큰 도로 주변 등의 오염 지대에서의 운동은 호흡 중 유해 가스를 흡입하게 되고, 특히 운동 중에는 과환기 현상이 나타나 일상 생활 중에 비하여 더욱 많은 양의 공기를 흡입하게 되므로 호흡기 질환의 위험이 따르게 된다.

우리가 조깅을 하게 되면 발바닥에는 체중의 5배, 무릎에는 3배의 충격이 전달된다. 이 경우 콘크리트 바닥이나 아스팔트는 잔디나 흙에 비하여 그 충격이 더욱 크므로 체중이 많을수록 무릎 관절과 허리에 부작용을 초래하게 된다.

운동 시간대는 개인의 여건에 따라 선택하게 되나 일반적으로 식사와 식사 사이의 시간대가 가장 이상적이다. 식후 만복 상태에서의 운동은 위에 부담을 주어 위장 질환을 초래할 수 있으며, 겨울철의 새벽 운동은 어두워서 미끄러지거나 발목 부상의 위험이 따른다. 또한 편평족이나 좌 · 우 다리 길이가 다른 상태에서의 조깅은 요통의 근본적인 원인이 된다.

Ⅲ 건강에 좋은 운동 선택

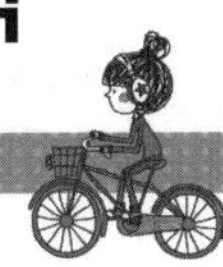

운동을 한다는 것은 체력을 증진시켜 건강을 유지할 수 있는 것을 의미한다. 체력은 포괄적이고 복합한 구조를 통칭하는 개념으로 무작정 운동하는 것보다 체력의 개념을 이해하고 체력의 구성 요소 중 필수적이고 우선적인 요소를 먼저 증진시키는 것이 바람직하다. 따라서 체력의 세부적 구성 요소를 증진시키기 위해서는 선택해야 하는 운동 요소 또한 고려해야 하며, 체력과 운동이 어떠한 관련이 있는지 알아보아야 한다.

01 체력 요인과 건강의 관계

체력 요인은 정신적 측면과 신체적 측면으로 구분되고 모든 체력요인은 건강과 밀접한 관련이 있다. 본 장에서는 체력의 구성 요소를 살펴보고 구분하는 기준을 알아본다. 또한 체력 요인이 건강과 어떠한 관련성이 있는지 알아본다.

1) 체력이란?

세계보건기구(WHO)에서는 체력이란 근육의 움직임을 통해 특수한 과제를 수행하기 위한 적응력으로, 주어진 조건에서 근육에 요구되는 작업을 만족스럽게 수행하는데 필요한 능력이라 정의하였다. 또한 Clarke(1975)는 체력이란 여가 시간을 즐겁게 즐길 수 있는 충분한 에너지를 의미하고, 위험한 상황에 대처할 수 있고, 피로를 느끼지 않으며, 일상생활을 할 수 있는 능력이라 정의하였다.

따라서 체력은 인간의 생활을 영위해 가는데 기초가 되는 신체적, 정신적 능력을 말하며, 보통 체격이 좋고 운동을 잘하며, 힘이 좋으면 체력이 좋다고 말하지만, 사실 체력의 범주에는 신체적 · 정신적 능력과 행동을 일으키는 능력뿐 아니라 인간의 생명을 유지시키는 방어적 생존 능력이 포함된다. 체력은 〈그림 3-1〉과 같이 매우 광범위한 요소의 총칭이라 할 수 있다.

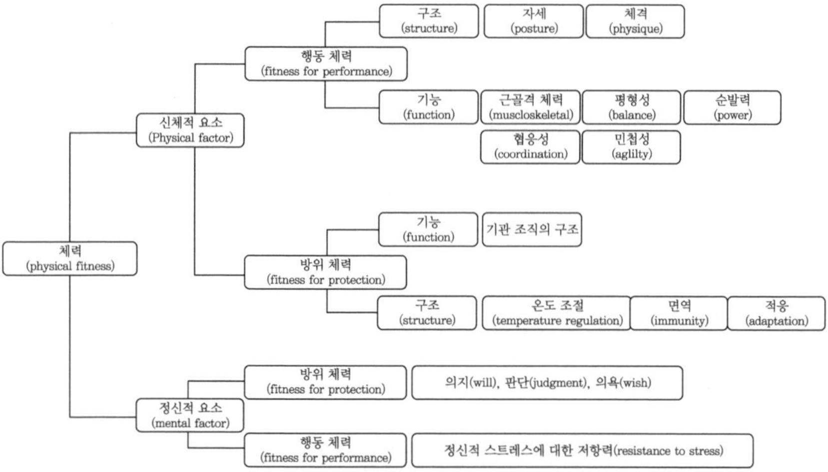

그림 3-1 체력의 구성

2) 체력 요소와 건강의 관련성

체력은 신체의 형태(체격, 체형)와 기능(기관이나 장기별)을 기초로 환경의 변화에 대하여 건강을 유지하는 방어적 능력(물리 화학적 환경 요인, 질병 원인, 생리적 · 심리적 스트레스에 대한 저항력)이나 환경에 대하여 적극적으로 작용하는 행동적 능력(근력, 운동의 지구성, 협응성 등)으로써 발휘된다. 특히 후자의 운동 능력을 좁은 뜻의 체력으로 보고, 각종 작업 테스트에 의하여 그 사람의 능력의 양적 · 질적 평가를 한다. 또 사람에 따라서 정신력이 작업 성과나 지구성을 좌우하기 때문에 체력의 신체적 요소와 정신적 요소를 구별할 경우도 있다.

신체적 요소는 행동 체력과 방위 체력으로 분류하는데 행동 체력은 행동을 일으키고, 지속시키고, 조절하는 능력으로 행동 체력이 강하다는 것은 운동에 대한 내성과 적응력이 높음을 의미하고, 격렬한 운동에 견디고 적응한다는 것은, 그 운동에 관여하는 체력과 건강 요소가 발달되어 있음을 의미하기 때문에 체력과 건강과의 관계는 밀접하다 말할 수 있다. 또한 방위 체력은 건강과 생명을 지키고 유지하려는 능력으로 건강과의 관계가 밀집함은 말할 것도 없다.

운동을 통해 건강을 유지 증진하기 위해서는 건강에 중요한 요인인 체력을 개인의 여건을 고려하여 과학적으로 관리해야 한다. 그러나 체력 요소는 너무나 광범위하기 때문에 모든 체력 요소를 증진시키는 것은 현실적으로 어려움이 많다. 따라서 우선적으로 건강에 도움이 되는 체력 요소를 선별하여 육성시키는 것이 바람직하다. 최근 들어 미국체육학회(AAHPERD: American Alliance for Health, Physical Education, Recreation and Dance)에서는 과거 모든 체력 요소의 증진을 강조하여 왔으나 건강 유지를 목적으로 하는 일반인의 경우는 건강과 관련된 체력 요소를 우선적으로 육성하고자 운동 기능 관련 체력과 건강 관련 체력의 개념으로 분류하였다. 건강 관련 체력 요소는 〈표 3-1〉에서 보는 바와 같이 심폐 지구력, 근골격 체력, 평형성 및 신체 구성이다.

표 3-1 체력 요소의 분류(ACSM, 2006)

건강 관련 체력 요소	운동 기능 관련 체력 요소
심폐 지구력	순발력
신체 구성	스피드
근골격 체력	민첩성
평형성	조정력

건강 관련 체력 요소는 신체의 건강함을 의미하는 것으로 그에 따른 근거로 심폐 지구력이 우수한 사람은 혈관, 심장 및 폐기능, 산소 섭취 능력, 대사 기능 등이 잘 발달되어 순환기 질환과 대사성 질환의 발병을 감소시킬 수 있고, 신체 구성 중 체지방이 과잉 축적된 형태인 비만은 당뇨병, 고혈압, 대사성 질환, 동맥경화 등의 합병증을 수반한다. 또한 근골격 체력은 근력, 근지구력, 유연성, 골밀도를 포함하고 근골격 질환과 밀접한 관련이 있으며, 근력과 근지구력이 감소하면 골감소증, 골다공증을 유발할 수 있고, 유연성이 감소하면 보행, 자세 유지 등 일상생활에 이루어지는 신체의 기능을 감소시킨다. 이는 체중 관리를 통해 예방 및 관리가 가능하며, 많은 사람들이 호소하고 있는 요통과 근력 부족으로 나타난 피로와 그에 따른 면역 기능 감퇴는 근골격 체력의 향상을 통해 처치 및 예방될 수 있다는 점에 기인한다. 그러나 다른 체력 요소들이 건강과 무관하다고 할 수 없으며, 또 건강 관련 체력 요소가 우수하므로 질병에 걸리지 않는다고 단언할 수도 없다. 이는 체력이 건강 유지에 필요조건이지 충분조건이 아니기 때문이다. 다만 건강과 관련된 체력 요소들을 과학적으로 관리하여 관련 질환의 발생 위험을 최소화시키는 데 의미가 있다.

운동 기능 관련 체력 요소는 민첩성, 순발력, 스피드, 조정력 등이 있으며 이러한 요소는 운동 기능과 밀접한 관련이 있다. 민첩성은 순간적으로 방향 전환을 하는 능력으로 축구, 농구, 배구 등 경쟁적 스포츠에서 운동 기능을 평가하는 데 중요한 요소로 여겨지고, 스피드와 순발력은 역도, 육상, 수영, 스피드 스케이트, 스키 등 시각(Time)을 다투는 기록경기에 중요한 요소로 쓰인다. 또한 조정력은 체조, 윈드서핑, 유도, 펜싱, 사격 등 점수를 다투는 기록경기 및 격투 운동과 밀접한 관련이 있다. 그러나 모든 스포츠에서 운동 기능 관련 체력 요소는 한 가지만 선택하여 운동 기능이 우수한가를 평가하기는 매우 힘들기 때문에 스포츠 종목에 맞는 운동 기능 관련 체력 요소를 모두 평가하여 적합한 운동 기능을 평가하는 것이 효과적이다.

02 운동의 분류와 건강

운동의 형태는 보통 에너지 동원 체계에 의해 분류한다. 운동은 에너지 동원 중 산소 섭취 정도에 따라 유산소성 운동과 무산소성 운동으로 분류되는데 실제 운동 중에는 이 두 가지 운동이 혼용되는 경우가 많다. 예를 들어 축구의 경우 전반적으로는 유산소성 운동이지만 빠른 동작을 요하거나 신속히 이동할 때는 무산소성 운동을 사용한다. 이와 같이 에너지 동원 체계가 혼용되어 있는 운동을 혼합 운동이라 하며, 대부분의 경쟁적 스포츠에서는 유산소성 운동과 무산소성 운동이 혼용되어 사용된다. 한편 동일 종목이라 할지라도 운동 강도와 체력 수준에 따라 유산소성 운동이 되기도 하고, 무산소성 운동이 될 수도 있기 때문에 운동 종목을 선정할 때는 유·무산소성 운동인가를 판단하는 것 이상으로 운동 방법을 중요시 하여야 한다.

어떠한 형태의 운동을 하는가에 따라 그 효과는 다르게 나타난다. 유산소성 운동은 체지방 감소, 혈중 지질 감소, 당질 대사의 내성 증가, 작업 중 산소 소비 저하, 면역력 증가 등에 매우 효과적이다. 무산소성 운동은 근력, 근지구력을 향상시키는 데 효과적이고, 근 횡단 면적 증대, 근 글리코겐 농도 증가 등 근육의 활성에 효과적이다. 그 외로 가벼운 신체 활동(Physical activity)은 스트레스를 해소하고, 레크리에이션적인 효과를 주는 것으로 알려져 있다. 하지만 모든 양식의 운동은 단기간에는 그 효과가 미비하고 그 기간이 증가할수록 효과가 증대되며, 규칙적인 운동을 실시해야만 효과를 볼 수 있다.

표 3-2 에너지 체계별 운동의 분류와 특성

요 인		무산소성 운동		유산소성 운동
		ATP-PCr	해당 과정	산화적 인산화
운동 요소	빈 도	반복	반복	지속적 운동
	시 간	10~30초 미만	2~5분 미만	5분 이상
	강 도	최대	최대 또는 거의 최대	최대하
특 성	ATP 생산율	매우 빠름	빠름	느림
	ATP 생산 능력	매우 적음	적음	많음
	피로도	높음	매우 높음	낮음
	에너지 공급원	PCr	탄수화물	지방, 탄수화물
	젖산 축적	많음	매우 많음	적음

1) 유산소성 운동(Aerobic exercise)

우리가 일반적으로 통용하는 에어로빅 운동이 바로 유산소성 운동이다. 유산소성 운동은 산소를 이용하여 생성하는 지구성 운동으로 주로 지방을 연료로 사용하고, 무한한 에너지를 생산하며, 피로 물질을 최소화하는 장점이 있다. 유산소성 운동은 원활한 산소 공급이 우선되어야 하기 때문에 5분 이상 지속할 수 있는 운동 강도여야 하며 전신 운동이어야 한다. 특히 유산소성 운동은 건강 관련 체력 요소인 심폐 지구력, 근골격 체력, 평형성, 신체 구성 등과 관계가 깊기 때문에 건강 증진 운동의 형태로 장려된다. 특히 비만 인구가 증가하는 최근에는 비만 관리에 가장 효과적인 방법이 유산소성 운동으로, 1주간

150분 이상의 규칙적인 운동은 비만의 예방과 관리에 매우 효과적인 것으로 알려져 있다. 유산소성 운동의 특성은 다음과 같다.

(1) 정상 상태(Steady state) 운동이다.

운동 중 호흡 순환 기능이 일정 수준을 유지하며, 산소의 공급과 수요가 균형을 이루고, 체내의 모든 대사 과정이 안정된 상태를 유지하기 때문에 운동 중 사고의 위험과 피로의 누적이 적다. 안정된 상태를 유지하는 정상 상태는 보통 운동 시작 후 3~7분에 나타나며 운동 강도가 다를수록 정상 상태에 이르는 시간 또한 다르다.

(2) 유산소성 능력을 향상시킨다.

운동 중 산소 섭취 능력과 산소 이용 효율이 높아지고 특히 건강관련 체력 요소인 호흡 순환 기능을 향상시킨다. 대표적인 유산소성 능력으로 최대 산소 섭취량(VO_2max)은 유산소운동 후 증가한다. 최대 산소 섭취량을 효과적으로 증가시키기 위해서는 70% 이상의 고강도 유산소운동이 가장 효과적이고, 저강도 유산소운동인 40~50%에서도 1~2%정도 증가한다. 그러나 최대 산소 섭취량의 향상은 개인마다 매우 다르다.

(3) 허혈성 심질환에 효과적이다.

심근이 발달하고 모세혈관이 증식되어 심근에 대한 산소 공급이 높아져 심근 허혈을 방지한다. 유산소운동은 관상동맥의 탄성을 증가시키고 저항성을 낮추어, 심근으로의 혈액 공급이 원활해져 심장의 수축력을 증대하기 때문에 심장 질환을 예방할 수 있다.

(4) 심폐 능력을 향상시킨다.

심박수가 증가하는 비율에 비해 수축기 혈압의 상승이 낮아져 심장 기능을 향상시킨다. 혈관 탄성의 증가로 심장으로 되돌아오는 정맥환

류(Venous return)가 향상되기 때문에 심장에서 박출되는 1회 박출량(Stroke volume)이 증가한다. 또한 유산소운동의 적응은 1회 박출량의 증가로 인해 심박수를 감소시킨다.

(5) 체중 관리에 효과적이다.

지방에 의한 에너지 의존도가 높으므로 체중 조절에 효과적이다. 지방의 과잉 축적은 비만을 야기한다. 또한 축적된 지방은 에너지를 발생시키는 가장 효과적인 에너지원으로 유산소성 운동은 산화적 인산화 과정을 통해 지방을 산화시켜 에너지를 발생시킨다. 따라서 유산소성 운동은 지방을 산화시키기 때문에 체중 관리에 매우 효과적이다. 그러나 개인차와 운동 강도에 따라 유산소성 운동의 효과는 다양하기 때문에 개인차를 고려한 적절한 유산소성 운동을 선택해야 한다.

(6) 안전성이 높다.

심장에 부담이 적고 혈중 젖산 및 카테콜아민의 증가가 적으며 비교적 운동 중 상해의 위험이 적다. 유산소성 운동은 산소 섭취량이 충분할 때 동원되기 때문에 산소 섭취를 위한 시간이 필요하다. 또한 유산소성 운동시 사용되는 에너지원은 탄수화물과 지방으로 산소가 충분할 때 탄수화물과 지방은 완전 산화되기 때문에 물과 이산화탄소만을 부산물로 배출한다. 따라서 혈중 pH 농도, 피로 물질의 축적을 최소화하기 때문에 안전성이 높다.

(7) 스트레스 조절 및 뇌 활동을 촉진한다.

유산소운동은 뇌 유래 신경 성장 인자(BDNF: brain-derived neurotrophic factor), 신경 전달 물질 등을 활성시키고, 심장 수축력의 향상으로 인해 뇌로 가는 혈액량을 증가시킨다. 또한 유산소운동 후 스트레스 관련 호르몬의 분비를 조절해 스트레스에 대한 저항력을 증가시킨다. 이 이론은 최근 대두되고 있는 이론으로 다양한 연구 결과가 보고되고 있지만 대체적으로 유산소운동은 뇌 활성과 스트레스 조절에 긍정적인 영향을 미치는 것으로 보고되고 있다.

2) 무산소성 운동(Anaerobic exercise)

무산소성 운동은 운동에 필요한 에너지를 산소의 도움 없이 빠른 시간에 동원되는 운동으로 피로 물질을 축적시키는 단점이 있지만, 근력과 근지구력의 향상에 매우 효과적인 운동이다. 20~30대 남녀 모두 근력과 근 횡단 면적, 근질량은 최고치에 달하지만 40대 이후 급격하게 감소한다. 특히 근질량의 감소는 근위축(Muscular atrophy)을 초래한다. 특히 속근 섬유(Type Ⅱ)에서 근위축이 두드러지게 나타난다. 따라서 연령이 증가할수록 근 횡단 면적, 근 질량, 근력, 근지구력의 감소가 두드러지게 나타나기 때문에 건강한 체력을 유지하기 위해서 무산소성 운동은 필수적이라 할 수 있다. 무산소성 운동의 특성은 다음과 같다.

(1) 무산소성 능력을 향상시킨다.

무산소성 운동은 근섬유 중 근 수축 속도가 빠른 섬유인 속근 섬유(Type Ⅱ)를 사용하기 때문에 근육 내 폭발적인 힘을 내는 데 용이하다. 반복적인 무산소성 운동은 속근 섬유의 질량을 증가시키고 근신경계를 촉진하여 운동 단위를 증가시키기 때문에 동원되는 근육을 증가시켜 단시간 폭발적인 힘을 낼 수 있다.

(2) 젖산 내성이 높아진다.

산소를 이용하지 않는 특성을 지닌 무산소성 운동은 근육 내 에너지원인 탄수화물과 인원질(PC: phosphocreatine)을 불완전 산화시켜 부산물을 생성한다. 대표적인 부산물은 젖산(Lactic acid)으로 젖산의 축적량이 증가할수록 혈중 pH 농도가 낮아져 결과적으로 혈액을 산성화시킨다. 그러나 반복적인 무산소성 운동은 젖산이 축적되는 데 저항하는 능력을 향상시켜 젖산 생성에 대한 적응력을 높여준다.

(3) 근육의 횡단 면적 및 근 질량을 증가시킨다.

무산소성 운동은 근육의 수축력 및 근 동원 능력을 향상시킨다. 이것은 근육세포 내 저장되는 에너지원의 증가를 의미하며 단시간 폭발적인 힘을 사용하는 데 효과적이다. 또한 근 질량의 증가는 사용되는 에너지원의 증가로 이어져 대사량을 증가시킬 수 있다. 따라서 무산소성 운동은 근 횡단 면적과 근 질량을 증가시켜 체중 관리에 도움이 되며, 혈중 글루코스의 사용량을 증가시켜 신진대사를 촉진시킨다.

(4) 안전성이 낮다.

운동의 강도가 증가할수록 산소의 사용량이 감소하기 때문에 생성되는 부산물인 젖산이 증가한다. 또한 반복되는 무산소성 운동은 근 피로를 유발하고 혈중 염증 인자에 부정적인 영향을 미쳐 결과적으로 근 위축을 유발할 수 있고, 심장에 부담을 주기 때문에 주의해야 한다.

03 어떤 운동이 건강에 좋은가?

어떤 운동이 건강에 좋고, 어떤 운동은 건강에 나쁘다고 말할 수는 없다. 모든 운동은 그 운동에서 요구되는 체력 요인을 발달시키는 나름대로의 장점이 있기 때문이다. 어떤 운동이든지 위험성이 배제되고 자신에게 적절하게 운동 프로그램을 계획하여 수행한다면 건강에 도움을 줄 것이다. 그러나 앞에서 언급하였듯이 우선적으로 건강과 관련된 체력 요인을 증진·유지시킬 수 있는 운동 형태를 선택하는 것이 바람직하다.

운동을 선택하기 위해서 우선적으로 해야 하는 것이 목표의 설정이다. 예를 들어 비만인의 경우 비만을 효과적으로 처치하기 위해서는 자신의 건강 체크가 우선되어야 한다. 그 후 적절한 운동 형태를 선택해야 할 것이다. 비만을 관리하기 위해서는 유산소성 운동과 무산소성 운동이 모두 효과적이다. 그러나 비만을 관리하기 위한 세부적인 목표를 체지방 감소에 효과적인 운동으로 선택해야 한다면 유산소성 운동이 적절할 것이다. 〈그림 3-2〉는 운동 종목에 따른 유산소성 운동과 무산소성 운동을 제시한 것이다.

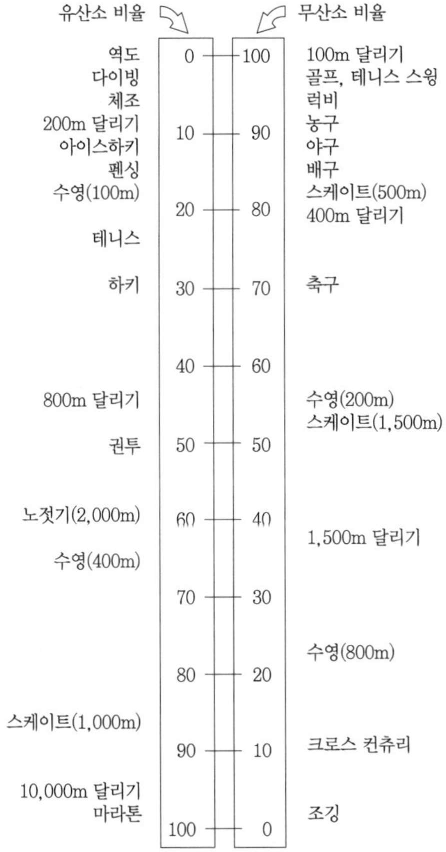

그림 3-2 운동 종목별 에너지 동원 체계 비교

Ⅳ 건강과 체력의 진단 평가

운동에 의한 부작용을 최소화하고 운동 효과를 극대화시키기 위해서는 운동 처방의 원리에 따른 운동 프로그램을 계획해야 한다. 그러나 운동 프로그램을 계획하기 전 자신의 건강 상태를 체크 및 체력평가가 선행되어야 한다. 건강진단은 증상이 없거나 발견되지 않은 많은 사람들을 대상으로 실시하는 보건 예방 사업의 일환으로 일정 기간마다 정기적으로 검사하여 질병을 조기에 발견하는 것 외에도 운동의 안전성 여부 판단 및 운동 방법을 선택하는 기초 자료를 마련하는 차원에서 중요하다. 또한 체력 평가는 운동 대상자의 체력 수준을 진단하여 그에 적합한 운동 프로그램을 결정하기 위한 자료로 활용하는데 의의가 있다. 본 장에서는 직·간접적인 건강진단 방법과 건강진단 항목의 임상적 의의를 알아보고 체력 검사 방법 및 평가 기준에 대해 알아본다.

01 건강진단

건강진단은 병원에서 직접적으로 실시하는 의학적 건강진단이 가장 신뢰성이 높은 직접적 방법이 있고, 사정에 따라 흡연 습관, 음주 습관, 운동 습관 및 식생활 습관 등을 기초로 건강을 예측하는 간접적인 건강 판정법 등이 있다.

1) 질병의 위험도 판정

우리나라에서는 2008년 건강검진기본법을 제정하여 국민의 건강 상태 확인과 질병의 예방 및 조기 발견을 목적으로 건강검진기관을 통하여 진찰 및 상담, 이학적 검사, 진단 검사, 병리 검사, 영상 의학 검사 등 의학적 검진을 시행하고 있다.

이에 건강 검진 지정 기관을 통해 자신의 건강 상태를 체크할 수 있으며 질병 유·무와 위험도를 나타낼 수 있다. 건강검진의 결과에 따른 위험도는 다음과 같다.

(1) 뇌졸중(뇌경색) 위험도

목표 질환	위험 인자	기 준	위험도	비 고
뇌졸중 (뇌경색)	총 콜레스테롤 (mg/dL)	〈240	0	
		240~269	0.46	
		≥270	0.67	
	혈압 (mmHg)	약물치료(-), 〈140/90	0	SBP, DBP 중 높은 군에 속하는 쪽이 기준 SBP: 수축기 혈압 DBP: 이완기 혈압
		약물치료(-), 140~159/90~94	0.3	
		약물치료(-), ≥160/≥95	0.79	
		약물치료(+), SBP〈140	0.25	
		약물치료(+), SBP 140~149	0.6	
		약물치료(+), SBP 150~159	1.2	
		약물치료(+), SBP≥160	2.5	

	혈당 (mg/dL)	약물치료(-),〈126	0	
		약물치료(+),〈126	0.8	
		≥126	2.3	
	체질량지수 (BMI)	〈24.0	0	
		24~25.9	0.1	
		≥26	0.3	
	흡연	비흡연	0	흡연량을 기입하지 않은 경우
		과거 흡연	0.1	
		현재 흡연	0.6	
		1갑 미만(1~19개피)	0.41	현재 흡연(흡연량을 기입한 경우)
		1갑~2갑 미만(20~39)	0.6	
		2갑 이상(≥40개피)	0.81	
	음주	≤60g/day	0	
		〉60g/day	0.69	
	신체 활동	〉1300METs(min/wk)	0	걷기 3.3METs, 중등도 활동 4METs, 고강도 활동 8METs로 계산
		631~1300	0.46	
		281~630	0.59	
		121~280	0.67	
		≤120	0.92	

(2) 협심증 및 심근경색 위험도

목표 질환	위험 인자	기 준	위험도	비 고
협심증/심근경색	흡연	비흡연	0	
		과거 흡연	0.2	
		현재 흡연	0.7	
	혈압 (mmHg)	〈130/85	0	
		130~139/85~89	0.4	
		140~159/90~99	0.8	
		160~179/100~109	1.9	
		≥180/≥110	3.4	

	LDL-C (mg/dL)	〈100	0	
		100~129	1.35	
		〉130	1.83	
	총 콜레스테롤 (mg/dL)	〈200	0	중성지방(TG) 400 이상인 경우 LDL-C 대신 총콜레스테롤 선택
		200~239	0.4	
		≥240	1.1	
	혈당 (mg/dL)	〈100	0	
		100~125	0.4	
		126~	1.5	
	신체 활동	〉1260 METs(min/wk)	0	걷기 3.3METs, 중등도 활동 4METs, 고강도 활동 8METs로 계산
		360~1260	0.34	
		〈360	0.43	

(3) 혈관성 치매 위험도

목표 질환	위험 인자	기 준	위험도	비 고
혈관성 치매	흡연	비흡연, 과거 흡연	0	
		현재 흡연	0.78	
	신체 활동	2회 이상/wk	0	고강도, 또는 중등도 활동 2회 이상을 기준(걷기는 포함되지 않음)
		2회 미만/wk	1.13	
	체질량지수 (BMI)	〈25.0	0	치매 전체
		25~29.9	0.35	
		≥30	0.74	
	LDL-C (mg/dL)	143 이하	0	
		〉143	2.1	
	총 콜레스테롤 (mg/dL)	〈240	0	중성지방(TG) 400 이상인 경우 LDL 콜레스테롤 대신 총콜레스테롤 선택
		≥240	0.42	

혈압 (mmHg)	<140/90	0	치매 전체. SBP, DBP 중 하나라도 속하는 경우 위험 요인 있음으로
	≥140/90	0.24	
혈당 (mg/dL)	<140	0	치매 전체
	≥140	0.46	

(4) 위험도 결과 분석

		뇌졸중	심질환	치매
최대 위험도-1		7.5	7.86	5.45
복합 위험도-1	초기 위험	2.5	2.62	1.81
	중간 위험	5.0	5.24	3.63
	고위험	7.5	7.86	5.45

각 질환별 해당하는 항목의 위험도와 복합 위험도를 통한 계산 공식을 사용하여 종합 위험도를 판정한다.

종합 위험도= (복합 위험도-1) / (최대 위험도-1)	경도	0 ~ 0.33
	중등도	0.33 ~ 0.66
	고도	0.66 ~ 1

종합 위험도 산출 예시

예〉 흡연(현재 흡연 하루 1갑), 음주(1회 5잔씩 주 2회), 신체 활동(고강도 활동 2일, 중등 도활동 4일, 걷기 5일), 키 172cm, 몸무게 80kg, 고혈압 약물 복용 중이면서 혈압 140/85, 혈당 110, 총콜레스테롤 220, LDL-C 120인 48세 남성

〈변수 계산〉

- 체질량지수(BMI = 체중(kg)/신장(m)^2): 80/1.72 = 27.7
- 음주량(1잔당 12g) × 5잔 × 2회/7일 = 17.1g
- 신체 활동 (8METs × 20분 × 2일) + (4METs × 30분 × 4일) + (3.3METs × 30분 × 5일) = 1295METs(min/wk)

〈복합 위험도와 위험 구간〉

- 뇌졸중: 콜레스테롤 , 혈압 0.6, 혈당 0.0, 체질량지수 0.3, 흡연 0.6, 신체 활동 0.46
  복합 위험도= (0 + 0.6 + 0 + 0.3 + 0.6 + 0.46) = 2.96
  종합 위험도(복합 위험도-1/최대 위험도-1)= 1.96/7.5 = 0.26 (경도 위험)
- 협심증/심근경색: 흡연 0.7, 혈압 0.8, LDL 1.35, 혈당 0.4, 신체 활동 0
  복합 위험도= (0.7 + 0.8 + 1.35 + 0.4 + 0) = 4.25
  종합 위험도(복합 위험도-1/최대 위험도-1)= 3.25/7.86 = 0.41 (중등도 위험)
- 혈관성 치매: 흡연 0.78, 신체 활동 0, 체질량지수 0.35, LDL 0, 혈압 0.24, 혈당 0
  복합 위험도= (0.78 + 0 + 0.35 + 0 + 0.24 + 0) = 2.37
  종합 위험도= 1.37/5.45 = 0.25 (경도 위험)

2) 건강 위험 요인 평가

보건복지부에서는 건강 위험 요인 평가를 위한 로직(logic)을 개발하였으며 이에 따른 건강 위험 요인 평가를 가능하게 만들었다. 다음의 내용은 보건복지부에서 개발한 건강 위험 요인 평가 로직으로 비만, 음주, 흡연, 신체 활동, 혈압, 혈당, LDL-C의 기준치 및 각 항목의 위험도 평가 방법이다.

(1) 비만의 위험도

BMI		저체중	정상 체중	과체중	비만	고도비만
위험도	복부 비만(-)	경계	안전	경계	경계	위험
	복부 비만(+)	경계	경계	경계	위험	위험

> 복부 비만의 기준 : 남 $\geq$ 90cm, 여 $\geq$ 85cm
> 비만도 판정(남녀 공통)
> - 저체중: $\mathrm{BMI} < 18.5$
> - 정상 체중: $18.5 \leq \mathrm{BMI} < 23$
> - 과체중: $23 \leq \mathrm{BMI} < 25$
> - 비만: $25 \leq \mathrm{BMI} < 30$
> - 고도비만: $\mathrm{BMI} \geq 30$

(2) 흡연, 음주, 신체 활동의 위험도

위험도			안전	경계	위험
흡연			비흡연	과거흡연	현재흡연
음주	65세 미만	남성	하루 2잔 이하	정상과 위험 사이	하루 5잔 이상 또는 일주일 15잔 이상
		여성	하루 1잔 이하	정상과 위험 사이	하루 4잔 이상 또는 일주일 8잔 이상
	65세 이상	남성	하루 1잔 이하	정상과 위험 사이	하루 4잔 이상 또는 일주일 8잔 이상
		여성	하루 1잔 이하	정상과 위험 사이	하루 2잔 이상 또는 일주일 4잔 이상
신체 활동			충분	기본	부족

> • 음주의 경우
> - 일주일 잔 수: 음주 설문 문항의 "1의 답 × 2의 답"으로 계산
> - 하루 잔 수: 음주 설문 문항의 "2의 답"에 해당
>
> • 신체 활동의 경우
> - 충분: 격렬한 활동 3일 이상, 중등도 활동 5일 이상, 걷기 5일 이상을 모두 만족
> - 기본: 격렬한 활동 3일 이상, 중등도 활동 5일 이상, 걷기 5일 이상 중 1~2개 만족
> - 부족: 기본 미만 신체 활동

(3) 혈압, 혈당, LDL-C의 위험도

위험도		안전	경계	위험
혈압 (SBP, DBP, mmHg)	약물(+)		〈140 & 〈90 당뇨가 있는 경우 〈130 & 〈90	≥140 or ≥90 당뇨가 있는 경우 ≥130 or ≥80
	약물(-)	〈120 & 〈80	120~139 or 80~89 당뇨가 있는 경우 120~130 & 〈80	≥140 or ≥90 당뇨가 있는 경우 ≥130 or ≥80
혈당 (FBS, mg/dL)	약물(+)		〈130	≥130
	약물(-)	〈100	100≤ FBS 〈125	≥126
LDL-C (LDL-Chol, mg/dL)	약물(+)		〈130 당뇨가 있는 경우 〈100	≥130 당뇨가 있는 경우 ≥100
	약물(-)	〈130 당뇨가 있는 경우 〈100	130≤ LDL 〈160	≥160 당뇨가 있는 경우 ≥100
총콜레스테롤 (Total-Chol, mg/dL); 중성지방(TG) 400 이상인 경우 LDL 대신 선택	약물(+)		〈240	≥240
	약물(-)	〈200	200≤ 값 〈240	≥240

- 혈압
  - 당뇨가 있는 경우(문진에서 당뇨가 있다고 표시하거나 혈당 수치가 126 이상인 경우)는 130/80으로 "위험" 기준이 달라짐
- LDL-C
  - 당뇨가 있는 경우는 100으로 "위험" 기준이 달라짐
  - TG가 400 이상인 경우 LDL -C 대신 총 콜레스테롤이 들어감

3) 간접적인 건강 판정

간접적인 건강 판정은 자신의 생활 습관(흡연, 음주, 식생활, 운동)을 설문지의 지문에 응답하여 그에 따른 평가를 내리는 것을 말한다. 자세한 간접적인 건강 판정은 부록 A를 참고하기 바란다.

4) 의학적 건강진단

일반적으로 의학적 건강진단은 건강인을 대상으로 정기적으로 건강 상태를 점검하고, 만일 이상이 발견되면 조기 치료하거나 관리 방법을 지도하는 목적으로 시행한다. 검사 항목은 가능한 많은 검사를 하는 것이 건강진단의 오류를 줄이는 방법이겠지만 검사 내용, 검사 시간, 검사가 수반하는 고통과 위험성을 고려하여 필수적인 항목으로 한정하는 것이 관례이다. 근래 들어 건강에 대한 염려가 너무 지나쳐 동일한 기간에 동일한 검사를 반복하는 사람들도 많은데 이러한 것은 바람직하지 않고, 오히려 검사 내용을 신뢰하고, 평소 생활 습관을 건전하게 하며, 성인병 발병 요인을 최소화시키려는 노력이 중요하다.

우리나라에서 현재 실시되고 있는 의학적 건강진단의 임상적 의의는 다음과 같다.

검사 항목	임상적 의의
총 단백질 (Total Protein)	혈청 내에 존재하는 각종 단백질의 합을 말하며 몸의 영양 상태를 알 수 있다. • 증가(고단백 혈증): 간 경변, 악성 종양 • 감소(저단백 혈증): 간 장애, 영양실조, 급성 간염
알부민 (Albumin)	간에서 주로 생성되는 혈장 단백으로 혈액의 삼투압 조절 및 수분 함량의 유지 역할을 하며 생체 내 화합물이나 약제의 운반에 중요한 역할을 한다. • 증가: 탈수증 등

	• 감소(저 알부민혈증): 심한 간장 질환, 신증후군, 영양결핍, 부종, 화상 등
글로불린 (Globulin)	혈청 단백의 한 종류로서 단백 분획 검사에 의하여 α 1, α 2, β , γ 의 분획으로 나누어진다. 철분, 비타민, 지질, 호르몬의 수송 역할 및 보체 성분으로 작용하기도 한다. 이중 γ -글로불린은 면역 항체로 세균이나 바이러스 감염 시 생체를 지키는 중요한 작용을 한다. • 증가: 간장 질환, 다발성 골수증, 급만성 염증 등 • 감소: 병적으로 감소하는 일이 극히 드물다.
총 빌리루빈 (Total Bilirubin)	적혈구가 파괴된 물질로 담즙 유출이 장애를 받으면 혈액 속에서 빌리루빈이 역류하여 혈청 속에 증가하게 된다. (황달) • 증가: 용혈성 빈혈, 담도암, 췌장암, 급성 간염 등 각종 간장 질환, 신생아 황달 등 • 감소: 임상적 의의 없음.
GOT (AST)	주로 간세포, 심근, 뇌 및 골격근, 신장 등에 존재하는 효소로 이 조직들이 각종 질병에 인해 소산되면 이 효소가 혈액 내로 방출되어 증가하게 된다. • 증가: 간염(특히 만성화된 간 장애), 간암, 심근경색, 폐쇄성 황달, 췌장염, 간경화(약간 증가 또는 기준치 범위) 등 • 감소: 임상적 의의 없음
GPT (ALT)	주로 간에 존재하는 효소로 이 조직들이 각종 질병으로 인해 파괴되면 이 효소가 혈액 내로 방출되어 증가하게 된다. • 증가: 간염(특히 급성 간 장애), 담낭염, 간암 등 • 감소: 임상적 의의 없음
γ -GTP	담관계 효소의 하나로서 알코올 음용과 매우 관계가 깊다. • 증가: 알코올성 간 장애(지방간), 급만성 간질환, 담석증 등. • 감소: 임상적 의의 없음
젖산탈수소효소 (LDH)	에너지 생산에 중요한 역할을 하는 효소로 거의 전 조직에 존재하나 특히 간, 심장, 신장, 폐, 혈액 세포, 골격근 등에 주로 존재한다. • 증가: 급만성 간염, 심근경색, 악성 빈혈, 백혈병, 근육질환 등 • 감소: 임상적 의의 없음

혈당 (Glucose)	혈액 속의 포도당을 말하며 전신의 세포에 보내져서 몸의 주요한 에너지원으로 이용된다. 식사나 당분 섭취 후에는 상당량 증가하며 2시간 정도 지나면 정상 범위로 돌아온다. • 증가: 당뇨병, 뇌졸중, 급성 열질환, 갑상선 기능 항진증, 췌장 질환 등 • 감소: 당뇨병 치료제(인슐린)과잉 투여, 인슐린 과잉 분비, 뇌하수체 전엽 기능 저하증 등
요소질소 (BUN)	신장에서 배설되는 노폐물의 일종으로 신장의 기능이 나빠지면 뇨중으로 인한 제대로 배설되지 않아 혈액 중의 요소질소가 증가한다. 그러나 신장 기능이 정상의 1/2 정도 저하하지 않으면 이상치를 나타내지 않을 수도 있다. • 증가: 신부전증, 신장염, 위장관 출혈, 조직 붕괴, 고단백 식사 등 • 감소: 간 기능 부전, 임신 등
크레아티닌 (Creatinine)	대부분 근육 내에 존재하며 신장을 통해 배설된다. 그러므로 신장 질환이 있을 경우 혈중에 증가를 가져오며 근육 질환 시 증가한다. • 증가: 신부전증, 신장염, 원발성 근육 질환 등 • 감소: 간 기능 장애, 근육 위축 시 나타날 수도 있다.
요산 (Uric Acid)	핵산 대사(퓨린체)의 종말 산물로 신장에서 배설된다. 체내에서 많은 양이 생성되거나 신장에 이상이 있을 때 증가하는데 요산이 혈액 속에 완전히 용해되지 못한 채 혈관 밖으로 석출하고 결정화된 관절이나 내장에 침착될 수 있다.(통풍, 통풍신, 신장 결석) • 증가: 통풍성 관절염, 만성 신부전, 악성 종양 등 • 감소: 핵산 대사 장애(간 장애 등), 약물 원인 등
총 콜레스테롤 (Total Cholesterol)	인지질과 함께 세포막의 주요 성분으로 성인과 어린이와는 다르며 대부분 간에서 합성되어 대사된 후 담즙으로 배설된다. 중성지방, 지단백과 함께 주요한 지방 성분으로 식생활에 관계가 깊고, 관상동맥 질환의 발생과도 상관성이 있어 중요시 되고 있다. • 증가: 원발성 고지혈증, 동맥경화증, 고혈압, 신증후군, 갑상선 기능 저하증 등 • 감소: 영양 부족, 간세포 장애, 갑상선 기능 항진증 등

HDL 콜레스테롤 (HDL-Cholesterol)	전체 콜레스테롤의 20~30% 가량은 HDL의 형태로 운반되고 있고, 관상동맥의 벽에서 콜레스테롤을 제거하여 동맥이 막히지 않도록 해주므로 좋은 콜레스테롤이라 불리기도 한다. • 증가: 임상적 의의 없음 • 감소: 비만, 고지혈증, 당뇨병, 담석증, 허혈성 심 질환, 뇌졸중 등의 위험 인자이다.
LDL 콜레스테롤 (LDL-Cholesterol)	혈청 내 콜레스테롤의 많은 부분이 저밀도 지단백 콜레스테롤로 존재한다. 저밀도 지단백 콜레스테롤은 초저밀도 지단백 콜레스테롤의 콜레스테롤 풍부 잔유물로, 저밀도 지단백 콜레스테롤은 반감기가 3~4일로 오래 존재하며, 관상동맥 질환의 위험도를 측정하는 데 사용한다. • 증가: 2형 가족형 고지단백혈증, 가족성 고콜레스테롤혈증, 이차적 원인에 의한 증가 갑상샘 기능 저하증에 의한 이차적인 고지혈증 신장증후군, 다발골수종, 그 외 이상글로불린혈증, 간 폐쇄질환, 신경성 식욕부진, 당뇨, 만성신부전, 포르피린증, 조발성 관상동맥 심장질환 등 • 감소: 저 지단백혈증, 탄지에르병, 1형 고지혈증, 아포 CII 결핍증, 갑상샘 기능 항진증, 만성 빈혈, 심한 간세포 질환, 레이 증후군, 급성 스트레스(화상, 질환), 염증성 관절질환, 만성 폐질환
중성지방 (Triglyceride)	신체 내 각종 지방 조직의 주성분으로 에너지원으로 중요하며 대부분 음식물로 섭취되어 장관에서 흡수된다. 콜레스테롤보다 동맥경화의 원인으로 더욱 중요시 된다. • 증가: 죽상동맥경화증, 고지혈증, 당뇨병, 갑상선 기능 저하증 등 • 감소: 임상적 의의 없음
철분 Iron(Fe)	각 조직에 산소를 공급해 주고 조직의 폐기물인 이산화탄소를 폐로 운반해서 체외로 내 보내 주는 중요한 물질이다. • 증가: 재생 불량성 빈혈, 급성 간염 등 • 감소: 철 결핍성 빈혈, 감염증, 악성 종양, 신증후군 등
칼슘 Calcium(Ca)	뼈의 주요 구성 성분이며 부갑상선 호르몬과 비타민 D에 영향을 받고 혈액 내의 총 단백치에도 영향을 받는다. • 증가: 부갑상선 기능 항진증, 비타민 D 과다증, 다발성 골

	수종 등 • 감소: 부갑상선 기능 저하증, 비타민 D 결핍증, 급성 췌장염 등
적혈구(RBC) 혈색소 (Hemoglobin) 적혈구 용적률 (Hematocrit)	모든 빈혈의 척도가 될 수 있는 검사들로 그 중 혈색소 검사가 가장 중요하다. • 증가: 다혈증, 적혈구 과다증, 심폐 질환 등 • 감소: 각종 빈혈
백혈구(WBC) 평균 적혈구 용적 (MCV) 평균 적혈구 혈색소 (MCH) 평균 혈색소 농도 (MCHC) 적혈구 분포폭 (RDW)	급·만성 염증일 때 증가하며 백혈병에는 그 증가가 현저하다. 대개 급성 염증일 때는 과립성 백혈구가 증가하고 만성 염증일 때는 임파구가 증가한다. 이들 검사를 통해 빈혈을 형태학적으로 분류하며 빈혈의 원인을 찾아낼 수 있다. 1. 소구성 저색소성 빈혈 2. 정구성 정색소성 빈혈 3. 대구성 고색소성 빈혈

5) 검사 결과 판단 시 주의 사항

건강검진의 결과 및 판정은 담당 의사와의 상담을 통해 직접 전달받고 의문 사항을 바로 해결하는 것이 이상적이다. 근래에는 직장인 단체 건강검진이 많이 이루어지는데 이 경우 검진 인원이 많다보니 검사 결과지를 통해 검사 결과를 간접적으로 전달받는 경우도 있다. 그 결과 자칫하면 검사 결과와 의사의 판정을 잘못 해석하는 경우가 많다. 건강검진의 결과를 판단할 때는 다음 사항에 유의하여야 한다.

(1) 검사 결과의 수치나 판정 내용을 자기에게 편리한 대로 판단하여 처리하는 것은 삼가한다. 그 결과에 대하여 어떻게 대처할 것인가를 생각하여 앞으로의 건강관리를 잘할 수 있을 때 비로

소 건강진단의 의의가 있다.

(2) 검사 결과의 판정이나 진단에 안심하지 못하고 사소한 이상치에 지나친 신경을 써서 같은 검사를 몇 번씩 받거나 노이로제처럼 되어 버린다면 건강진단을 받는 의미는 오히려 역효과일 것이다.

(3) “이상이 없습니다.”라는 판정이 나와도 그것이 앞으로의 건강을 보증하는 것은 아니다. 정기적으로 건강진단을 받고 몸에 이상이 있으면 전문의와 상의하고 필요한 검사를 받도록 한다.

(4) 정상치를 약간 벗어났다고 해서 그것이 반드시 질병을 의미하는 것은 아니다. 일시적인 이상 현상일 수도 있으므로 1~2개월 후에 재검을 받아보는 것이 바람직하다.

(5) 특히 종양 표지 검사는 특수 검사로 암의 발견을 위한 유효한 수단이지만, 어디까지나 Screening(검색)을 목적으로 하고 있기 때문에 의심스러운 부분은 모두 전문의와 상의하여 정밀 검사를 받아본 후 판단해야 한다.

02 체력 검사 및 평가

자신에게 적합한 운동 프로그램을 결정하기 위해서는 자신의 체력 수준을 정확히 알아야 한다. 건강 관련 체력 요인을 중심으로 직·간접적인 검사 방법 및 평가에 대하여 알아본다.

1) 심폐 지구력

심폐 지구력의 척도로 쓰이는 대표적인 요인이 최대 산소 섭취량(Maximal oxygen uptake)이다. 최대 산소 섭취량이란 최대 운동을 수행하는 동안에 분당 최대로 섭취할 수 있는 산소량을 의미한다.

최대 산소 섭취량을 측정하는 방법은 직접적 측정 방법과 간접적 측정 방법이 사용된다. 직접적 측정 방법은 호흡 가스 분석기와 운동 부하 검사(GXT: Grade exercise test) 측정기, 심전도를 사용하여 최대 운동 부하 및 최대하 운동 부하 검사를 통해 최대 산소 섭취량을 측정하는 방법이다. 간접적 측정 방법으로는 현장에서 적용할 수 있는 다양한 방법들이 전해지고 있는데 대표적인 것이 장거리 운동과 9, 12분 운동 후 나이, 성별, 심박수, 운동 시간, 거리 등을 측정하여 최대 산소 섭취량 추정식을 통해 측정하는 방법이다.

(1) 직접적 심폐 지구력 측정 방법

심폐 지구력 측정의 대표되는 직접적 측정 방법은 최대 운동 부하 검사이다. 최대 운동 부하 검사는 스피드와 경사도가 조절되는 트레드밀 운동 부하 검사 장비를 통해 실시된다. 스피드는 최대 40 km/hr까지 증가시킬 수 있으며, 경사도는 백분율로 표시한다. 트레드밀의 운동 부하는 스피드나 경사도 또는 두 가지 모두를 조절함으로써 증가된다.

보편적으로 사용되는 트레드밀 운동 검사 프로토콜은 총 9개가 전해지고 있으며 대상자의 특성에 따라 적용하는 프로토콜은 달라진다. 일부 프로토콜은 잘 단련된 운동선수, 위험이 높은 심장병 환자 같은 특정 집단을 위해 설계되어 있다. 최대 산소 섭취량을 측정하기 위해 대상자의 개인적 특성을 정확히 파악하여 그에 적절한 프로토콜을 적용하는 것이 중요하다. 만약 개인의 특성을 고려하지 않아 적절하지 못한 프로토콜을 사용한다면 측정된 최대 산소 섭취량의 신뢰도는 낮아질 것이고 이에 따른 위험도는 높아질 것이다. 이에 최대 산소 섭취량의 신뢰도가 높고 최대 운동 중 안전하게 운동하기 위해서는 적절한 프로토콜을 선택하는 것이 중요하다.

최대 운동 부하 검사는 최대 산소 섭취량이 최대 운동 강도로부터 상당히 정확하게 예측될 수 있다. 어느 경우라도 운동 부하 검사는 점증적 운동 부하 검사이어야 한다. 보편적으로 사용되는 운동 부하 검사 프로토콜에서는 각 운동 부하가 3분 동안 지속된다. 점증 부하 운동 검사는 산소 섭취량이 더 이상 증가하지 않을 때, 즉 운동 부하가 추가적으로 증가되더라도 산소 섭취량이 더 이상 증가하지 않을 때를 최대 산소 섭취량으로 측정한다. 최대 산소 섭취량에 도달하여 검사를 중지하는 시기는 다음과 같다.

- 운동 강도가 증가하더라도 심박수가 증가하지 않을 때
- 정맥혈의 젖산염 농도가 8 mmol/L를 초과할 때
- 호흡 교환율(RER)이 1.15보다 클 때
- 운동 자각도(RPE)가 17보다 높을 때
- 대상자가 검사가 불가능하다는 의사를 보일 때

만일 이러한 시점에 도달하기 전과 호흡 교환율이 1.15를 초과하기 전에 검사가 종료된다면, 최대 운동 부하 검사는 최대 산소 섭취량보다 최고 산소 섭취량을 측정하게 된다. 어린이, 노인, 비활동적인 사람, 질병이 있는 사람은 다른 집단보다 최대 산소 섭취량이 아닌 최고 산소 섭취량에 도달할 가능성이 높다. 관상동맥 심장 질환의 진단, 그리고 대상자를 분류하기 위한 목적이라면 나이로 예측한 최대 심박수의 85% 수준까지 검사를 진행하는 것이 바람직한데 그 이유로 일부 비정상적인 심전도(EKG)는 심박수가 그러한 수준의 운동 강도에 도달하기 전에는 나타나지 않기 때문이다.

최대 운동 부하 검사의 지침을 조심스럽게 따르고 검사를 받고 있는 사람의 생리적 반응을 계속해서 관찰한다면 최대 운동 검사는 최대하 검사보다 더 많이 위험하지 않다고 연구결과들은 보여준다. Shephard (1977)는 최대운동부하검사를 받는 5백만 명의 중년 캐나다인들에게서 10~20년마다 1명의 사망자가 발생할 것이라고 예측하였다.

이러한 위험성에도 최대 운동 부하 검사를 실시하는 이유는 심폐지구력을 측정하는 어떠한 방법보다도 신뢰성과 객관성이 높기 때문이다. 또한 정확하게 측정된 최대 산소 섭취량을 통해 신체 대사량 및 에너지원의 사용 등을 간접적으로 측정할 수 있기 때문에 정확히 측정하는 것이 필요하다.

표 4-1 최대 산소 섭취량 평가 (ml/kg/min)

나이(세)	나쁨	보통	좋음	우수	매우 우수
여자					
20~29	≤35	36~39	40~43	44~49	50≤
30~39	≤33	34~36	37~40	41~45	46≤
40~49	≤31	32~34	35~38	39~44	45≤
50~59	≤28	29~30	31~34	35~39	40≤
60~69	≤25	26~28	29~31	32~35	37≤
70~79	≤23	24~26	27~29	30~36	37≤
남자					
20~29	≤41	42~45	46~50	51~55	56≤
30~39	≤40	41~43	44~47	48~53	54≤
40~49	≤37	38~41	42~45	46~52	53≤
50~59	≤34	35~37	38~42	43~49	50≤
60~69	≤30	31~34	35~38	39~45	46≤
70~79	≤27	28~30	31~35	36~41	42≤

Physical Fitness Specialist Manual(2005) 사료.

(2) 간접적 심폐 지구력 측정 방법

최대 운동 부하 검사 방법은 고가의 장비를 요하고 최대 운동을 하기 때문에 운동의 위험성을 내재하고 있고 장소도 제한적이다. 또한 검사자의 숙련도에 따라 측정되는 최대 산소 섭취량은 상이할 수 있기 때문에 매우 어려운 방법으로 여겨진다. 이에 직접적 심폐 지구력 측정방법을 대신하기 위해 개발된 방법이 최대하 운동 부하 검사이다. 최대하 운동 부하 검사는 최대 산소 섭취량과 심박수의 정적 상관을 가정하여 개발된 방법으로 최대하 운동 부하 검사는 최대 산소 섭취량의 추정치를 제공한다. 최대하 운동 부하 검사를 통해 측정된 최대 산소 섭취량은 운동의 숙련도에 따라 그 측정값이 상이하기 때문에 운동의 숙련이 높은 대상자는 최대 운동 부하 검사 방법을 선택하는 것이 적절하다.

(3) 트레드밀 걷기 검사

Ebbeling 등(1991)은 20~59세 연령의 위험성이 낮은 건강한 성인을 대상으로 최대 산소 섭취량을 추정하는 데 적합한 트레드밀 걷기 검사를 개발하였다. 이 방법은 대상자의 나이, 성별, 체력 수준에 따라 트레드밀 속도를 다르게 부여한다(3.2km/hr~7.3km/hr). 0% 경사도에서 4분간 준비운동을 한 후 5% 경사도와 최대 심박수(220-나이)의 50~70% 사이의 심박수로 4분간 빠르게 걷는다. 이에 나타난 항정 상태 심박수를 기록한 다음 공식에 대입한다.

최대 산소 섭취량($ml \cdot kg^{-1} \cdot min^{-1}$) = 15.1 + 21.8(mph로 나타낸 속도) − 0.327[(심박수, bpm) − 0.263(속도 × 나이(세)] + 0.00504[(심박수 × 나이(세)] + 5.48(성별: 여성 = 0, 남성 = 1)

(4) 트레드밀 조깅 검사

트레드밀 조깅 검사를 사용하면서 젊은 성인(18~28세)의 최대 산소 섭취량을 추정할 수 있다(George 등, 1993). 이 검사에서는 6.91~12km/hr 범위의 편안한 조깅 속도를 선택하며 여성의 경우 10.5km/hr 그리고 남성의 경우 12km/hr보다 더 빠르지 않도록 한다. 검사 대상으로 하여금 일정한 속도에서 약 3분간 조깅하도록 지시한다. 항정 상태 심박수는 180 bpm을 초과해서는 안 된다. 다음의 공식을 사용하면서 최대 산소 섭취량을 추정한다.

최대 산소 섭취량($ml \cdot kg^{-1} \cdot min^{-1}$) = 54.07 − 0.1938(체중, kg) + 4.47(속도, mph) − 0.1453(심박수, bpm) + 7.062(성별: 여성 = 0, 남성 = 1)

(5) 현장 검사

심폐 지구력을 평가하는 데 사용되는 대부분의 현장 검사에는 걷기, 달리기, 수영, 자전거 타기 또는 벤치 스텝핑이 포함되며, 검사 대상자들이 자신들의 운동 후 심박수를 정확하게 측정할 수 있는 능력이 요구된다. 다음은 현장 검사에서 얻을 수 있는 최대 산소 섭취량의 간접 추정 방법이다.

❶ 장거리 달리기 검사

가장 보편적으로 사용되는 장거리 달리기는 유산소 능력을 평가할 수 있도록 1.0 또는 1.5마일 (약 1,600~2,400 m)의 거리를 이용한다. 장거리 달리기 검사는 잘 단련된 사람의 경우 주어진 거리를 보다 짧은 시간 내에 달릴 수 있거나 또는 주어진 시간 동안에 더 먼 거리를 달릴 수 있을 것이라는 가정에 근거한다. 장거리 달리기의 경기력은 정확하게 측정될 수 있지만 이것이 최대 산소 섭취량의 직접적인 측정을 대체하기는 부족하다. 지구력 달리기 경기력은 동기 부여, 체지방률 (Cureton 등, 1978), 달리기 효율성 (속도 조절), 그리고 젖산역치 (Costill & Fox, 1969) 같은 요인들에 의해서도 영향을 받는다.

일반적으로 거리가 멀수록 최대 산소 섭취량과의 상관관계는 더 높다. 이러한 결과에 근거하여 거리가 최소한 1.0마일 (1,600m) 또는 최소한 9분 이상 지속되는 검사를 선택하도록 권장되고 있다.

가장 보편적으로 사용되는 장거리 달리기 검사는 9분 또는 12분 달리기와 1.0 또는 1.5마일 달리기이다. 어린이와 청소년을 위한 일부 체력 검사는 9분 또는 1.0마일 달리기 검사를 사용하도록 권장되고 있다.

❷ 9분 또는 12분 달리기 검사

9분 또는 12분 달리기 검사에서는 완주한 횟수를 쉽게 셀 수 있으며 완주 횟수에다 코스의 길이를 곱하면 전체 거리를 계산할 수 있는

400m 트랙 또는 길이를 알 수 있는 평평한 코스를 사용한다. 전체 코스를 1/4 또는 1/8 단위로 표시를 해 놓음으로써 9분 또는 12분 동안에 달린 거리를 정확하고 빠르게 결정할 수 있다. 검사 대상에게 최대한 멀리 달리도록 지시한다. 걷기가 허용되지만 이러한 검사의 목표는 9분 또는 12분 이내에 최대한 먼 거리를 달리는 것이다. 검사가 끝나면 달린 전체 거리를 m 단위로 계산하고 Cooper(1968)의 공식을 사용하여 검사 대상의 최대 산소 섭취량을 추정한다.

❸ 2.4km 달리기/걷기 검사

2.4km 달리기/걷기 검사는 400m 트랙 또는 길이가 측정된 평평한 코스에서 실시된다. 코스의 거리를 측정하기 위해서는 주행 기록계나 길이를 측정하는 장비를 사용한다. 2.4km 검사에서는 대상들에게 특정 거리를 최대한 빠른 시간 내에 달리도록 지시한다. 걷기가 허용되지만 안정 운동 페이스를 유지하는 동안 가능한 한 가장 짧은 시간 내에 그 거리를 달려야 한다. 검사 대상이 도착 지점을 통과할 때, 소요된 시간(분/초)을 알려준다. 검사를 하는 동안 검사 대상이 안정 운동 페이스를 유지하는지 심박수 모니터를 이용하여 확실하게 할 수 있다. 검사 대상들에게 최대 심박수의 60%에서 90% 사이에 그들의 목표심박수를 유지할 수 있게 지도한다. 성별, 체중, 소요된 운동 시간과 함께 검사 마지막에서의 운동 심박수는 Larsen 공식으로 젊은 성인(18~29세)의 최대 산소 섭취량을 예측할 수 있다(Larsen 등, 2002).

2.4km 달리기/걷기 검사를 위한 최대 산소 섭취량 추정 공식을 사용하기 위해서는 초 단위로 측정된 값을 60으로 나누어 분 단위로 바꾸어 준다. 예를 들어 만일 검사 대상의 검사 기록이 12분 30초라면 달리기 시간은 12.5분이 된다(30/60초=0.5분).

❹ 1.6km 조깅 검사

규칙적으로 달리기나 조깅을 하지 않고 있으며, 적합한 조깅 속도를 제대로 선택하지 못하는 단련 안 된 사람의 경우에는 운동의 위험성이 더욱 커진다. 이러한 문제를 해결하기 위하여 George 등(1993)은 중 정도의 항정 상태 노력이 요구되며 18~29세 사이의 남녀에게 사용할 수 있는 최대하 1.6km 트랙 조깅 검사를 개발하였다.

이 검사에서는 부담 없는 중 정도의 조깅 속도를 검사 대상자가 선택하도록 하며 검사 후에 곧바로 자신들의 운동 후 심박수를 측정하도록 지시한다. 1.6km를 달리는데 걸리는 시간은 남성의 경우 최소한 8분, 그리고 여성의 경우 최소한 9분은 되어야만 하며 운동 후 심박수(15초 동안의 측정횟수 × 4)는 180회/분을 초과해서는 안 된다. 적절한 스피드를 찾는 데 도움을 주기 위하여 1.6km 검사에 앞서 준비운동을 겸한 2~3분의 조깅을 실시하도록 한다. 실내 또는 야외 트랙을 사용하여 검사를 진행한다. 1.6km를 조깅하는 데 요구되는 시간을 분 단위로 기록하며 검사 대상자들이 자신의 운동 후 심박수를 촉진으로 측정하도록 지시한다(요골 또는 경동맥 부위). 1.6km 항정 상태 조깅 검사를 위한 추정 공식을 사용하여 검사 대상의 최대 산소 섭취량을 예측한다.

❺ Rockport 걷기 검사

Rockport 걷기협회에서 20~69세 사이 남녀의 심폐 체력을 평가하기 위한 걷기 검사를 개발하였다. 이 검사는 빠른 걷기만을 요구하기 때문에 나이가 많거나 또는 비활동적인 사람을 검사하는 데 유용하게 사용될 수 있다.

이 검사에서는 검사 대상들에게 1.6km을 최대한 빨리 걷도록, 그리고 검사 직후 15초 동안 맥박수를 측정하여 자신들의 심박수를 찾아내도록 지시한다. 검사 대상들이 자신의 맥박수를 어떻게 정확하게 측정하는지를 아는 것이 중요하다. 걷기 코스는 사전에 거리가 측정되어야 하며 평평하고 외부로부터 방해를 받지 않는 코스이어야 하므로 400m 트랙이 가장 바람직하다. 검사 대상은 검사 이전에 5~10분 동안 스트레칭을 하며 걷기에 좋은 신발과 헐렁한 옷을 착용한다.

검사 대상의 최대 산소 섭취량을 추정하기 위해서는 1.6km 걷기 검사를 위한 일반화된 공식을 사용한다(Kline 등, 1987).

표 4-2 최대 산소 섭취량 간접 추정식

검사방법	최대 산소 섭취량 추정 공식	참고문헌
1.6km 항정 상태 달리기	= 100.5 - 0.1636(몸무게(kg)) - 1438(운동 시간(min)) - 0.1928(심박수(bpm/min)) + 8.344(성별)	George 등 (1993)
2.4km 달리기/ 걷기	= 88.08 - 0.1656(몸무게(kg)) - 2.76(운동 시간(min)) + 3.716(성별)	George 등 (1993)
2.4km 달리기/ 걷기	= 100.16 + 7.30(성별) - 0.164(몸무게(kg)) - 1.273(운동 시간(min)) - 0.1563(심박수(bpm/min))	Larsen 등 (2002)
12분 달리기	= 0.0268(거리(m)) - 11.3	Cooper (1968)
15분 달리기	= 0.0178(거리(m)) + 9.6	Balke (1963)
1.6km 걷기	= 132.853 - 0.0769(체중(lb)) - 0.387(나이) + 6.315(성별) - 3.2649(운동 시간(min)) - 0.1565(심박수(bpm/min))	Kline 등 (1987)

2) 근골격 체력

(1) 근력

근력이란 근수축에 의해 발생하는 물리적인 운동 에너지를 말한다. 근력은 일상생활에 필요한 근력의 중요 요인이기 때문에 과거부터 건강 관련 체력의 항목으로 분류되어 왔다. 그러나 근육이나 근육군이 생성하는 힘은 움직이는 속도에 의해 크게 좌우된다. 흔히 근력은 한 번 수축할 때 특정한 속도로 최대의 힘을 발휘하는 능력으로 최대 근력이라고도 표현한다.

❶ 악력

악력계를 사용하기 전에 검사 대상자가 편하게 사용할 수 있도록 손잡이의 크기를 조절한다. 대상자는 바른 자세로 서서 다음과 같이 팔과 아래팔의 자세를 잡는다. 팔은 중립적 자세로 둔 채 팔꿈치를 90° 구부리고, 손목은 약간(0~30°) 편다. 그러나 어떤 검사 방법들은 각 손의 악력을 측정할 때 팔을 쭉 펴고 팔을 약간 벌린 상태로 있기도 한다. 대상자는 다른 신체 움직임 없이 한 번 최대로 수축을 하면서 가능한 한 세게 악력계를 꽉 잡는다. 각 손에 3번씩 실시하고, 측정 때마다 1분씩 휴식을 주고 최고 점수를 근력으로 간주한다.

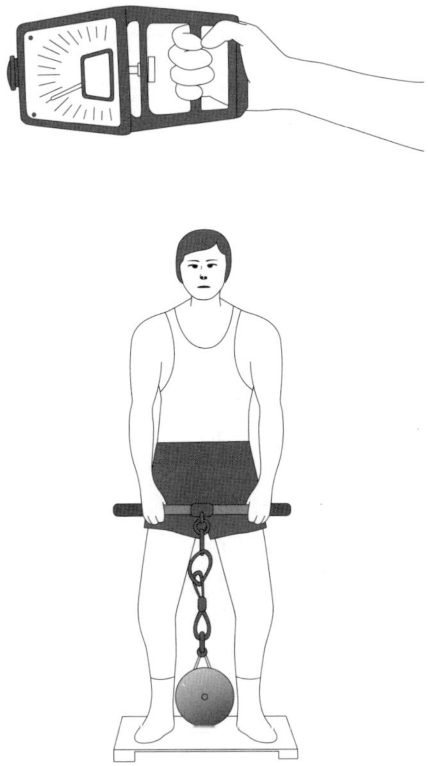

그림 4-1 근력 측정 기구
(a) 악력계 (b) 배근력계

❷ 배근력

배근력계를 이용할 때 대상자는 측정 발판 위에 바르게 서서 양 무릎을 완전히 펴고 머리와 몸통을 똑바로 세운다. 얼터네이트 그립 또는 오버 그립을 사용한다. 손잡이를 대상자의 넓적다리 근처에 오게 하고 몸을 뒤로 기울이지 말고 등 근육만을 사용하여 손잡이를 위로 잡아당기게 한다. 당기는 동안 어깨는 뒤로 펴도록 지시한다. 대상자는 손잡이를 들어올리기 전에 몸통을 최소한 구부리고 측정하는 동안 머리와 몸통을 바로 세워야 한다. 2회 측정하여 각 측정 때마다 1분의 휴식을 준다.

표 4-3 악력 검사 평가표(문화체육관광부, 2009)

남자(kg)					
연령	1등급	2등급	3등급	4등급	5등급
19~24	50.5	44.9~50.4	38.4~44.8	32.7~38.3	32.6
25~29	52.2	46.5~52.1	39.7~46.4	34.0~39.6	33.9
30~34	52.4	47.2~52.3	41.2~47.1	35.9~41.1	35.8
35~39	52.3	47.4~52.2	41.6~47.3	36.7~41.5	36.6
40~44	50.8	45.4~50.7	39.1~45.3	33.7~39.0	33.6
45~49	50.0	44.7~49.9	38.4~44.6	33.0~38.3	32.9
50~54	47.9	43.0~47.8	37.2~42.9	32.2~37.1	32.1
55~59	45.6	40.6~45.5	34.8~40.5	29.7~34.7	29.6
60~64	45.1	40.0~45.0	33.9~39.9	28.8~33.8	28.7
65 +	41.3	35.6~41.	2 28.8~35.5	23.0~28.7	22.9
여자(kg)					
19~24	30.1	26.1~30.0	21.3~26.0	17.2~21.2	17.1
25~29	33.0	28.2~32.9	22.4~28.1	17.5~22.3	17.4
30~34	31.0	27.6~30.9	23.6~27.5	20.1~23.5	20.0
35~39	32.0	28.4~31.9	24.1~28.3	20.3~24.0	20.2
40~44	30.9	27.2~30.8	22.7~27.1	18.9~22.6	18.8
45~49	31.7	27.9~31.6	23.3~27.8	19.3~23.2	19.2
50~54	31.7	27.1~31.6	21.7~27.0	17.0~21.6	16.9
55~59	28.5	25.2~28.4	21.3~25.1	17.9~21.2	17.8
60~64	28.7	24.8~28.6	20.0~24.7	16.0~19.9	15.9
65 +	26.7	22.7~26.6	18.0~22.6	13.9~17.9	13.8

(2) 근지구력

근지구력이란 일정한 근육의 수축력을 강도의 변화 없이 얼마나 오랫동안 지속할 수 있는가 하는 능력이다. 근지구력은 작업의 형태에 따라 정적 작업일 경우에는 시간으로, 동적 작업일 때는 일정한 리듬에서 반복 횟수로써 나타낸다.

❶ 윗몸일으키기(Sit-up)

- 검사 요원 : 계측원 1명, 기록원 1명, 보조원 1명
- 준비물 : 초시계, 측정대 또는 매트
- 측정 단위 : 1분 동안 실시한 횟수를 계측
- 측정 방법

ⓐ 대상자는 발을 30cm 정도 벌리고 무릎을 직각으로 굽힌 후 양손은 머리 뒤에서 깍지를 끼고 등을 매트에 대고 눕는다.

ⓑ 보조자가 대상자의 발목을 양손으로 누른 준비 상태에서 "시작"과 동시에 상체를 일으켜 양쪽 팔꿈치가 양 무릎에 닿은 다음, 다시 누운 자세로 돌아가게 한다.

ⓒ 양팔꿈치가 양무릎에 닿은 횟수만 인정하며 1회 실시를 원칙으로 한다.

표 4-4 윗몸일으키기 평가표(문화체육관광부, 2009)

남자(회)					
연령	1등급	2등급	3등급	4등급	5등급
19~24	59.2	49.4~59.1	38.1~49.3	28.3~38.0	28.2
25~29	58.9	49.0~58.8	37.4~48.9	27.5~37.3	27.4
30~34	53.5	44.7~53.4	34.3~44.6	25.3~34.2	25.2
35~39	51.9	43.2~51.8	32.9~43.1	24.1~32.8	24
40~44	52.0	42.9~51.9	32.2~42.8	23.0~32.1	22.9

45~49	53.4	43.0~53.3	30.8~42.9	20.2~30.7	20.1
50~54	38.7	31.5~38.6	23.1~31.4	15.8~23.0	15.7
55~59	36.8	28.7~36.7	19.2~28.6	11.1~19.1	11
60~64	33.1	25.8~33.0	17.2~25.7	9.8~17.1	9.7
65 +	26.8	19.1~26.7	10.2~19.0	2.4~10.1	2.3
여자(회)					
19~24	47.1	36.5~47.0	24.1~36.4	13.3~24.0	13.2
25~29	47.6	37.0~47.5	24.5~36.9	13.8~24.4	13.7
30~34	38.4	30.0~38.3	20.2~29.9	11.8~20.1	11.7
35~39	38.0	29.9~37.9	20.4~29.8	12.2~20.3	12.1
40~44	36.8	27.9~36.7	17.5~27.8	8.6~17.4	8.5
45~49	32.0	24.4~31.9	15.5~24.3	7.8~15.4	7.7
50~54	27.6	20.9~27.5	13.1~20.8	6.3~13.0	6.2
55~59	25.1	18.7~25.0	11.0~18.6	4.5~10.9	9.4
60~64	25.5	18.9~25.4	11.1~18.8	4.5~11.0	0.4
65 +	3.1	8.2~13.0	2.5~8.1 0.	0.0~2.4	0.0

❷ 팔굽혀펴기(Push-up)

ACSM(2000)과 CSEP(2003)은 상체의 근지구력을 평가하기 위하여 팔굽혀펴기를 권장하고 있다.

- 검사 요원 : 계측원 1명, 기록원 1명, 보조원 1명
- 준비물 : 초시계, 측정대 또는 매트
- 측정 단위 : 1분 동안 실시한 횟수를 계측
- 측정 방법

ⓐ 검사자가 남성인 경우 등을 바로 세우고 고개를 들고 어깨너비로 바를 잡고 실시한다.

ⓑ 내려갈 때는 대상자의 턱이 바닥에 닿도록 하고 복부가 닿아서는 안되며, 올라갈 때는 팔을 쭉 펴야 한다.

ⓒ 여성의 경우에는 변형된 팔굽혀펴기로 무릎과 다리를 바닥에 대고 허리를 편 상태에서 실시한다.

ⓓ 연속적으로 실시하는 횟수를 측정하여 기록한다.

표 4-5 팔굽혀펴기 평가표(Heyward's, 2011)

평가	팔굽혀펴기(회)											
	15~19세		20~29세		30~39세		40~49세		50~59세		60~69세	
	남성	여성	남성	여성	남성	여성	남성	여성	남성	여성	남성	여성
우수함	≥39	≥33	≥36	≥30	≥30	≥27	≥25	≥24	≥21	≥21	≥18	≥17
매우 좋음	29~38	25~32	29~36	21~29	22~29	20~26	17~24	15~23	13~20	11~20	11~17	12~16
좋음	23~28	18~24	22~28	15~20	17~21	13~19	13~16	11~14	10~12	7~10	8~10	5~11
보통	18~22	12~17	17~21	10~14	12~16	8~12	10~12	5~10	7~9	2~6	5~7	2~4
개선 필요	≤17	≤11	≤16	≤9	≤11	≤7	≤9	≤4	≤6	≤1	≤4	≤1

(3) 유연성

❶ 윗몸 앞으로 굽히기

- 검사 요원 : 계측원 1명, 기록원 1명
- 준비물 : 앉이 윗몸 앞으로 굽히기 검사 기구
- 측정 단위 : 0.1cm 단위까지 계측
- 측정 방법

ⓐ 대상자는 신을 벗고 발바닥이 측정 기구의 수직면에 완전히 닿도록 무릎을 펴고 바르게 앉는다.

ⓑ 양발 사이의 거리는 5cm가 넘지 않도록 한다.

ⓒ 대상자는 양손을 쭉 펴서 측정자 위에 대고 준비 자세를 취한다.

- 측정시 유의 사항

ⓐ 양손 끝으로 똑바로 밀어야 한다.

ⓑ 몸의 반동을 주지 못하게 한다.

ⓒ 무릎이 구부러지지 않도록 한다.

표 4-6 윗몸 앞으로 굽히기(문화체육관광부, 2009)

남자(cm)					
연령	1등급	2등급	3등급	4등급	5등급
19~24	24.6	17.4~24.5	9.0~17.3	1.7~8.9	1.6
25~29	24.7	17.3~24.6	8.5~17.2	0.9~8.4	0.8
30~34	22.4	15.5~22.3	7.4~15.4	0.4~7.3	0.3
35~39	19.9	13.2~19.8	5.4~13.1	−1.4~5.3	−1.5
40~44	21.1	14.6~21.0	7.0~14.5	0.5~6.9	0.4
45~49	21.5	15.4~21.4	8.1~15.3	1.9~8.0	1.8
50~54	18.3	12.7~18.2	6.1~12.6	0.4~6.0	0.3
55~59	19.8	13.0~19.7	5.0~12.9	−2.0~4.9	−2.1
60~64	16.5	10.2~16.4	2.7~10.1	−3.7~2.6	−3.8
65 +	17.2	9.9~17.1	1.4~9.8	−6.0~1.3	−6.1
여자(cm)					
19~24	26.6	19.4~26.5	11.0~19.3	3.8~10.9	3.7
25~29	25.9	19.1~25.8	11.2~19.0	4.3~11.1	4.2
30~34	25.0	18.3~24.9	10.4~18.2	3.5~10.3	3.4
35~39	26.4	20.4~26.3	13.4~20.3	7.3~13.3	7.2
40~44	26.1	19.7~26.0	12.1~19.6	5.5~2.0	54
45~49	24.3	18.1~24.2	10.9~18.0	4.6~10.8	4.5
50~54	23.4	18.0~23.3	11.6~17.9	6.0~11.5	5.9
55~59	24.2	18.1~24.1	10.9~18.0	4.7~10.8	4.6
60~64	24.9	18.5~24.8	10.9~18.4	4.4~10.8	4.3
65 +	22.8	16.9~22.7	10.0~16.8	4.0~9.9	3.9

❷ 등 뒤로 손잡기

ⓐ 등을 펴고 서서 오른손의 팔꿈치를 구부려 어깨 위로 내린다.

ⓑ 왼손 팔꿈치를 구부려 등 뒤로 올린다.

ⓒ 양손을 천천히 근접시켜 맞잡을 수 있도록 한다.

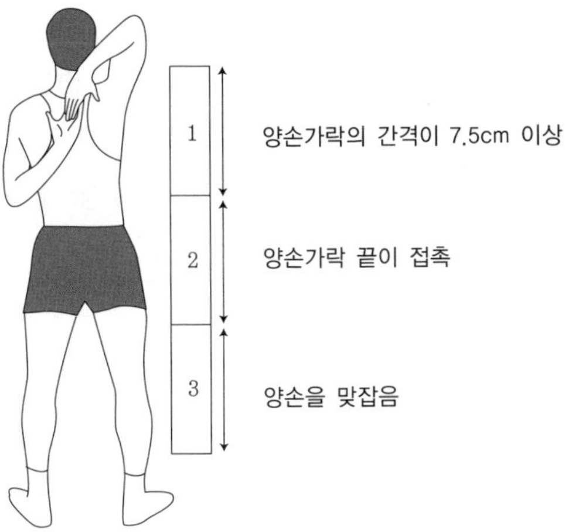

1	유연성이 많이 떨어짐
2	약간 유연하나 증진이 요구됨
3	유연성이 뛰어남

그림 4-2 어깨의 유연성 평가

03 체력 검사 결과의 활용

체력 검사 및 평가가 끝나면 그 결과를 어떻게 적용하는가에 대한 의문이 남는다. 평가는 크게 절대 평가와 상대 평가로 구분된다. 체력 평가에 있어서 절대 평가에 의존한다는 것은 사실상 문제가 있다. 체력은 건강 유지에 필요한 정도면 충분한 것이지 운동선수와 같이 특별히 체력이 우수할 필요는 없기 때문이다. 그러나 불행히도 체력의 상대 평가에 관한 기준치는 개발되었으나 절대 평가 기준치는 아직까지 개발된 바 없다. 이는 어느 정도 체력을 갖추면 건강 유지에 합격이라 할 수 있는 합격선을 명확히 규정하기가 쉽지 않기 때문이다. 따라서 우리나라 국민의 체력 수준을 고려할 때 상대 평가 기준 중 "2등급" 또는 "매우 좋음"에 해당하는 체력 수준을 갖출 것을 권장한다.

두 번째는 체력 검사 결과에 따라 어떤 운동 종목을 선택할 것인가에 대한 문제이다. 물론 두 말할 것 없이 건강 관련 체력 요인을 향상시킬 수 있는 운동을 택해야 한다. 물론 어떤 운동 종목이나 여러 가지 체력 요인을 증진시킬 수 있겠지만 특별히 열악한 체력 요인이 주로 증진되는 종목을 택하여 운동하는 것이 바람직하다. 가령 근력, 근지구력이 부족하다면 근력 훈련(웨이트트레이닝), 심폐 기능이 부족하면 조깅, 유연성이 부족하면 체조나 스트레칭을 하여 부족한 요인을 우선적으로 증진시키는 것이 좋다. 물론 부족한 요인이 어느 정도 보강되면 흥미 있고, 원하는 종목으로 바꿔 즐기는 것이 평생 스포츠의 실시 요령이다.

V 적합한 운동 프로그램의 결정

운동 효과를 극대화시키기 위해서는 운동 프로그램의 구성 요소들이 과학적으로 반영되었을 때 가능하다. 본 장에서는 운동 프로그램 구성 요소의 의미와 핵심 지침 사항, 이상적인 운동 프로그램 결정 과정에 대하여 알아본다.

01 운동 프로그램 결정의 중요성

개인에게 적절한 운동 프로그램의 수행은 개인의 운동 목적을 충족시키고 건강을 유지 증진시킬 것이다. 그러나 잘못된 운동 프로그램의 수행은 아무리 운동에 대한 의욕이 앞선다 할지라도 운동 효과를 반감시키고 부작용을 초래하며, 심지어는 운동을 중단하는 중요 요인이 된다. 따라서 운동 프로그램의 결정은 개인의 운동 목적이 구체적으로 반영되어야 하며 운동 효과를 극대화시키기 위하여 운동 프로그램의 구성 요소들이 운동의 목적과 연관되어 과학적으로 반영되어야 한다.

다행히 운동 목적 및 여건에 따른 운동 프로그램 구성 요소들의 반영은 그동안 많은 연구를 기초로 이미 체계화되어 있다. 올바른 운동 프로그램의 결정 및 수행을 위해 이에 관한 적극적인 이해가 요구된다.

02 운동 프로그램 설계를 위한 기본 원리

심폐 지구력, 신체 조성 혹은 평형성을 향상시키기 위해 설계된 것이 어떤 것이든 모든 형태의 운동 프로그램에는 여러 가지 기본적 트레이닝 원리가 적용된다.

1) 특이성의 원리(Specificity principle)

특이성의 원리는 운동 트레이닝에 생리적, 대사적으로 반응하고 이에 적응하는 것이 운동 형태와 근육군에 따라 다르게 나타난다는 것을 설명한다. 예를 들어, 심폐 지구력 향상을 촉진시키기 위해서는 대근육군의 지속적, 역동적, 율동적인 수축이 필요한 신체 활동이 가장 적합하다. 관절의 가동 범위와 유연성을 발달시키는 데는 스트레칭 운동이, 근력과 근지구력을 향상시키는 데는 저항 운동이 효과적이다. 더욱이 근력의 향상은 운동된 근육군, 수축의 형태와 속도, 그리고 트레이닝 강도에 따라 다르게 나타난다.

2) 과부하의 원리(Overload principle)

체력 구성 요소의 향상을 촉진하기 위해서는 생리계통이 평상시에 익숙해 있던 부하량보다 많은 부하를 받아야 한다. 과부하는 유산소 운동의 빈도, 강도 또는 지속 시간을 증진시킴으로써 올릴 수 있다.

근력과 유연성을 향상시키도록 설계된 프로그램에서 운동의 반복 횟수, 운동 세트 또는 운동의 종류를 증가시켜 근육군들에 효과적으로 과부하를 줄 수 있다.

3) 점진성의 원리(Progression principle)

전반적인 트레이닝 프로그램에 걸쳐 더욱 더 향상시키기 위해서는 트레이닝의 양을 점진적으로 증가시켜야 한다. 또한 진행도 점진적으로 해야 한다. "너무 많이 너무 빨리 하면" 근골격계가 손상을 입을 수 있고, 이로 인해 일부 사람들은 운동 프로그램을 그만둘 수도 있기 때문이다.

4) 초기 수준의 원리(Initial values principle)

운동 프로그램 초기에 체력 수준이 낮은 사람은 체력 수준이 평균이거나 높은 사람들과 비교할 때 운동 트레이닝에 따른 반응면에서 상대적 향상도(%)가 크고 향상 속도가 더 빠르다. 예를 들어, 심폐 지구력이 약한 대상자는 유산소운동 프로그램의 시작 첫 달에 최대 산소 섭취량을 12% 이상 증가시킬 수 있는 반면, 잘 단련된 지구성 운동 선수는 1% 이하만 향상시킬 수 있다.

5) 개별성의 원리(Inter individual variability principle)

트레이닝 자극에 각 개인이 반응하는 정도는 상당히 다르며 연령, 초기 체력 수준, 건강 상태와 같은 요인에 좌우된다. 그러므로 각 개인의 특정 요구, 흥미, 노력을 염두에 두고 운동 프로그램을 설계해야 하며 개인차와 선호도를 고려한 개별화된 운동 처방을 개발해야 한다.

6) 한계성의 원리(Diminishing return principle)

각 개인은 운동 트레이닝에 의한 향상의 정도를 제한하는 유전적인 최고 한계가 있다. 자신의 유전적 최고 한계에 근접할수록 체력의 향상 속도는 느려지며 결국에는 더 이상 진전이 없다.

7) 가역성의 원리(Reversibility principle)

규칙적인 신체 활동과 운동에 의한 긍정적인 생리적 효과와 건강 효과는 원래대로 돌아갈 수 있다. 개인의 운동 프로그램을 중단하면(Detraining), 운동 능력은 빠르게 감소하며 몇 개월 이내에 대부분의 트레이닝 효과는 사라진다.

03 운동 프로그램의 구성 요소

운동 처방은 대상자의 특성에 따라 개별적으로 운동 처방이 이루어지더라도, 모든 운동 처방에는 공통적인 기본 요소들이 있다. 이러한 기본적 요소들은 양적 요소와 질적 요소로 구분되는데 이에 대하여 자세히 살펴보자.

1) 질적 요소

운동 프로그램의 질적 요소는 운동의 형태와 운동 강도로 분류된다. 운동의 형태는 운동의 목적에 따라 선정되어야 하며, 운동 강도는 개인의 체력 수준을 고려하여 설정되어야 한다. 운동의 형태와 효과, 운동 강도의 의미에 관하여 알아본다.

(1) 운동 형태

운동의 효과는 실시한 운동의 형태에 따라 다르게 나타난다. 따라서 각 개인이 행할 운동의 형태를 결정하는 것은 적합한 운동 프로그램 결정 시 고려되어야 할 중요한 요소이다. 운동 형태에 따라 운동의 효과가 좌우되기 때문에 운동 형태의 결정에 있어서는 운동 실시 목적이 우선적으로 고려되어야 한다. 예를 들어 호흡 순환계의 강화 혹은 심질환의 예방을 목적으로 할 경우에는 유산소운동이 적합하며, 체중 감량이 목적일 경우는 칼로리를 많이 소비하여야 하기 때문에 장시간의 가벼운 운동, 근력 강화는 웨이트트레이닝을 실시하는 것이 효과적이다. 이 외에도 성인병의 치료와 예방, 재활 운동 등도 추구하는 운동 목적에 따라 운동의 형태 및 종목이 선택되어야 한다.

표 5-1 운동의 형태와 효과(Heyward's, 2011)

<table>
<tr><th colspan="2">운동형태</th><th>효 과</th></tr>
<tr><td rowspan="3">유산소운동</td><td>장시간
가벼운 운동
(건기, 조깅, 자전거타기, 계단 오르기 등)</td><td>• 체지방 감소
• 혈중 지질 감소
• 당질 대사의 내성 증강
• 작업중 산소 소비 저하</td></tr>
<tr><td>단시간 강한 운동</td><td>• 심혈관 발달</td></tr>
<tr><td>중등동 강도
지속 운동</td><td>• 심박수 감소
• 혈압 저하
• 혈액량 증대
• 혈중 Catecholamine 감소
• 갑상선 호르몬 증가
• 혈관 분포 개선</td></tr>
<tr><td colspan="2">근력 트레이닝</td><td>• 근력 · 근지구력 증대
• 근 횡단 면적 증대
• 근 글리코겐 농도 증가</td></tr>
<tr><td colspan="2">가벼운 신체 활동</td><td>• 스트레스 해소
• 레크리에이션적 효과</td></tr>
</table>

어떤 운동이 각 개인에게 적합한 것인가에 대한 해답은 간단히 얻어지는 것이 아니다. 가령, 관련 분야의 이론을 기초로 하여 운동 종목이 선정되었다 할지라도 그것이 개인에게 꼭 알맞은 종목이라고 단정할 수 없다. 왜냐하면 선정된 운동에 개인이 흥미를 느끼지 않는다면 그 운동이 지속될 수 없고, 운동 효과를 기대할 수 없기 때문이다. 아무리 과학적으로 개인에게 적합한 운동이라 할지라도 일상적으로 행할 수 없는 여건이고, 시설이 갖추어져 있지 않다면 큰 의미가 없다.

(2) 운동 강도

운동 강도는 운동 프로그램 구성 시 가장 중요한 요건으로 일정 시간 내에 수행된 운동의 힘들기를 의미한다. 따라서 단위 시간당 수행된 운동량이 많으면 많을수록 운동 강도는 높아진다. 운동 강도는 운동의 형태에 따라 다르게 표시되며 동일한 운동이라 할지라도 목적과 편리성에 따라 다르게 표시될 수 있다.

2) 양적 요소

운동의 양적 요소는 운동 시간, 운동 빈도, 운동 기간으로 분류된다. 운동 효과를 기대하기 위해서는 운동 강도를 포함하여 운동 빈도, 운동 시간 등을 충분히 고려하여 운동 프로그램에 반영하여야 한다. 또한 운동 기간은 운동 프로그램의 구성 요소로서가 아니라 기간에 따른 운동 효과의 측면에서 고려되어야 한다.

(1) 운동 빈도

운동 빈도란 처방된 종목, 강도, 시간으로 구성된 운동 프로그램을 1주 중 실시 한 횟수를 의미한다. 운동 빈도 설정은 개인의 여건이나 상태가 배려되어야 하나 이러한 조건이 충분한 경우에는 운동의 효과와 운동 후에 나타나는 피로가 우선적으로 고려되어야 한다. 즉, 1주일에 1회 운동을 실시하는 경우는 운동 효과가 미약하며 근육통과 피로가 운동 시마다 발생되고 운동에 대한 적응력이 떨어져 운동 상해의 위험이 높다. 1주일에 2회 운동을 실시하는 경우는 피로와 근육통이 점차적으로 감소되고 자각적으로 운동 효과를 느끼지만 충분한 효과라 할 수 없다. 1주일에 3회 운동은 피로와 근육통을 점차 느끼지 않게 되고 운동 효과를 한층 더 기대할 수 있다.

미국스포츠의학회와 미국심장협회(Nelson 등, 2007)는 주 3일 고강도의 운동을 하거나 주 5일 중강도의 운동을 하도록 권장한다. 운동 빈도를 더 높이면 그에 따라 효과가 커지는 것은 분명하다. 그러나 피로가 축적되면 부작용이 초래되므로 주의하여야 한다. 따라서 1주일에 3~5일로 하되 운동 강도, 피로, 체력, 연령 등이 충분히 고려되어야 한다.

(2) 운동 시간

운동 시간이란 정해진 운동 강도로 얼마나 오래 지속할 것인가의 양적 요건을 의미한다. 운동 시간은 일련의 운동을 실시하는 데 소요되는 시간으로 표시하는 것이 원칙이지만 운동 형태에 따라서 세트(Set) 또는 세션(Session)으로 나타낼 수 있다. 운동 시간의 결정은 강도, 빈도, 종목, 연령 등의 조건에 따라 다르겠지만 운동 효과를 기대할 수 있는 최소한의 시간이 확보되어야 한다. 운동 시간은 단독으로 결정하는 것이 아니고, 운동 강도와 관련하여 결정하여야 한다. 즉, 운동 강도가 높아지면 운동 시간, 세트 등이 짧아야 하므로 양자는 정확한 반비례 관계가 있다고 할 수 있다. 호흡 순환 기능을 향상시키는 것을 목적으로 운동을 하는 경우는 정상 상태(Steady state)에 도달하여야 호흡 순환계의 기능이 활발해지고, 폐와 심장에 자극을 주어 호흡 순환 기능을 향상시키기 때문에 최소한 정상 상태에 도달하는 시간이 확보 되어야 한다. 정상 상태에 도달하는 시간은 가벼운 운동은

5분 전 · 후, 강한 운동은 3분 전 · 후이다. 이 상태에서 얼마 동안 운동을 지속하여야 호흡 순환계에 유효한 자극이 되기 때문에 운동을 계속할 필요가 있다. 미국스포츠의학회와 미국심장협회(Nelson 등, 2007)는 건강 효과를 향상시키기 위해 일주일에 150분 이상의 중강도 유산소운동을 권장하고 있다. ACSM(2010)은 노인과 체력 수준이 낮은 사람의 경우 운동 프로그램 초기 단계에 운동 강도보다는 운동 지속시간을 증가시켜야 한다고 권장하고 있으며, 대부분의 경우 유산소운동, 저항 운동, 유연성 운동의 지속 시간은 60분을 넘지 않도록 권장하고 있다. 언급한 내용과 준비운동, 정리운동, 휴식 등의 시간을 고려하면 1일 운동은 20~40분 정도가 적당하다.

(3) 운동 기간

운동 기간이란 계획된 운동 프로그램을 얼마의 기간에 걸쳐 실시하여야 만 운동 효과가 나타나는가, 또는 운동 효과를 증대시키기 위하여 운동 프로그램의 조정 시기는 언제인가를 검토하여 계획된 운동 프로그램을 수행하는 기간, 즉 운동 프로그램을 변경시키기 전까지의 기간, 또는 특정 운동 프로그램을 통해 체력의 향상이 더 이상 이루어지지 않는 정체기까지를 말한다.

일반적으로 근력 운동에 의한 근력 증가의 정체 현상은 10~12주, 유산소 능력은 12~16주, 유연성 향상은 스트레칭을 통해 8~10주 정도면 나타나는 것으로 보고 되고 있다. 따라서 언급된 세 가지 체력 요소가 건강과 가장 밀접히 관련된 체력 요소임을 고려할 때 건강 체력 향상을 목적으로 하는 일반인의 운동 기간은 체력 요인별로 최소 소요 기간이 운동 프로그램에 반영되어야 하며 운동 기간이 만료되면 운동 효과를 검토하여 운동 프로그램을 재조정하여야 한다.

04 운동 프로그램의 구성 단위

운동 프로그램은 일반적으로 1일 프로그램, 주간 프로그램, 월간 프로그램, 연간 프로그램 등으로 분류할 수 있지만 여기서는 운동 프로그램 구성의 기본이 되는 1일 프로그램과 주간 프로그램에 대하여 살펴본다.

1) 1일 프로그램

1일 프로그램은 일간 운동 계획으로 준비운동, 본 운동, 정리운동의 3단계로 구성된다. 각 운동 단계는 각각 중요한 과정이기 때문에 반드시 구분하여 실시하여야 한다. 운동 단계별 운동 목적, 운동 효과, 운동 방법에 대하여 알아본다.

(1) 준비운동

준비운동은 운동을 시작할 때 매우 중요하다. 운동을 시작하면 심박수 및 혈압의 증가, 활동근의 혈액 공급 증가, 교감 신경 긴장 등 호흡 순환계 및 자율 신경계의 급격한 변화로 사고의 원인이 될 수 있다. 따라서 신체의 모든 기능을 안정 상태로부터 운동에 적합한 상태로 서서히 유도해 가는 과정이 필요하다. 준비운동은 심리적 안정, 호흡 순환 기능 향상, 산소 운반 효율 증대, 근·건 단열 방지, 협응성 증대 등의 효과를 일으켜 인체의 모든 기능을 운동 적응 상태에 이르게 한다.

준비운동은 가벼운 런닝과 스트레칭 그리고 본 운동과 같은 동작을 짧게 연출하여 곧 쓰일 근육을 활성화시키는 순서로 진행하며, 마지막으로 실제 본 운동에서 실시할 운동을 낮은 강도로 실시한다. 유연성 향상을 목적으로 한 스트레칭은 근육의 온도가 높을 때가 효과적이기 때문에 준비운동 시보다 정리운동 시 적극적으로 수행할 것을 권장한다. 준비운동의 시간은 5~15분이 적당하다.

(2) 본 운동

본 운동은 운동 프로그램의 목적에 해당하는 운동이다. 일반인의 경우는 건강 체력 관리가 주목적이므로 근력, 근지구력, 심폐 지구력, 유연성 향상 운동이 주가 되어야 한다. 본 운동 수행 중 특별한 주의점은 운동 중 기록 도전이나 경쟁을 의식해서는 안되며 운동 개시 5분 이내에 호흡 곤란, 고통이 수반되면 운동 강도를 낮추고, 전흉부의 통증이 나타나면 운동 부하 검사를 통해 운동 안전 한계를 결정하여야 한다. 또 하지 및 관절에 통증이 나타나면 1~2일간 중단 후 원인 규명 후 운동을 실시하여야 한다. 본 운동은 점진적으로 운동 부하와 횟수를 증가시키되 평생 체육임을 고려하여 운동 중 부상에 유의하는 것이 가장 중요하다. 본 운동의 시간은 20~60분이 적당하다.

(3) 정리운동

정리운동의 목적은 인체를 안정된 상태로 안전하게 돌아가게 하는 것이다. 운동을 중지하면 경우에 따라 구토감, 현기증, 심한 피로 등이 남는다. 이는 운동에 의해 항진되어 있던 생리 기능이 안정 시 수준으로 돌아오는 과정에서 상호간의 기능적 조화를 일시적으로 상실하기 때문에 발생하는 것으로 자율신경계의 평형이 흐트러진 것이 주원인이다. 따라서 운동 후 정리운동을 통해 항진된 기능을 서서히 안정 수준으로 유도하는 과정이 필요하다. 정리운동은 본 운동의 강도를 서서히 낮춰 마무리하고 이어서 수분간 스트레칭을 실시하는 순으로 진행한다. 근육의 온도가 높을 때의 스트레칭은 유연성 향상에 효과적이며 정리운동은 준비운동과 같이 5~15분이 적당하다.

2) 주간 프로그램

운동 프로그램은 주간 계획을 하는 것이 가장 이상적이다. 주간 운동 프로그램은 3~5일의 운동, 2~4일의 휴식을 배분하여 실시하되 격일제의 규칙적인 운동이 가능해야 한다. 운동 강도는 강함, 보통, 약함을 잘 배분하여 실시함으로써 운동의 효과를 촉진시키고, 지나친 피로 유발에 주의하여야 한다. 특히, 고령자의 경우는 근피로 회복이 늦으므로 사용 근육이 다른 몇 개의 운동으로 주간 계획을 구성하는 것이 좋으며, 체력이 낮은 사람은 하루에 여러 번으로 나누어 운동하는 것을 권장한다. 유지 단계에서는 흥미 있는 운동 종목을 주당 2일 정도 추가하여 주간 운동 프로그램을 실시한다.

3) 운동 단계

운동 프로그램은 개인의 건강, 체력 수준, 운동 경험의 정도에 따라 초기 단계, 발달 단계, 유지 단계로 구분되어 실시되어야 한다. 각 단계는 운동 프로그램 진행의 연계성을 가져야 하며 단계별 특성이 충분히 고려되어야 한다. 각 단계별 의미 및 특성에 대하여 알아본다.

(1) 초기 단계

초기 단계란 진행할 운동 프로그램의 초기 과정으로 운동에 대한 신체의 적응, 운동 중 발생할 수 있는 부작용의 최소화, 참여 운동에 필요한 근육 및 신체 기관의 강화를 목적으로 실시하는 일련의 적응 과정이다. 초기 단계는 운동 경험이 전혀 없는 사람은 물론 장시간 운동을 중단한 사람이 거쳐야 할 과정이다. 초기 단계의 운동은 유연성 운동과 참여할 운동의 강도를 낮추고 운동 시간을 줄여 실시하는 것이 원칙이며 이때 체력, 연령, 질환의 정도가 고려되어야 한다. 초기 단계의 기간은 4~6주이다.

(2) 발달 단계

발달 단계는 운동 프로그램의 중간 과정으로 최대의 운동 효과를 추구하기 위하여 실시하는 적극적 운동 단계이다. 발달 단계에서는 언급된 이론에 입각하여 운동 강도, 운동 시간, 운동 빈도 등이 유기적으로 구성하여 실시되어야 한다. 발달 단계의 기간은 16~20주 정도이며 운동 효과를 기대하는 만큼 충분한 휴식이 요구된다.

(3) 유지 단계

유지 단계는 운동 프로그램의 마지막 과정으로 향상된 건강 체력을 지속적으로 유지하기 위하여 실시되는 운동 단계이다. 유지 단계는 장기적으로 지속되어야 한다는 점을 고려할 때 운동 종목이 재검토되는 것이 바람직하다. 즉, 초기와 발달 단계에서 수행된 운동 종목이 과연 흥미가 있어 앞으로도 계속할 수 있겠는가를 판단하여야 한다. 유지 단계의 운동 종목은 평생 체육의 개념으로부터 선정되는 것이 운동을 중단하는 것을 방지할 수 있을 것이다.

05 이상적인 운동 프로그램의 결정

1) 운동 프로그램의 이상적인 결정 과정

운동은 우리 몸에 보약과 같은 역할을 하지만 잘못된 운동 방법은 오히려 부작용을 초래할 수 있기 때문에 가급적 전문가의 처치에 따라 운동하는 것이 이상적이다. 그러나 전문가와의 상담 기회는 일상적인 일이 아니기 때문에 우선 개인에게 적합한 운동 프로그램을 결정하는 이상적인 방법에 대하여 알아보고 보다 구체적이고 실용적인 방법은 본서 전반에 걸쳐 논하고자 한다.

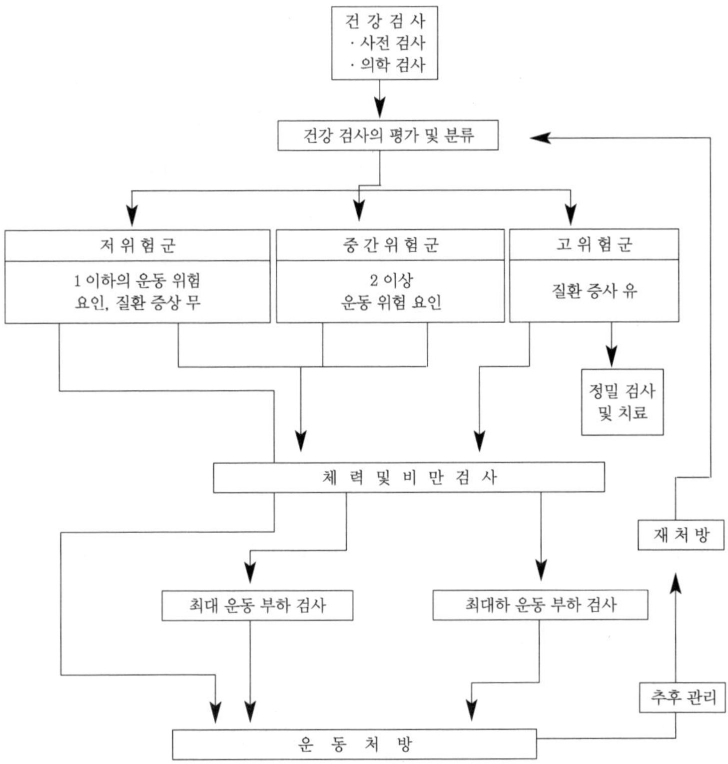

그림 5-1 운동 프로그램의 이상적인 결정 과정(김재호, 2009)

이상적인 운동 프로그램 결정은 〈그림 5-1〉과 같은 진행 체계를 따른다. 첫 번째는 운동을 해도 안전한가? 운동을 하면 안되는가? 또는 운동을 제한적으로 실시해야 하는지를 사전 검사와 의학 검사를 근거로 대상을 분류하는 과정이다. 이 과정에서 중간 위험군이나 고위험군으로 분류되면 저위험군과 구별되는 별도의 검사 과정을 거쳐 운동 프로그램이 결정되어야 하며, 경우에 따라서는 의사와 전문가의 감독하에 운동을 실시해야 안전하다. 두 번째 과정은 체력 및 비만 검사이다. 이 검사의 목적은 체력 수준 및 비만의 정도를 평가하여 운동 프로그램 구성에 반영하고자 함에 있다. 세 번째 과정은 운동 부하 검사이다. 이 검사는 최대 운동 부하 검사와 최대하 운동 부하 검사로 구분된다. 이 검사의 목적은 미처 발견하지 못한 운동 중 혈압의 상승, 심장의 이상 반응 등을 검사하여 운동의 안전 한계를 결정하고 심폐 기능의 최대 능력 검사를 통해 운동 프로그램 구성 시 운동 강도 산정의 자료로 활용함에 있다. 이와 같은 과정을 종합해서 결론에 도달하게 되는데 이것이 이른바 운동 처방이다. 이러한 운동 프로그램의 결정 체계는 복잡한 과정을 거치지만 운동 효과를 기대하고 안전성을 확보하기 위해서는 반드시 지켜야 할 것이다. 특히, 질환자나 운동 경험이 없는 중년층은 더욱 주지하여야 한다.

2) 질병 위험도 분류

ACSM(2010)에 따르면 증상이 없거나 관상동맥 질환 위험 인자가 하나를 넘지 않는 사람은 저위험군 범주로 분류한다. 두 가지 이상의 관상동맥 질환 위험 인자를 가진 사람은 중간 위험군으로 분류한다. 심혈관 질환, 폐 질환, 대사 질환 중 한 가지 이상의 증상이나 징후를 보이거나 심혈관 질환, 폐 질환, 대사 질환이 있는 사람은 고위험군 관상동맥 질환으로 분류한다.

표 5-2 관상동맥 질환 위험 인자(ACSM, 2010)

양성 위험 인자	기 준
1.가족 병력	부친 또는 가까운 친가 친족들 중 55세 이전, 모친 또는 가까운 외가 친족들 중 65세 이전에 심근경색, 관상동맥 재생술의 경험이 있거나 돌연사 한 사람이 있는 경우
2. 흡연	현재 흡연 또는 금연을 한 지 6개월 이내인 경우
3. 고혈압	두 번의 다른 시기에 측정된 혈압이 140/90mmHg 이상 이거나 고혈압 약을 복용하고 있는 사람
4. 고지혈증	총콜레스테롤(200mg · dl^{-1} 이상), LDL 콜레스테롤(130mg · dl^{-1} 이상), HDL 콜레스테롤(35mg · dl^{-1} 이하)

5. 혈당	두 번 검사한 공복 시 혈당(110mg · dl^{-1} 이상)
6. 비만	BMI(30kg/m^2 이상) 또는 허리둘레(남성 102cm 이상, 여성 88cm 이상)
7. 비활동	규칙적인 운동 프로그램에 불참, ACSM과 AHA에서 추천한 최소한의 신체 활동(150분/1주 이상 중강도 유산소운동)을 하지 않을 경우
음성 위험인자	
HIGH HDL-C	혈청 HDL-C 60mg · dl^{-1} 이상

*HDL-C가 높은 경우 총 위험 인자의 수에서 하나를 삭감.

표 5-3 질환 증상 (ACSM, 2010)

(a) 가슴, 가슴 주위의 통증이나 불편함
(b) 기절이나 현기증(급히 일어날 때 나타나는 현상 제외)
(c) 눕거나 수면 중 호흡 곤란
(d) 발목 부종(장시간 서 있는 경우 제외)
(e) 심계항진, 부정맥, 심잡음(의사 진단)
(f) 일상 생활중 호흡 곤란이나 심한 피로
(g) 간헐성 파행, 심잡음

표 5-4 대상 분류 및 운동 지침(ACSM, 2010)

편 가	분 류	지 침
1 이하의 운동 위험 요인, 질환 증상 무	저위험군	최대 운동 부하 검사 중 · 고강도 운동 프로그램
2 이상 운동 위험 요인, 질환 증상 무	중간 위험군	최대하 운동 부하 검사 중강도 운동 프로그램
1 이상의 심혈관 질환, 호흡계 질환, 대사성 질환 등의 증상 및 징후	고위험군	의사 감독하에 실시

06 운동 프로그램 결정 과정별 내용

운동 참여자의 체력을 평가하기 전에 개인의 건강 상태와 생활 습관을 분류하는 것이 중요하다. 처음 건강과 생활 습관에 관한 평가는 체력 검사를 실시할 개인을 분류할 때 이용한다. 운동에 대한 의학적 금기 사항이 있는 사람, 질병의 증상과 위험 인자가 있는 사람, 특별한 주의가 요구되는 사람들을 파악하는 데 이러한 정보를 이용할 수 있다.

1) 사전 건강검진 평가

건강 평가의 목적은 질병을 발견하고 개인의 질병 위험 정도를 파악하는 것이다. 종합적인 건강 평가 요소가 〈표 5-5〉에 제시되어 있다. 개인의 건강 상태를 평가하기 위해서는 질문지와 의학 검사로부터 얻어진 정보를 분석해야 한다. 개인들을 운동 부하 검사와 운동 프로그램에 참여시키기 위해서는 사전 건강검진이 필요하다.

- 신체 활동 질문지(PAR-Q)실시
- 질병의 징후와 증상 파악
- 관상동맥 질환 위험성 분석
- 개인의 질병 위험성 분류

표 5-5 종합적인 건강 평가의 요소(Heyward's, 2011)

요소	목적
질문지 또는 검사 양식	
PAR-Q 질병의 징후와 증상, 의학적 동의	신체 활동에 대한 고객의 준비 상태를 확인하기 위해 의료 위탁이 필요한 개인을 확인하고 운동 부하 검사나 운동 프로그램에 참여해도 좋다는 의사의 동의를

	증명하기 위해
관상동맥 질환 위험 인자 분석	대상의 관상동맥 질환 위험 인자 수를 확인하기 위해
질병 위험 분류	대상을 저, 중, 고위험군으로 분류하기 위해
병력	대상의 과거와 현재의 병력 및 가족력을 파악하고 의료 위탁과 의학적 동의가 필요한 상태에 초점을 두기 위해
생활 습관 평가	대상의 생활 습관에 관한 정보를 획득하기 위해
동의서	검사 목적, 위험성, 체력검사의 이점, 검사 참석 동의 등에 관해 설명하기 위해
의학 검사	
신체검사	질병의 증상과 징후가 있는지 찾기 위해서
혈액검사	혈액 수치가 정상인지 확인하기 위해서(콜레스테롤 수치는 관상동맥 질환 위험 인자 분석에 이용)
혈압 평가	고객의 고혈압 여부를 확인하기 위해서(혈압 수치는 관상동맥 질환 위험 인자 분석에 이용)
12-유도 심전도	심장의 기능을 펴가하고 운동을 금해야 하는 심장 이상이 있는지 파악하기 위해서
점증적 운동 부하 검사 검사실 검사 추가(혈관조형술, 초음파심장진단, 폐기능 검사)	기능적 유산소 능력을 평가하고 운동 부하에 의한 심장 이상이 있는지 파악하기 위해서, 특히 질병이 있는 고객의 건강 상태를 더 정밀하게 평가하기 위해서

2) 질문지와 검사 양식

부록에 개인들의 사전 건강검진 및 평가에 관한 정보을 얻는데 사용되는 질문지와 양식이 제공되어 있다. 개인은 신체활동 질문지, 병력 질문지, 생활 습관 평가 그리고 운동 동의서를 작성해야 한다. 신체 활동 질문지는 운동의 경험 여부, 현재 운동 수행 방법, 개인의 여건, 좋아하는 운동 등을 알고자 실시하며 추후 운동 프로그램 결정 시 운동 종목의 선택, 운동 단계 결정 등에 중요한 자료로 활용한다. 이는 아무리 개인에게 적합한 운동이라 할지라도 운동을 하고자 하는 사람의 여건에 맞아야 하며, 운동 경험이 없는 자가 운동 초기에 적응 과정이 없다면 운동 중도 포기 및 운동 상해의 원인이 될 수 있기 때문이다. 또한 운동 습관 조사는 현재 수행중인 운동 프로그램이 적당한가를 확인할 수 있다. 병력 질문지는 직접적인 의학 검사에 앞서 간접적으로 건강을 진단하고 운동 프로그램 구성 시 그 결과를 반영하는 데 큰 의미가 있다. 이 경우 질병은 치료·방치중이거나 습관적인 약물을 복용중일 경우는 전문가의 처치에 의해 운동을 하여야 한다. 생활 습관 평가는 흡연, 음주, 식사 습관 등을 파악하고자 실시하며 이는 건강 및 비만과 관련하여 식생활 습관을 개선할 목적으로 실시한다. 모든 성인병은 식사 내용에 큰 영향을 받기 때문에 식생활 습관 조사는 식사 용법의 자료 확보의 의미를 포함한다. 가령 고혈압 질환자는 짠 음식, 고지방식, 흡연 등이 제한되어야 하며, 비만자 및 성인병 위험 요인인 콜레스테롤 수치가 높은 자 역시 지방식이 제한되어야 한다. 또한 간 기능이 약한 사람은 흡연, 음주, 고지방식 등이 제한되어야 한다.

이러한 과정을 통하여 검사자는 질병의 증상과 증후에 관한 정보를 얻기 위해 개인과 면담을 할 것이며, 개인의 관상동맥 질환 위험 인자를 분석하여 질환 위험 분류를 측정할 것이다. 어떤 개인은 의사의 의학적 동의가 필요할 수 있다.

(1) 신체 활동 질문지

신체 활동 질문지는 체력 검사를 실시하거나 운동 프로그램을 시작하기 전에 의사의 동의를 받아야 할 필요가 있는 대상들을 파악하기 위해 고안된 7개의 질문으로 되어 있다(부록 B-1 "PAR-Q" 참조). 만약 개인이 질문 중 어떤 항목에 "예" 라고 대답했다면, 신체 활동에 참여하기 전에 의사의 동의를 받아야 한다. 또한 노인이나 규칙적 신체 활동을 하지 않은 개인은 항상 운동 프로그램을 시작하기 전에 의사와 협의해야 한다.

(2) 병력 질문지

개인 및 가족의 병력과 관련된 질문으로 구성된 종합적 병력 질문지를 작성해야 한다(부록 B-2 "병력 질문지" 참조). 질문지를 작성하는 목적은 다음과 같다.

- 개인의 개인적인 질병, 수술, 입원 치료 등의 기록 조사(병력 질문지 A)
- 현재 또는 1년 이내 발생한 질병의 증상과 징후, 의학적 진단에 대한 평가(병력 질문지 B)
- 당뇨병, 심장 질환, 뇌졸중, 고혈압 등에 관한 가족 병력 분석(병력 질문지 C)
- 병력을 검토할 때 의료 의탁이 필요한 상태에 특별히 주의해야 한다(표 5-6 참조). 개인이 금기 사항에 해당될 경우에는 운동 부하 검사와 운동 프로그램 수행 전에 의사의 신체검사와 의학적 동의가 필요하다. 또한 개인이 복용하고 있는 약물의 형태를 아는 것도 중요하다. 강심제, 베타차단제, 이뇨제, 혈관 확장제, 기관지 확장제, 인슐린 같은 약물은 개인의 심박수, 혈압, 심전도, 운동 능력에 영향을 미칠 수 있다. 만일 잘 모르는 내과 질환을 호소하거나 약물을 개인이 복용할 경우 운동 부하 검사 또는 운동 프로그램 참여를 허락하기 전에 의사와 상담하여 더 많은 정보를 얻어야 한다.

표 5-6 운동 부하 검사의 상대적 및 절대적 금기 사항(ACC/AHA, 2002)

절대적 금기 사항	상대적 금기 사항
1. 급성 심근경색(2일 이내) 또는 급성 심장 이상	1. 관상동맥 협착증
2. 불안정한 협심증	2. 중등도의 심장판막 질환
3. 증상과 열역학적 거부 반응을 초래하	3. 전해질 이상(저칼슘혈증, 저마그네슘 혈증)

는 조절되지 않는 부정맥 4. 조절되지 않는 징후성 심부전증 5. 심각한 징후성 대동맥 협착증 6. 해리성 동맥류가 의심되는 환자 7. 급성 심근염 또는 심막염 8. 급성 폐색전 또는 폐경색 9. 급성 징후성 감염, 열병, 몸살, 임파선 이상	4. 안정 시 이완기 혈압 >110mmHg 안정 시 수축기 혈압 >200mmHg 5. 빠른(빈맥성) 부정맥 또는 느린(서맥성) 부정맥 6. 비후형 심근육병증 또는 다른 형태의 유출로 폐쇄증 7. 고도의 AV(방실) 차단 8. 심실 동맥류 9. 만성 감염 질환(단핵세포증, 간염, 후천성면역결핍증) 10. 조절되지 않는 대사 질환(당뇨병, 갑상선중독증 점액수종) 11. 정신적 신체적 장애로 인한 운동 부적합

출처: From Gbbons, R.J.et al. 2002. ACC/AHA 2002 Guidelines update for exercise tesing. A report of the Ameican Collage of Cardiology/American Heart Association Task Force or Practice Guidelines (Committe on Exercise Tesing). merican Collage of Cardiology web site.
www.acc.org/qualityandscience/clinical/guidelines/exercies/exercies-clean.pdf.

(3) 생활 습관 평가

잘 짜여진 운동 프로그램을 계획하려면 개인의 생활 습관에 관한 정보를 얻어야 한다. 생활 습관 평가는 개인의 위험인자에 대해 유용한 정보를 제공한다. 이러한 위험 인자로는 흡연, 신체활동 부족, 포화지방 섭취, 관상동맥 질환의 위험 요인인 콜레스테롤의 증가, 고혈압, 동맥경화증 등이 있다. 개인의 운동 프로그램 참가 지속성을 평가하고 습관이나 생활 양식을 수정하는 데 이러한 인자들을 이용할 수 있다. 생활 습관 평가는 이상적 생활습관 검사표, 또는 생활 습관 평가 양식(부록 A-1 "생활 습관 평가" 참조)을 통해 가능하다. 이상적 생활습관 검사표는 개인의 현재 건강과 관련된 행동의 평가를 목적으로 개인이 직접 작성하도록 고안되었다.

(4) 동의서

체력 검사나 운동 프로그램을 시작하기 전에 개인이 고지된 동의서에 서명을 했는지 확인해야 한다(부록 B-4 "검사 동의서" 참조). 이 양식에는 각 검사의 목적과 특성, 검사 중 발생할 수 있는 위험성 및 기대되는 검사의 이점들이 설명되어 있다. 또한 이 동의서는 검사된 개인 정보를 엄격히 통제하여 비밀을 지켜줄 것이라는 확신을 주어서, 개인이 자발적이고 적극적으로 검사에 참여하도록 해야 한다. 만약 18세 이하의 미성년자라면 반드시 부모나 보호자가 대신 서명해야 한다.

3) 의학 검사

의학 검사는 운동 프로그램 구성에 필요한 의학적 정보를 획득할 목적으로 실시한다. 일반적으로 정기적으로 실시되는 건강검진의 결과를 반영할 수도 있다. 의학 검사의 내용은 운동을 하여도 안전한가? 제한적으로 운동을 하여야 하는가? 또는 운동 시 특별히 고려할 사항은 무엇인가? 등을 판단할 수 있는 내용으로 구성한다. 질병이 있는 자가 무조건 운동에 참여한다는 것은 매우 위험한 일이기 때문이다. 예를 들어 혈압이 높은 자는 제한적으로 운동을 해야 하며, 만성 질환자는 질병 처치에 도움을 주는 수준의 운동 프로그램을 구성하여야 한다. 운동에 대한 막연한 기대로 자신의 건강 상태를 무시하고 운동하는 것은 매우 위험한 생각이다.

따라서 운동을 처음 시작할 때는 반드시 자신의 의학적 상태를 점검하여야 한다. 의학 검사 결과 질환군으로 분류된 사람은 치료가 우선적으로 수행되어야 하며, 운동의 실시 여부는 의사의 판단에 따라야 한다. 위험군으로 분류된 사람은 운동 중 위험 요인을 갖고 있기 때문에 체력 검사, 운동 부하 검사 등의 추가 검사를 통해 발생할지도 모를 위험에 대비하여야 한다. 기본적인 의학 검사는 안정 시 심전도 검사, X-선 검사, 폐 기능 검사, 혈압 검사, 혈액 의학 검사 등을 포함한다.

4) 체력 및 비만 검사

체력 검사는 개인의 체력을 평가하여 그 결과 운동 프로그램 구성에 반영할 목적으로 실시한다. 만일 체력 검사 과정을 무시하고 운동을 수행한다면 자신의 체력 수준에 적당한 운동 프로그램 구성이 어렵고, 잘못된 운동 방법으로 인하여 운동 효과의 감소뿐만 아니라 만성 피로의 원인이 될 수도 있다. 따라서 운동 프로그램을 구성할 때는 사전에 체력 상태를 정확히 평가하여야 한다. 체력 검사 내용은 심폐지구력, 근골격계, 유연성 등을 평가할 수 있는 검사 항목이 필수적으로 포함되어야 한다. 이는 건강과 밀접히 관련된 체력 요인이기 때문이다.

건강 체력이 평가되면 열악한 체력 요인을 향상시켜야 하는데, 이 경우 체력 증진의 우선 순위는 심폐 지구력, 근력 및 근지구력, 유연성 등의 순으로 하여야 한다. 이는 건강과 관련되는 체력 요인을 우선적으로 증진시키는 것이 합리적이기 때문이다. 이 경우의 운동 방법은 건강 관련 체력을 증진시키는 운동 방법을 선택하는 것이 좋다. 그러나 체력이 우수한 것으로 평가된 자는 지속 유지 차원에서 흥미 있는 스포츠 종목에 참여하여 지루함을 느끼지 않고 운동하는 것이 바람직하다.

비만 검사는 비만의 정도를 평가하기 위하여 실시한다. 비만은 각종 질환의 위험 요소이기 때문에 운동 프로그램 구성 시 충분히 고려되어야 한다. 또한 비만자는 건강인과 구별되는 운동 방법을 따라야 하며 비만 처치가 우선적으로 수행되어야 한다. 특히 비만자는 여러 가지 합병증(고혈압, 당뇨병, 동맥경화) 등의 수반 위험이 있고 운동 중 추가적인 위험이 따르기 때문에 운동 프로그램 구성 시 전문가의 처치에 따르는 것이 좋다.

5) 운동 부하 검사

운동 부하 검사는 운동의 안전성 평가, 최대 운동 능력 평가, 적정 운동 강도 산출 등을 목적으로 실시한다. 운동 부하 검사는 정밀한 검사 방법으로 일상생활을 쉽게 접하기 어려우나 운동 경험이 없는 자는 운동 전에 검사하여야 운동 중 발생할 수 있는 위험에 대비할 수 있다.

운동 중에는 신체의 제 기능이 항진되어 안정 시에 나타나지 않던 이상 혈압, 심장 기능 이상 등의 위급 상황이 발생될 수 있는데, 이는 생명을 잃는 경우도 있으므로 운동 부하 검사를 통해 운동의 안전성 여부를 확인하여야 한다. 규칙적인 운동 경험이 있거나 건강한 젊은 이의 경우는 검사를 생략할 수도 있으나 노인, 비만자, 중년 이상의 운동 미경험자 및 고혈압, 심장 질환, 호흡기 질환 등의 질환자는 반드시 운동 부하 검사를 실시하여 운동의 안전성 여부 및 안전 한계를 알고 운동 프로그램 구성에 반영하여야 한다. 이 경우는 전문가의 처치에 따라야 한다.

운동 부하 검사는 체력 검사를 정밀하게 실시한다는 또 다른 의미가 있다. 이는 운동 부하 검사를 통해 심폐 기능 평가의 지표인 최대 산소 섭취량(VO_2max) 및 최대 심박수(HRmax) 등을 알 수 있기 때문이다. 이 자료는 개인별 운동의 강도를 결정할 때 기준으로 이용되기 때문에 정확한 운동 프로그램의 구성 및 향상의 정도를 평가할 수 있다는 장점이 있다. 따라서 비록 건강하다 할지라도 운동 부하 검사의 참여를 권장한다.

운동생리학자들은 직접적으로 측정된 최대 산소 섭취량이 심폐계의 기능적 능력을 측정하는 가장 타당한 방법이라 여긴다. 최대 산소 섭취량 또는 최대 운동 시 산소섭취 비율은 큰 근육량을 포함하여 동적 운동을 하는 동안 운동근에 산소를 운반하는 심장, 폐, 혈액의 능력을 반영한다. 최대 산소 섭취량은 심폐 지구력의 측정 기준으로 널리 수용되고 있다. 최대 또는 최대하 운동 부하 검사에서 확인된 최대 산소 섭취량은 개인의 심폐 지구력 수준을 평가하는 데 사용된다. 검사자는 기초 자료와 후속 자료를 활용하여 운동 프로그램 참가자들의 과정을 평가하고 검사 대상자들의 현실적 목표를 세울 수 있다. 또한 운동 부하 검사에서 얻었던 심박수와 산소 섭취량 자료를 사용하여 정확하게 운동 처방을 내릴 수 있다.

07 건강 체력 진단 처방 시스템

앞에서 언급한 일련의 운동 프로그램 결정 과정은 전문가에 의하여 진행 평가되고 그 결과를 기초로 개인에게 적합한 운동 프로그램을 제공받는 것이 이상적이다. 최근에는 개인의 건강, 체력을 진단 평가하고 운동 프로그램을 제공하는 체력 진단 처방 시스템이 체육과학연구원과 여러 연구 기관에서 활발히 진행되고 있다. 이 시스템은 운동 프로그램 결정 과정의 모든 정보와 스포츠 과학 이론을 근거한 운동 방법을 컴퓨터가 인식하고 이를 적용하여 개인별로 적합한 운동 프로그램을 도출해 내는 일종의 전문가 시스템이다. 이 시스템은 전국적으로 보급 운영되고 있으며, 국민 건강 체력 증진에 큰 역할을 담당하고 있다. 본 장에서는 시스템의 구체적인 구성 및 로직은 생략하고 한국체육과학연구원 국민체력관리센터의 국민 건강 체력 진단 처방 시스템의 결과지를 소개한다. 이러한 체력 진단 처방 시스템은 추후 많이 보급되어 운영될 것이 예상되는 바 지금까지 배워온 운동 프로그램 결정 과정 및 내용과 연관하여 주의 깊게 살펴보고 이해한다.

VI 비만 극복과 체중 조절

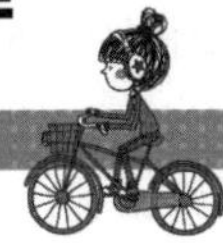

생활수준이 높아지면서 잘못된 식생활 습관으로 인해 지나치게 뚱뚱해지는 사람들이 늘어나고 있다. 비만은 못살던 시대에는 부의 상징으로 받아들여졌지만 이제는 세계보건기구(WHO)에서도 비만을 치료가 필요한 질병으로 규정하였으며, 국내에서는 과잉 칼로리에 의한 비만을 E66.0 이라는 상병 분류 코드로 지정하고 있다. 이는 비만이 건강을 위협하는 중요 요인일 뿐만 아니라 대표적인 성인병으로 분류되고 있다는 것이다. 적당한 체중의 유지는 아름다운 몸매를 갈망하는 여성들뿐만 아니라 남녀노소 누구에게나 필요하다는 것이 인식되고 있다. 본 장에서는 체중 관리에 관한 전반적인 내용을 다룬다.

01 비만이란?

생활이 윤택해지면서 섭취 에너지보다 사용하는 에너지가 적게 됨으로써 남은 에너지가 지방으로 전환되면서 피하조직이나 내장에 지방이 축적되는 현상으로 체내 지방량이 비정상적으로 증가하는 대사성 질환으로 정의 내려진다. 비만의 정의와 분류에 대해 알아본다.

1) 비만의 정의

비만은 "전신의 지방조직에 지방이 과잉으로 축적된 것으로서 섭취 에너지가 소비 에너지보다 크다는 것"을 의미한다. 사람의 몸을 구성하는 여러 가지 성분 가운데 지방이 차지하는 비율은 정상적으로 남자는 15~20%, 여자는 20~25% 정도이다. 그러나 음식물로 섭취된 에너지량이 신체 활동을 통해 소비한 에너지량을 초과하게 되면 여분의 에너지가 피하 등의 인체 조직에 침착하여 정상 범위를 초과하게 된다. 즉 비만이란 에너지 섭취와 소비의 불균형의 원인으로 신체에 지방이 과잉 축적된 상태라 정의한다.

(1) 신체 구성과 건강

인체는 크게 체지방과 제지방 성분으로 구성되어 있다. 제지방은 주로 수분, 골무기질, 단백질, 글리코겐 등으로 구성되어 있다.

체지방은 필수 지방과 저장 지방으로 구분된다. 필수 지방은 뇌, 신경 조직, 골수, 심장 조직, 세포막 등이 적절한 기능을 수행하는데 반드시 필요하다. 저장 지방은 피하지방과 내장 지방으로 분류되며 그 축적량이 과다하게 되면 비만이 되고 질병으로 이환된다.

비만에 의해 초래되는 질병은 매우 광범위하다. 비만과 가장 밀접한 관련을 갖는 질환은 당뇨병, 고지혈증, 심혈관계 질환이며, 추가적으로 호흡기계 질환, 내분비계 질환, 악성 질환(암) 등의 위험이 비만에 의해 증가된다. 인체 내 지방의 과다한 증가는 인슐린 저항성을 증가시켜 당질 대사 이상 및 인슐린 비의존형 당뇨병을 초래한다. 특히, 복부 비만은 복부 지방세포의 분해 산물인 글리세롤과 유리지방산이 간에서 당 신생에 우선적으로 이용됨에 따라 당뇨병 발생 위험을 더욱 크게 한다. 또한 비만은 인슐린 저항성으로 인한 글루코스, 글리세롤, 유리지방산 등의 간 내 유입을 증가시켜 고지혈증을 발생시킨다.

특히 비만은 혈역동학적 변화에 대한 적응 결여를 야기해 고혈압의 발생 빈도를 높이고 혈압, 흡연, 연령 등과 무관하게 동맥경화성 심혈관 질환의 독립적인 위험 인자로 인정되고 있다. 또한 비만인은 신체 크기에 비해 심방의 혈액 공급 능력이 낮아 쉽게 피로를 느끼게 되며 정상 체중인보다 암(대장암)이 발병할 가능성이 크다고 보고되고 있다.

결국 비만은 질병으로 이환되어 건강을 해칠 가능성이 크며, 정상 체중인보다 2배 높은 사망률을 나타내므로 비만의 예방 및 처치에 깊은 관심을 가져야 한다.

(2) 신체 구성과 운동 수행 능력

비만인은 정상 체중인에 비해 제지방량이 많기 때문에 절대 근력이 크지만 상대 근력은 열악하다. 근력은 제지방량이 많은 비만인이 유리할 수도 있다. 그러나 이동과 스피드 요인이 관여된 무산소성 파워는 비만인이 우수하다고 단정할 수 없다. 심폐 지구력 평가의 지표인 최대 산소 섭취량의 절대치는 체격의 영향을 받으므로 비만인이 높을 수도 있으나 상대치는 정상 체중인이 높다.

이를 종합하면 비만인은 정상 체중인에 비해 절대 근력은 우세할 수 있으나 민첩성, 스피드, 전신 지구력 등 체중 이동이 요구되는 체력 요인은 열악하다고 하겠다. 따라서 비만인은 전반적으로 정상 체중인보다 운동 수행 능력이 떨어진다.

2) 비만의 분류

(1) 지방 조직 형태에 의한 분류

비만은 체내에 지방이 과다하게 저장되어 있는 현상이라 하였다. 따라서 비만인의 지방조직은 정상인과 차이가 있다. 비만인은 정상인보다 지방세포수가 많고 비대한 것이 일반적이다.

비만은 지방조직의 형태에 따라 지방세포수 증식형, 지방세포 비대형, 혼합형으로 구분된다.

❶ 지방세포수 증식형

지방세포수 증식형은 지방세포의 크기는 정상이나 지방세포수의 증가에 의한 비만을 의미한다.

지방세포수는 보통 사람의 경우는 약 250~300억 개 정도이나 비만인의 경우는 2배 이상인 600~1,000억 개의 지방세포를 갖고 있다. 지방세포수가 많다는 것은 비만이거나 비만이 될 가능성이 항상 잠재되어 있다는 것을 의미한다. 더구나 한번 증가된 지방세포수는 평생 동안 감소하지 않기 때문에 비만 예방 차원에서 지방세포수 증가에 특별히 주의하여야 한다.

지방세포수의 증가는 3단계로 구분된다. 1차 증가는 임신 마지막 3개월 기간, 2차 증가는 생후 1년 동안 급속하게 증가한다. 그 후 8~9세까지 정체 상태이거나 약간 증가하다가 3차 증가로 사춘기에 다시 증가한 후 성인에 이르면 지방세포수는 큰 변화가 없다. 이러한 증가 시기를 고려할 때 1~2차 증가에 대한 비만의 책임은 어머니에게, 3차 증가에 대한 비만의 책임은 본인에게 있다.

❷ 지방세포 비대형

지방세포 비대형은 지방세포 크기의 증가에 의한 비만을 의미한다. 지방세포의 크기는 생후 1년에 성인 지방세포 크기의 1/4이 되며 6세까지 증가하다가 그 후 13세까지의 정체 기간을 거쳐 성인에 이르기까지 조금씩 증가 추세를 보인다.

성인이 되어 잉여 에너지가 증가함에 따라 지방세포의 크기가 커져 비만이 된다. 따라서 성인에게서 발생되는 비만의 대부분은 지방세포 비대형이며 이는 당뇨병, 고혈압, 관상동맥 질환 등의 대사성 질환을 동반하게 된다.

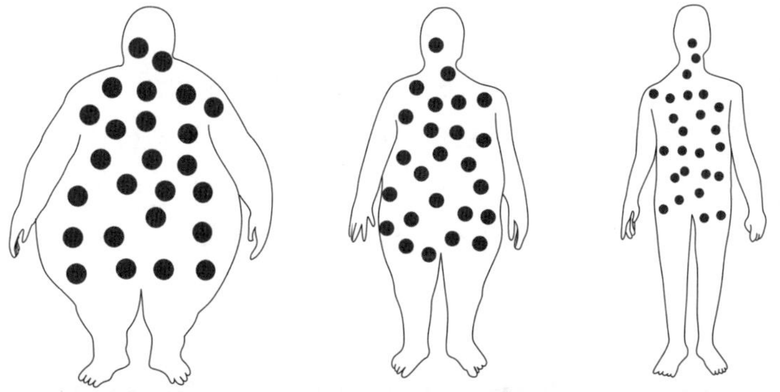

체중	148kg	103kg	74kg
지방세포 크기	0.9μg/세포	0.6μg/세포	0.2μg/세포
지방세포수	750억	750억	750억

그림 6-1 체중 감소에 따른 지방조직 변화

❸ 혼합형

혼합형은 지방세포의 크기와 수가 모두 증가하는 비만을 의미한다. 이 경우는 고도의 비만으로 매우 위험한 상태이다. 혼합형은 유아기나 사춘기에 지방세포수가 정상 범위 이상으로 증가한 사람이 성인이 되어 활동량이 감소하고 영양 섭취가 증가함으로써 발생된다.

(2) 지방조직의 체내 분포에 의한 분류

지방조직이 인체의 어떤 부위에 집중되어 있는가를 통해 비만을 분류할 수 있다. 지방조직의 체내 분포에 의한 분류는 비만에 의한 성인병 발병 위험을 진단할 수 있다는 데 큰 의미가 있다.

❶ 상반신 비만과 하반신 비만

상반신 비만이란 복부 등의 상체에 지방의 축적량이 많은 경우이다. 상반신 비만은 내장 기관 가까이 지방이 침착되었기에 성인병 이환율이 하반신 비만보다 높다. 상반신 비만을 남성형 비만, 중심성 비만, 사과형(Apple) 비만으로 표현하기도 한다.

하반신 비만은 둔부, 대퇴 등의 하체에 지방이 많이 침착된 경우로 주로 여성에게 많이 나타나므로 여성형 비만이라 부르고, 형태의 특성에 의해 말초성 비만, 서양 배형(Pear) 비만이라 한다. 젊은 여성들은 하반신 비만이 많고 나이가 들어갈수록 상반신 비만으로 변화되는 경향이 크다.

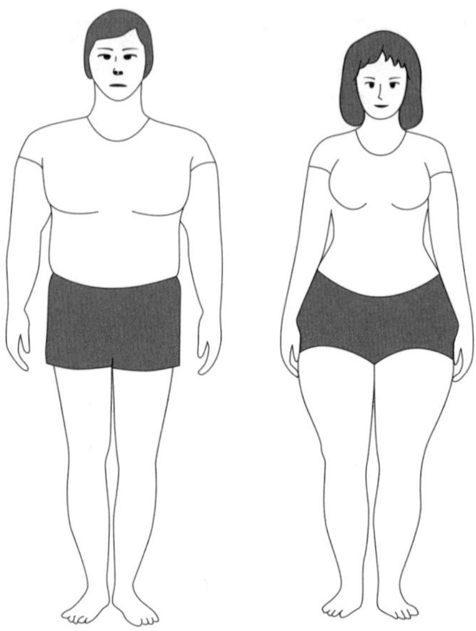

그림 6-2 상반신 비만과 하반신 비만

❷ 내장형 비만과 피하지방형 비만

내장형 비만이란 내장 기관에, 피하지방형 비만이란 피하지방에 지방의 축적량이 많은 것을 의미한다.

비만의 초기에는 피하에 지방이 축적된다. 그러나 비만이 지속될수록 내장 기관에 지방의 침착률이 높아지게 되는데 이는 성인병 발병에 치명적이므로 주의하여야 한다. 내장형 비만의 정도는 전산화 단층 촬영(CT), 자기공명 영상 촬영(MRI), 초음파 촬영 등의 정밀 검사를 통해서만 알 수 있으므로 쉽게 진단하기가 어렵다. 그러나 비만의 정도가 심하고 지속 기간이 길다면 내장형 비만이 심화되어 간다고 간주하여야 한다. 일반적으로 내장 지방/피하지방의 비율이 0.4 이상이면 내장형 비만으로 0.4 미만이면 피하지방형 비만으로 분류한다.

02 비만의 불리한 삶

1) 배낭을 메고 산다

비만인은 보통사람보다 지방량이 많다. 따라서 초과된 지방량만큼의 배낭을 메고 사는 셈이다. 스스로는 잘 못 느끼지만 일할 때나 수면 중이나 식사 때나 항상 무거운 배낭을 메고 살고 있다. 몸에 지방이 많다는 것은 활동량이 부족함을 의미하고 이는 상대적으로 근육의 발달이 적다는 것을 의미한다. 결국 비만인은 적은 근육량으로 무거운 배낭을 메고 살기 때문에 쉽게 피로를 느끼게 되고 특히 신체 활동을 할 때는 더 많은 에너지가 요구되므로 활동을 점차 기피하게 된다. 뚱뚱한 사람이 운동 중이나 생활 중에 숨이 쉽게 차고 땀을 많이 흘리는 것은 이와 같은 이유 때문이다. 이를 자동차에 비유하면 소형 자동차에 항상 무거운 짐을 싣고 다니는 것과 같다. 이런 자동차는 아마도 엔진의 성능에 비하여 차체가 무거워 효율성과 기동력이 떨어지고, 기관에 무리가 갈 것이 당연한 이치이다. 이와 같이 비만은 우리의 활동량을 감소시키는 불이익을 초래시키고 있다.

2) 마음대로 먹지도 입지도 못한다

대부분의 비만한 사람들은 자신의 비만이 활동 부족 때문이 아니라 너무 많이 먹기 때문이라고 생각한다. 그 결과 체중 관리를 포기한 경우는 예외이지만 체중을 줄이는 중이거나 줄여야 겠다는 잠재의식을 갖고 있는 비만인은 음식을 먹을 때마다 심한 갈등을 겪게 된다. 그러나 연구 결과에 의하면 이미 비만인 사람들은 야윈 사람보다 덜 먹는다고 한다. 그럼에도 불구하고 비만 상태가 지속되는 것은 비만한 사람들은 적은 열량의 섭취에도 쉽게 비만이 유지되도록 변화되었기 때문이다. 즉 우리 몸에서 섭취한 열량을 소모하는 곳은 근육인데 근육이 잘 발달된 사람은 섭취 열량이 많아도 소모가 원활하지만 비만인은 지방량이 늘어난 만큼 비례적으로 근육량이 줄어 있기 때문에 적은 양의 열량 섭취에도 불구하고 그 소모에 있어서 비효율적이기 때문이다. 먹는 것은 우리 생에 있어서 커다란 즐거움의 하나이다. 식사 때마다 갈등을 느끼고 적게 먹는데도 불구하고 많이 먹는다고 착각하며 살고 있는 비만인들은 어쩌면 부정적인 삶을 살고 있는지도 모른다.

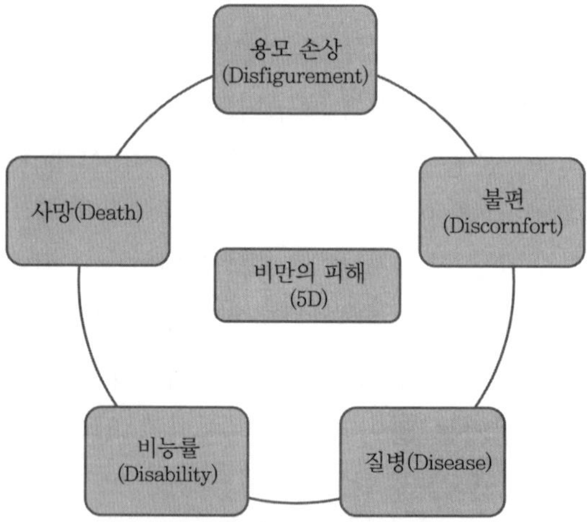

그림 6-3 비만의 피해

비만한 사람의 또 한 가지 불편한 점은 입고 싶은 옷을 못 입는다는 것이다. 여성들이 아름다움을 추구하는 것은 이상할 것이 없으며 몸매를 돋보이게 하기 위하여 몸에 딱 맞는 옷을 입는다든지 노출이 심한 옷을 입는 것이 부끄럽지 않은 세상이 되었다. 그런데 비만한 여성의 경우는 오히려 자신의 몸매를 감출 수 있는 의복을 선택하는 일이 빈번하다. 남성의 경우도 배가 너무 많이 나온 경우 흘러내리는 바지를 치켜 올리는 데 많은 시간을 허비하고 불편함을 느끼고 있다. 결국 비만인은 의복 선택이 제한되며 입고 싶은 옷을 마음대로 입을 수 있는 욕구를 억제하며 살고 있는 것이다.

3) 성인병이 발병할 가능성이 크다

서양 속담에 "허리띠가 길어질수록 수명이 짧아진다"라는 속담이 있다. 이는 비만이 건강에 악 영향을 미친다는 것을 시사한 것이다. 지방은 우리 몸에 꼭 필요한 필수영양소로 신체 활동의 연료로 쓰이고 피부를 윤택하게 하고 추위로부터 우리 몸을 보호하기도 한다. 그러나 지방량이 지나치게 많아지면 비만증이 되고 필연적으로 소위 내사증후군이라 불리는 고혈압, 당뇨병, 동맥경화 등의 합병증을 수반하게 된다.

합병증이 발병되는 원인을 살펴보면 비만인은 몸에 지방 성분이 많으므로 당연히 혈액 속에 지방 성분인 콜레스테롤이 증가한다. 콜레스테롤 증가는 관상동맥을 좁게 만들고 혈관의 탄력을 떨어뜨리게 되어 고혈압이나 동맥경화의 원인이 된다. 또한 비만인은 인슐린 요구량이 많아지고 신체적 요구에 따라 췌장의 인슐린 생산이 증가하지만 근육에서의 인슐린 감도가 현저하게 저하되므로 당뇨병이 발병하게 된다. 비만인은 신체 크기에 비해 심장의 혈액 공급 능력이 낮아 쉽게 피로를 느끼게 되며 근래의 연구에서는 비만인이 정상인보다 암(대장암)에 걸릴 가능성이 크다고 보고되고 있다. 또한 비만인은 수술시에도 정상인보다 위험이 증가하여 수술 자체가 어렵고 수술 후유증으로 합병증의 발생이 많으며 수술 후 회복도 늦는 경우가 많은 것으로 알려져 있다.

결국 비만인은 성인병이 발병될 가능성이 크며 심지어 표준 체중의 5%가 초과되면 정상 체중인보다 2배 높은 사망률을 나타내므로 비만의 예방 및 처치에 최선을 다하여야 한다.

03 비만의 원인과 과정

비만의 여러 가지 원인에 대해서 알아보고 비만의 과정을 알아 본다.

1) 비만의 원인

(1) 유전적 원인

비만은 고혈압이나 당뇨병과 마찬가지로 유전적인 또는 환경적인 요인에 의하여 발병되는 복잡한 질병으로 알려져 있다. 지금까지 환경적 요인은 어느 정도 밝혀졌으나 유전적 요인은 전통적인 멘델의 법칙을 따르지 않고 다유전적, 다요인적 원인의 복합적인 영향을 따르기 때문에 아직까지 정설이 정립되고 있지 않은 상태이다.

다만 분명한 것은 유전과 환경적 요인의 상호작용이 비만을 결정한다는 것이다. 따라서 환경적 요인과 유전적 요인을 분리하여 생각하는 것은 잘못된 것이다. 연구 보고에 의하면 비만의 유전적 영향은 30% 정도이고 환경적 요인은 70% 정도로 추정하고 있다. 즉 양친이 모두 비만일 경우 자식의 비만 가능성은 60%에 달하고, 한쪽 부모만 비만일 경우에 자식의 비만 가능성은 30%에 이른다. 그러나 양친이 모두 야위었을 경우에는 자녀의 비만일 확률은 희박한 것으로 보고되고 있다.

유전적 원인은 1995년 록펠러대학의 Zhang 등이 생쥐의 비만 유전자를 찾아냄으로써 활기를 얻게 되었으며, 이와 유사한 비만 유전자가 사람에게도 존재하는 것을 확인하였다. 이를 통해 비만 호르몬의 생산이 안되거나, 비만 유전자의 돌연변이로 비만 호르몬의 구조에 이상이 발생되었을 때 포만중추에서 인식을 못해 계속하여 음식을 섭취하게 되어 비만이 유발된다는 가설이 성립하게 되었다. 또 한 가지 가설은 갈색 지방세포의 기능 이상이 에너지의 발산을 감소시켜 비만을 초래한다는 것이다. 그러나 이러한 가설들은 치료에 적용할 수 있는 확실한 단계는 아니다.

(2) 지방세포의 발달

지방세포수는 증가하는 시기가 정해져 있다. 이 시기에 환경적인 요인에 의하여 지방세포수가 정상 범위를 초과하여 증가하면 성인이 되어 또는 그 시기에 비만이 될 가능성이 매우 높다. 또한 증가된 지방세포수는 감소하지 않기 때문에 평생 동안 비만의 위험성이 정상인보다 높은 편이다. 따라서 지방세포수가 증가하는 사춘기까지의 기간에는 특별한 관심과 주의가 요구된다.

(3) 생활 습관

비만인은 일반적으로 정상인보다 활동량이 적다. 그러한 이유는 분명히 몸이 무거워 활동하기가 불편하기 때문일 것이다. 이러한 소극적인 신체 활동은 에너지 소비량을 최소화시켜 더욱 비만을 가속화시킨다. 그러나 비만인들은 자신의 비만의 원인이 식사량이 많기 때문이라 생각한다. 비만인의 식사량은 정상인과 동일한 수준이다. 그러나 식사의 방법에 있어서는 차이가 있다. 일반적으로 비만인은 식사 횟수는 적으나 한 번에 과식하는 경우가 빈번하다. 과식을 하면 많은 양의 인슐린이 분비되어 간이나 근육의 인슐린 민감성을 떨어뜨려 활동 근육으로의 에너지원인 탄수화물을 원활하게 운반하지 못하지만 지방조직에서는 오히려 인슐린 민감성이 증가하여 많은 탄수화물을 지방으로 합성하여 체내에 저장하게 된다. 하루에 불과 50kcal의 지방이 저장된다면 1개월에 체중은 170g이 증가하고 1년이면 2kg이 증가하게 될 것이다. 또한 비만인은 한 번에 입에 넣는 양이 많고 입에서 씹는 시간이 짧으며 전체 식사 시간이 짧은 것이 특징이며, 이는 과식의 원인이 되고 있다. 따라서 식사 시간을 충분히 갖고 천천히 씹어 먹는 식사 습관이 요구된다. 또한 비만인들의 저녁 식사 후 야식 습관은 섭취열량을 소모시키지 못하고 지방을 축적시켜 비만을 가중시키고 있다.

(4) 기초대사량의 감소

많은 사람들이 중년부터 체중이 늘어가는 것을 경험한다. 과거에 비하여 활동량과 식사량은 비슷한데 체중이 늘어가는 것을 이상하게 생각한다. 사람은 생명과 기능을 유지하기 위한 최소한의 에너지가 필요한데 이를 기초대사량 이라고 한다. 기초대사량의 1/3은 인체의 장기 활동에, 2/3는 근육 및 조직 활동에 활용된다. 보통 남성의 경우 1시간당 1kcal/kg 여성은 0.9kcal/kg가 요구된다. 인체의 노화는 자신도 모르게 서서히 진행되는데 중년에 이르면 신체 기능의 효율성이 젊은 시절에 비하여 저하된다. 그 결과 기초대사량이 적어지게 된다. 따라서 젊을 때와 동일한 열량을 섭취하여도 소모량이 줄었기 때문에 많은 열량이 지방으로 축적될 수밖에 없는 것이다. 나이가 들어갈수록 비만의 가능성이 큰 것은 이러한 이유 때문이다.

(5) 심리적 요인

불안, 고민, 슬픔 등 정서적 스트레스는 일반적으로 식욕을 감소시키나 반대로 욕구불만은 섭식 행동을 증가시켜 식욕을 증가시킨다. 예를 들어 자식의 불만을 부모는 달콤한 사탕, 과자로 대처하여 위안을 시키는데, 이러한 정신적 스트레스에 의한 섭식 행동은 생리적 공복감보다는 감각적 반응에 의한 것이기 때문에 과잉 섭취를 야기한다.

(6) 비만 세균

장내 세균에 의해서 비만이 유도될 수 있다는 문제의식을 가지고 연구한 결과 최근 비만인에게 '박테로이데테스(Bacteroidetes)'는 3%에 불과하다"며 "반면 정상 체중인 사람들에서는 박테로이데테스가 30%나 된다"고 밝혔다(Mariat 등, 2009).

박테로이데테스가 사람을 날씬하게 하고 페르미쿠테스는 비만을 유도한 것이라고 네이처지에 발표하였으며 "이번 연구 결과는 지금까지 알려진 비만의 원인에 대한 생각을 바꿀 수 있는 획기적인 발견"이며 "인체가 칼로리를 흡수하는 정도 차이는 세균에 의해 결정될 수 있다"는 연구 과제를 제시하였다.

연구가 더욱 진행되면 새로운 비만 진단법과 함께 장내 세균을 조작하는 방식으로 비만을 치료하는 것이 가능해질 수 있을 것이다.

2) 비만의 과정

비만의 과정을 잘 이해하면 비만의 예방과 처치에 큰 도움이 될 것이다. 젊은 시절부터 날씬한 A씨는 비만의 걱정을 전혀하지 않고 살았다. 대학을 졸업하고 신입사원 시절에도 남들보다 많이 먹고 규칙적인 운동을 하지 않는데도 불구하고 체중의 변화가 없었다. 오히려 덜 먹고 운동을 하는데도 비만한 사람들을 이상하게 생각하였다. 주위 사람들의 충고에도 불구하고 자신은 선택된 사람이라고 자만에 빠질 정도였다. 그런데 갑자기 어느 시기부터 체중이 걷잡을 수 없이 증가하였다. 이제는 독한 마음을 먹지 않고는 과거의 날씬한 몸매로 돌아갈 수 없는 입장이 되었다.

비만의 과정을 농촌에 있는 소를 통하여 알아보면 일을 많이 하거나 활동량이 많은 소는 근육이 잘 발달된다. 그러나 활동량이 적은 소는 근육 사이에 대리석질이라는 지방층이 형성되어 점차 체지방률이 높아지게 된다. 물론 일을 많이 하는 소는 근육이 발달하여 육질이 질기며 지방이 많은 소는 육질이 연하기 때문에 식용으로 적합하다.

소의 경우와 마찬가지로 사람도 활동량 부족과 영양 과다 섭취가 지속되면 자신도 모르게 근육에 지방이 축적되기 시작한다. 지방량이 증가한만큼 근육량은 감소하기 때문에 체중은 큰 변화가 없다. 따라서 사람들은 신체 내부적으로 은밀하게 축적되는 것을 모르고 살기 마련이다. 근육량이 줄어들 대로 줄어들고 그 자리에 지방이 채워지게 되면 체중 증가가 가속화되고 정상 체중으로 돌이키기 힘들게 되는 것이다.

최근 들어 체중 조절을 위해 운동을 하는 사람들이 늘어가고 있는데 대부분의 사람들이 꾸준한 운동 참여에도 불구하고 체중의 변화가 없어 실망하여 운동을 포기하는 경우가 많다. 규칙적인 운동을 하면 소모칼로리가 증가하여 몸안에 지방이 줄어드는 것은 분명하다. 그러나 한편으로는 운동 효과로 인해 근육량이 늘어 감을 잊고 있는 것 같다. 운동을 하면 근육량은 늘고 지방량은 줄어든다. 그 결과 일시적으로 체중의 변화가 크게 나타나지 않는다. 그러나 신체 내부에는 체중 조절의 긍정적인 효과가 진행되고 있다는 사실을 인식하여야 한다. 당장 체중의 변화는 없어도 몸이 탄력 있게 변화하는 중이라는 것을 알아야 한다. 체중 감량은 체중 증가 시 인체 내부의 변화처럼 서서히 진행되기 때문이다.

04 비만의 경향

비만의 경향을 알아보는 것은 비만의 예방 차원에서 의미가 있다. 먼저 연령과 비만 유병률에 대하여 살펴보면 출생 시에는 비만자나 야윈자 간에 출생 체중의 차이가 없다. 그러나 산모가 당뇨병 환자일 경우에 비만아를 낳을 가능성이 크며, 이 경우는 대부분 성장 과정 중 정상 체중을 회복한다.

유년기의 과체중은 학령기나 성인 때 과체중이 될 가능성이 크며 비만 유병률이 26.5% 정도로 예측된다. 학령기에는 발육 발달이 큰 시기여서 유년기나 청년기에 비하여 비만 유병률이 상대적으로 낮으며, 우리나라의 경우 학령기의 비만 유병률은 남자가 15.8% 여자는 13.1%로 보고되고 있다.

한편 청년기는 학령기에 신장의 발육이 큰 사람이 비만의 가능성이 크며 이 시기부터는 여성이 남성보다 비만 경향이 두드러진 것이 특징이다 청년기 비만의 85%는 성인 비만으로 이어진다는 가능성이 인정되고 있다. 성인의 경우는 약 20%가 비만 인구이며 40세 이후 비만은 유병률이 35% 정도로 알려져 있으며, 50대의 유병률이 가장 높고 연령에 따라 감소 현상이 나타난다.

비만의 전반적인 경향은 전 세계적인 문제로 확대되고 있으며 각 연령대별로 증가 추세이다. 성인 비만의 30%는 어려서 비만이며, 청년기 비만의 85%는 성인 비만화 되기 때문에 유아 비만은 성인비만의 경고이며, 청년기 비만은 거의 성인 비만으로 지속될 가능성이 크다 하겠다.

최근 들어 우리나라에서는 과체중이나 비만 청소년의 인구가 급증하고 있는 추세이다. 청소년기의 비만이 성인 비만화될 가능성이 크다는 점을 고려할 때 이는 시급히 해결해야 할 당면 문제이다. 만일 이 문제를 무관심으로 일관한다면 현재는 물론 미래의 국민 건강에 적신호가 아닐 수 없으며, 넓은 의미에서 국가 발전에 필요한 인적 자원 육성에 커다란 장애가 될 것이다. 최근 국민 건강 영양 조사 국내 비만 유병률 조사에서 연도별, 연령별 체질량 지수 25 이상, 만 19세 이상을 대상으로 조사한 결과 남성이 지속적인 증가를 보이면서 40대에 가장 비만해지는 나이대로 밝혀졌다.

또한 비만이 인종과 종교에 따라 차이가 크며, 형제가 많은 사람이 적은 사람보다 비만 가능성이 적으며, 배우자가 함께 비만일 가능성이 인정되고 있다. 사회경제적 여건으로 볼 때 선진국에서는 사회·경제적 지위가 낮은 사람이 비만 발생 경향이 크며, 후진국에서는 사회·경제적 지위가 높은 사람이 비만 발생 경향이 크다. 한편 지능 교육 수준을 중심으로 살펴보면 지능과 교육 수준이 낮은 사람이 지능과 학력이 높은 사람보다 비만 발생경향이 높은 것이 인정되고 있다.

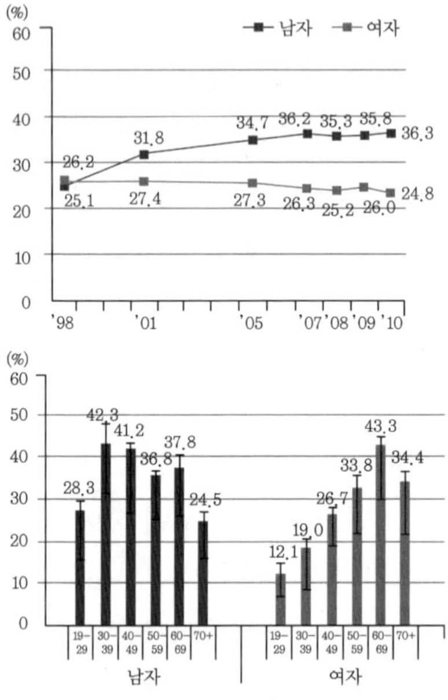

그림 6-4 국내 비만 유병률

05 체중 조절의 원리

체중조절은 에너지 균형 방정식의 이해로부터 시작되어야 한다. 에너지 균형 방정식의 근간이 되는 에너지 균형, 에너지 섭취, 에너지 소비에 대하여 알아본다.

1) 에너지 균형

체중의 변화는 에너지 섭취율과 에너지 소비율이 일치하지 않았을 때 발생한다. 체중을 일정하게 유지하려면 에너지 섭취율과 에너지 소비율이 같아야 한다. 만일 에너지 섭취율이 에너지 소비율을 초과하면 체중이 증가될 것이고, 이를 정적 에너지 균형(Positive energy balance)이라 한다. 반대로 에너지 소비율이 에너지 섭취율을 초과하면 부적 에너지 균형(Nagative energy balance)이 발생하여 체중을 감소시킨다.

만성적인 에너지 섭취량 증가에 의한 정적 에너지 균형은 활동 시 뿐만 아니라 안정 시 에너지 소비량도 증가시킨다. 이는 증가된 에너지 섭취량과 에너지 소비량에 의한 새로운 에너지 균형을 이루게 되고 체중을 증가된 상태로 유지시킨다. 그러므로 체중 증가의 메카니즘을 깨고 체중을 감소시키려면 부적 에너지 균형 상태의 도달이 필수적인 조건이다.

따라서 체중 조절에 효율적으로 대처하기 위해 에너지 균형을 이해하고 부적 에너지 균형을 발생시킬 수 있는 방법에 대한 이해와 접근이 요구된다.

2) 에너지 섭취

부적 에너지 균형을 추구하기 위해서는 에너지 섭취와 축적에 관한 이해가 요구된다. 에너지 섭취와 축적은 영양소에 영향을 받으므로 그 관계를 영양소 균형 방정식으로 표시할 수 있다 영양소 균형 방정식은 영양소 섭취량과 영양소 소비량의 관계로부터 지방의 축적을 판단하는 척도로서의 의미가 있다. 만일 영양소 섭취량과 소비량이 불일치하면 체중은 변화될 것이다.

한편 여분의 영양소는 지방 축적에 동일한 영향을 미치지 않는다. 섭취된 단백질은 인체의 단백질 조직 호르몬 효소 등을 생성하는데 사용된다. 여분의 단백질은 신진대사에 필요할 때를 대비해 산화되고 지방을 증가시키지 않는다. 그러나 탄수화물과 지방의 초과량은 스스로 산화를 촉진할 수 없어 영양소 균형 방정식의 불균형을 초래한다. 그 결과 여분의 지방과 탄수화물은 저장지방으로 전환되어 체중을 증가시킨다. 따라서 부적 에너지 균형을 초래하여 체중을 감량하려면 지방과 탄수화물의 섭취를 제한하여야 한다.

3) 에너지 소비

에너지 소비는 기초대사율(bagal metabolic rate, BMR), 안정 시 대사율(resting metabolic rate, RMR), 운동 대사율(exercise metabolic rate, EMR), 식이성 열생산(diet-induced thermogenesi, DIT) 등에 의해 이루어진다. 기초대사율은 생명 유지에 필요한 최소의 에너지이며, 안정 시 대사율은 기초대사율과 섭식 후 소화흡수 및 분배에 사용되는 에너지량(식이성 열생산)을 포함시킨 것이다. 이 중 안정 시 대사율은 1일 에너지소비량의 60~75%, 운동 대사율은 15~30%를 차지한다. 따라서 에너지 소비를 증가시켜 부적 에너지 균형을 초래하려면 안정 시 대사율과 운동 대사율을 증가시켜야만 한다.

안정 시 대사율은 여러 가지 요인에 의해 영향을 받지만 운동을 통해 근육량을 늘려 증가시킬 수 있다. 일반적으로 안정 시 대사율은 제지방체중(FFW)에 비례하는데 성인의 경우 10년 가령에 따라 약 2~3%씩 감소한다. 여성은 제지방 체중량이 적어 남성보다 약 10% 정도 안정 시 대사율도 적다.

06 비만의 진단과 이상 체중

비만에 대한 생리학적 이해를 바탕으로 비만을 이해하면서 비만을 평가할 수 있는 비만 진단과 이상 체중에 대해 알아본다.

1) 비만의 진단

비만의 진단은 직접적인 방법과 간접적인 방법을 통해서 가능하다. 직접적인 방법은 체내 총 수분량 측정법, 체내 총 칼륨 측정법, 중성자 활성법 등이 있는데 정확도가 높으나 검사의 어려움이 많다. 간접적인 방법은 신체 계측법, 초음파법, 전산화 단층촬영, 자기공명 영상촬영, 전기 저항법 등이 이용되고 있으나 그 중의 일부는 고가의 비용이 들고 가정에서 접근이 어려운 단점이 있다. 이상과 같은 비만 진단법에 대해 알아보도록 한다.

(1) 표준체중법

표준체중법은 신장의 수치를 이용해 표준체중을 구하고 표준체중과 실제체중의 차이를 통해 비만을 예측하는 방법이다. 표준체중법은 쉽게 이용할 수 있는 장점이 있지만 비만 진단에 근본적인 지방의 양을 검사할 수 없기 때문에 정확한 비만 진단 방법이라 할 수 없다. 특히 신장은 작으나 근육이 잘 발달되어 있는 사람의 경우 비만으로 판정하는 오류를 범할 수 있다. 그러나 보통의 사람의 경우는 쉽게 표준체중을 계산할 수 있는 장점이 있기 때문에 일반적으로 많이 활용되고 있다.

표준체중법에 의한 비만의 진단은 먼저 표준체중을 알아야 한다. 표준체중은 신장(cm)에서 100을 뺀 값에 일정한 지수 (남: 0.9, 여: 0.85)를 곱하여 산출한다. 표준체중과 실제 체중을 비교하여 실제 체중이 표준체중의 10% 범위이면 과체중, 20% 이상이면 비만으로 진단한다.

표 6-1 표준체중법에 의한 비만 판정

신장 151cm 이상 : 표준체중=(신장-100)×(남:0.9, 여:0.85)
신장 150cm 이하 : 표준체중=신장-100
비만도(%)=(실제 체중-표준체중)/표준체중×100

비만도 평가
-10%이하 : 체중 미달
±10%이면 : 정상 체중
+10~20% 과체중
+20% 이상 : 비만

(2) 피하지방법

섭취 칼로리 중 소모되지 않은 잔여분은 피부 바로 밑에 지방층(피하지방)을 형성한다. 따라서 비만의 정도가 심할수록 피하지방의 두께가 두꺼워진다. 피하지방의 두께를 검사한 후 그 수치를 신체 밀도

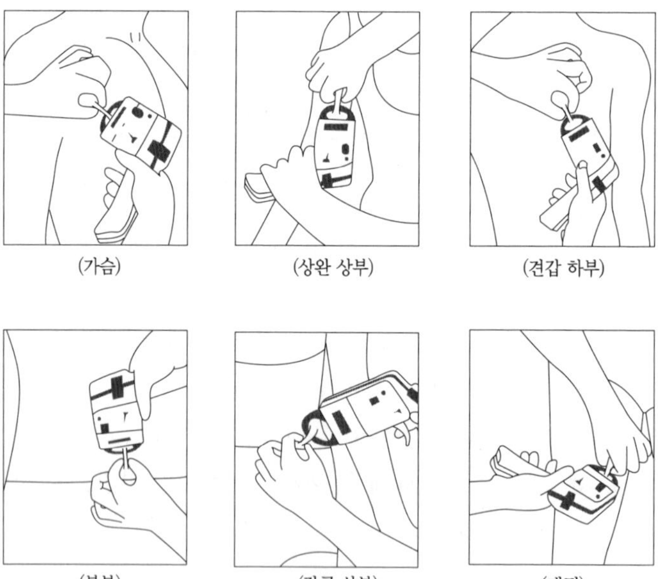

그림 6-5 피하지방 측정 부위

예측 공식에 대입하여 신체 밀도를 예측하고, 그 결과를 체지방률 예측식에 대입하여 비만을 진단하는 방법으로 가장 많이 활용되고 있다.

산출된 체지방률은 체중에 대한 지방의 백분율을 의미한다. 그 비율로 인체에 지방이 많고 적고 또는 비만 수준임을 진단할 수 있다.

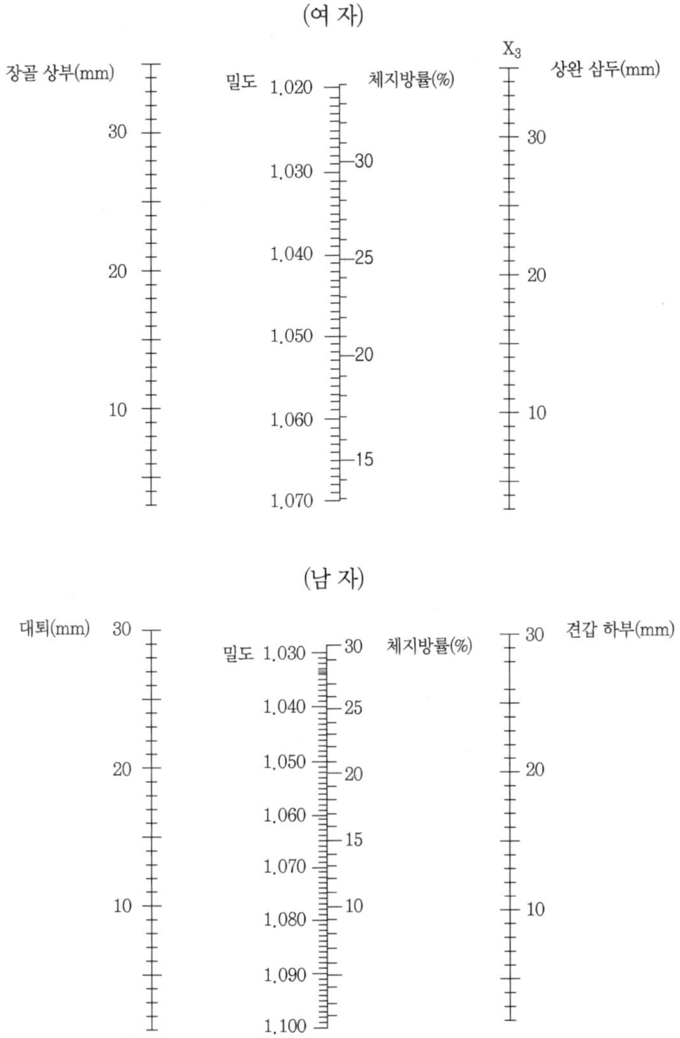

그림 6-6 체지방률 예측 노모그램(Sloan, 1970)

(3) 체질량지수법(Body Mass Index: BMI)

체질량지수(BMI)는 체중(kg)을 신장(m)의 제곱으로 나눈 값(kg/m^2)으로 산출 방법이 간단하고 기억하기 쉬울 뿐만 아니라 남녀에게 공통적으로 사용할 수 있고 비만 예측의 신뢰도가 높아 현장에서 많이 이용되고 있는 방법이다.

체질량지수가 20~25kg/m^2일 경우는 정상으로, 26~30kg/m^2은 과체중으로, 30kg/m^2 이상을 비만으로 분류한다.

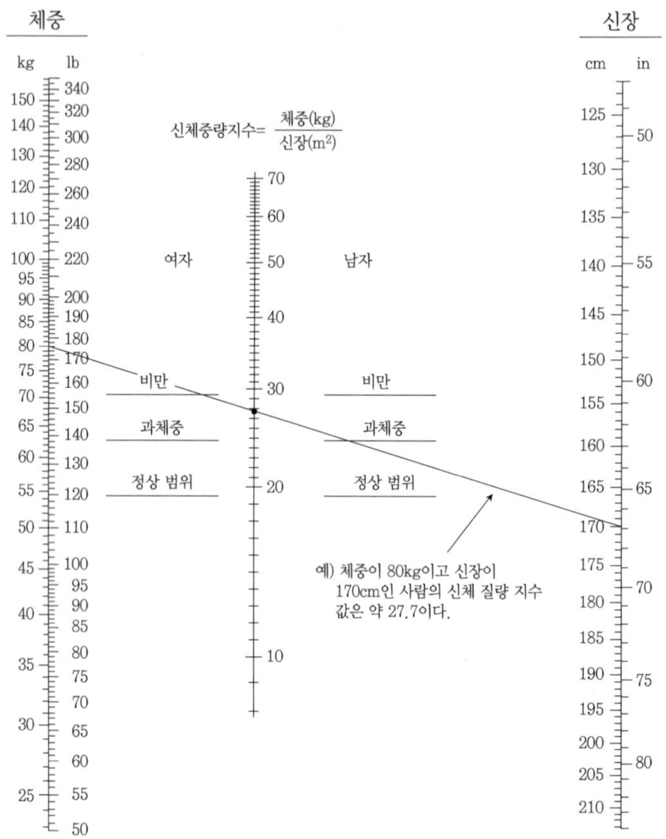

그림 6-7 BMI 추정 노모그램

표 6-3 체질량지수에 의한 과체중과 비만의 분류(WHO)

분류	BMI수치
저체중	〈18.5
정상체중	18.5~24.9
과체중	25.0~29.9
비만	
Class Ⅰ	30.0~34.9
Class Ⅱ	35.0~39.9
Class Ⅲ	≥40.0

(4) 허리와 엉덩이 둘레비(WHR)

앞에서 소개된 방법들은 비만의 진단에 중점을 둔 방법들이다. 비록 비만으로 판정되었다 할지라도 체내의 지방 분포 양상에 따라 성인병의 위험성이 차이를 보일 수 있다. 허리와 엉덩이 둘레비는 지방의 분포 양상을 평가하여 성인병의 위험성을 간접적으로 예측할 수 있다는 데 검사의 의미가 있다.

허리와 엉덩이 둘레비는 허리둘레(cm)를 엉덩이둘레(cm)로 나누에 산출한다. 즉 허리둘레가 클수록 WHR이 커지고 이는 중심성 비만에 가깝다는 것을 시사한다. 허리엉덩이 둘레비가 0.75 이하이면 저위험 0.75~0.85 범위는 위험 가능 0.86~0.90 범위는 위험 수준, 0.9 이상은 매우 위험으로 평가한다.

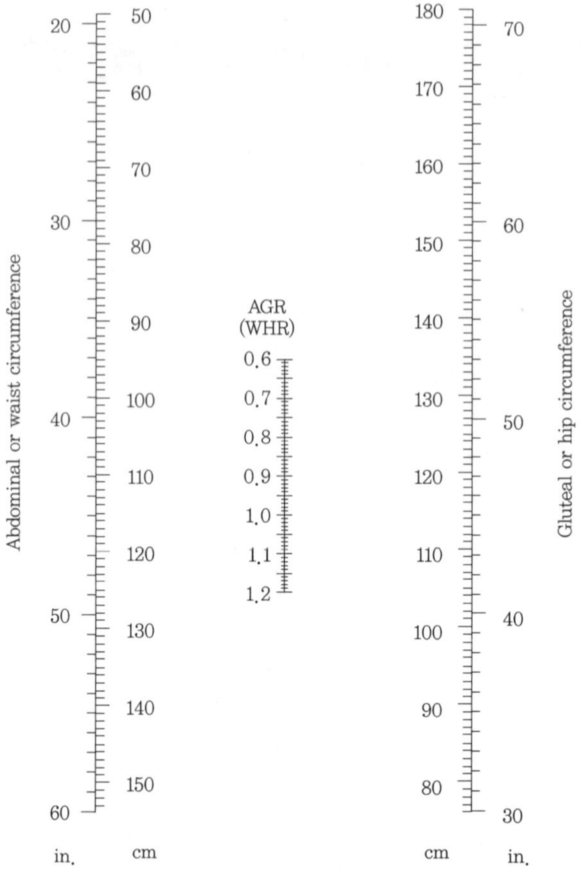

그림 6-8 허리 · 엉덩이 둘레비의 노모그램

표 6-2 남성과 여성의 허리 · 엉덩이 둘레 비율 기준치(Bray & Gray)

		위험도			
	나이	낮음	중등도	높음	매우 높음
남성	20~29	<0.83	0.83~0.88	0.89~0.94	>0.94
	30~39	<0.84	0.84~0.91	0.92~0.96	>0.96
	40~49	<0.88	0.88~0.95	0.96~1.00	>1.00
	50~59	<0.90	0.90~0.96	0.97~1.02	>1.02
	60~69	<0.91	0.91~0.98	0.99~1.03	>1.03
여성	20~29	<0.71	0.71~0.77	0.78~0.82	>0.82
	30~39	<0.72	0.72~0.78	0.79~0.84	>0.84
	40~49	<0.73	0.73~0.79	0.80~0.87	>0.87
	50~59	<0.74	0.74~0.81	0.82~0.88	>0.88
	60~69	<0.76	0.76~0.83	0.84~0.90	>0.90

(5) 체격 지수 이용

비만 판정을 위해 사용되는 체격 지수에는 Rohrer's index, Kaup's index, Broca's index 등이 있다. 특히 Broca's index는 동양인에게 적합한 지수로서 우리나라에서는 Broca's index를 응용한 공식으로 "(신장-100)×0.9"를 일반적으로 사용되며 또는 신장이 160cm 이하이면 "신장-100", 신장이 160cm 이상이면 "신장-110" 등으로 계산하여 실제 체중이 지수치의 10% 이상일 때 비만으로 판정한다.

브로카지수(Broca's index)는 신체 질량 지수(BMI: body mass index)와 같이 인체 계측 방법 중에서 키와 신장을 이용하여 비만도를 추정하는 것으로 일반적으로 간편하게 비만을 체크할 수 있다.

브로카지수(Broca's index)의 추정식과 비만 평가 기준치는 표와 같다.

표 6-3 브로카 지수 추정식과 비만 평가 기준

브로카지수(Broca's index)의 추정식
【 체중(kg) / 신장(cm) - 100 】 × 100

브로카 지수에 의한 비만 판정기 준표		
정 상	비 만	심한 비만
90~100	101~119	120 이상

(6) 생활 속의 측정법

이 방법은 일상생활 중 쉽게 체지방률을 예측할 수 있는 방법이다. 지방은 물에 뜬다는 원리를 이용하여 수영장이나 목욕탕에서 숨을 최대한 들여 마신 후 몸을 쭉펴서 물에 뜬 상태에서 호흡의 방법에 따라 몸이 가라앉는가를 검사하여 체지방률을 판정하는 방법이다. 이 방법은 쉽게 접근할 수 있지만 검사의 신뢰도가 낮은 것이 단점이다.

표 6-4 물에서 체지방률 측정 방법

물에 뜨는 상태	체지방률
숨을 다 내 쉬었는데도 물에 떠 있는 경우	25% 이상
얕게 숨을 쉬고 있는 동안에도 떠 있다.	22~23%
숨을 들여 마신 상태에서도 가라 앉는다.	15% 이하
바닷물일지라도 가라앉는다.	13% 이하

(7) 수중 체중법

생체의 지방량을 산출하는 방법에는 여러 방법이 있지만 일반적으로 체밀도 또는 체수분의 측정에서 일정한 체지방 산출 방법이 있다. 지방은 밀도가 작으므로 지방이 많은 사람일수록 신체 전체의 밀도가 작아지기 때문에 이를 이용하여 신체 밀도를 구하고 여기에 체지방률을 추정하는 방법을 이용한다. 신체 밀도는 체중을 신체의 체적으로 나눈 것이고, 신체의 체적은 수중에 전신을 담구어 아르키메데스의 원리를 응용하여 산출한다. 그러나 폐 속에 있는 공기의 양에 따라 신체 체적에 영향을 미치므로 폐 속의 잔기량을 측정하여 체적에서 공제해야 한다. 따라서 체지방율을 산출하기 위해서는 체중, 최대 호기 시 수중 체중, 잔기량을 측정해야 한다.

❶ 잔기량 산출 공식

최대 호기 시 잔기량과 시공량의 79.04%가 질소이며 폐로는 호흡되지 않는다. 또한 순산소를 재호흡하고 마칠 때 질소의 양은 변함이 없으며 재호흡 시 호흡 교환율은 1.0이 된다. 잔기량은 BTPS계수에 의해 폐 속의 상태로 환산한다.

a. 최대 호출 시 질소량=(잔기량+시공량)×79.04/100
b. 재호흡 후 질소량=(잔기량+시공량+순산소량)×bag 속의 질소 농도/100
c. 잔기량=[(순산소량)×bag 속의 질소 농도/(79.04-bag 속의 질소 농도)]×BTPS계수-시공량

❷ 신체 밀도 산출공식

a. 신체 밀도=체중/체적
b. 수중에서의 체적=체중-수중체중/물의 밀도
c. 체적=수중에서의 체적-잔기량
d. 신체 밀도=체중/[(체중-수중체중)/물의 밀도-잔기량]

❸ 체지방량 산출 공식

신체 밀도에서 체지방률의 산출 방법에는 Keys, Brozek, Siri, Allen, Grande 등에 의한 공식이 있으나, 일반적으로 Brozek의 응용한 공식이 이용된다.

a. 체지방률=(4.750/신체 밀도-4.142)×100

b. 지방량=체중×체지방율/100

c. 제지방 체중=체중-지방량

따라서 신체 밀도, 잔기량, 체지방률의 계산에 의해 다음 기준에 의해 비만을 판정한다.

표 6-5 체지방률에 의한 비만 판정(%)

대 상	저비만	중비만	고비만
남자(전 연령)	20 ~	25 ~	30 ~
여자 14세 이하	25 ~	30 ~	35 ~
여자 14세 이상	30 ~	35 ~	40 ~

(8) 생체 전기 저항 분석법(Bioelectrical impedence analysis)

생체 전기 저항 분석법은 인체에 무해한 고주파수(500~800KHz)를 전도시켜 지방조직과 비지방조직의 전기 저항 차이를 이용하는 방법으로써 지방이 많은 사람은 적은 사람에 비하여 전기 저항이 크게 나타나기 때문에 체지방량을 추적할 수 있다.

생체 전기 저항 분석법은 약 3%의 오차가 있다고 보고되고 있으며, 비만자는 과소 측정되는 반면 마른형 대상자는 과대 측정되는 경향을 보인다고 한다. 따라서 측정 대상의 성별과 연령을 감안한 후 측정한다.

측정한 검사표는 체중 조절 전후를 비교하여 운동의 효과나 다이어트 효과를 검증하는 데 사용되며, 검사 결과의 내용에 대한 해석은 아래 그림과 결과 해석 내용을 참고하여 자신의 체성분을 확인할 수 있다.

InBody 720 Body Composition Analysis

I.D.	연령	신장	성별	측정일시
HONGGILDONG	39	178cm	Male	2013. 11. 15 14:06:52(1830)

단국대학교
체육과학실험실

체성분분석 Body Composition Analysis

	측정치 Values	체수분 Total Body Water	근육량 Soft Lean Mass	제지방량 Fat Free Mass	체중 Weight	표준범위
세포내수분 Intracellular Water (ℓ)	30.5	48.7	62.6	66.2	77.7	24.3 ~ 29.7
세포외수분 Extracellular Water (ℓ)	18.1					14.9 ~ 18.1
단백질 Protein (kg)	13.2					10.5 ~ 12.9
무기질 Mineral (kg)	4.40	osseous 3.61				3.63 ~ 4.43
체지방 Body Fat Mass (kg)	11.4					8.4 ~ 16.7

▶무기질은 추정치입니다.

골격근-지방 Muscle-Fat Analysis

	표준이하 / 표준 / 표준이상 (UNIT:%)	표준범위
체중 Weight (kg)	77.7	59.2 ~ 80.2
골격근량 Skeletal Muscle Mass (kg)	37.8	29.9 ~ 36.5
체지방량 Body Fat Mass (kg)	11.4	8.4 ~ 16.7

비만진단 Obesity Diagnosis

	표준이하 / 표준 / 표준이상	표준범위
BMI Body Mass Index (kg/m²)	24.5	18.5 ~ 25.0
체지방률 Percent Body Fat (%)	14.7	10.0 ~ 20.0
복부지방률 Waist-Hip Ratio	0.86	0.75 ~ 0.85

신체균형 Lean Balance (Lean / Lean/Ideal Lean x100 (%))

	Lean (kg)	Lean/Ideal Lean x100 (%)	ECF/TBF	ECW/TBW
오른팔 Right Arm (kg)	3.79	117.5	0.325	0.372
왼팔 Left Arm (kg)	3.71	115.0	0.328	0.375
몸통 Trunk (kg)	28.7	106.6	0.325	0.372
오른다리 Right Leg (kg)	10.5	106.7	0.327	0.373
왼다리 Left Leg (kg)	10.5	106.4	0.328	0.375

부종 Edema: ECF/TBF 0.326, ECW/TBW 0.373

내장지방 Visceral Fat Area

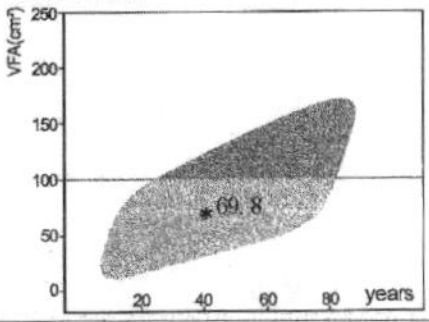

영양평가
- 단백질 ☑양호 □부족
- 무기질 ☑양호 □부족
- 지방질 ☑양호 □부족 □과다

체중관리
- 체중 ☑표준 □저체중 □과체중
- 근육량 □표준 ☑많음 □부족
- 체지방 ☑표준 □부족 □많음

비만진단
- BMI ☑표준 □저체중 □과체중 □심한과체중
- 체지방률 ☑표준 □경도비만 □비만
- WHR □표준 ☑경계 □복부비만

신체균형
- 상체균형 ☑균형 □약한불균형 □심한불균형
- 하체균형 ☑균형 □약한불균형 □심한불균형
- 상하균형 ☑균형 □약한불균형 □심한불균형

신체강도
- 상체강도 ☑표준 □발달 □허약
- 하체강도 ☑표준 □발달 □허약
- 근육강도 ☑표준 □강인 □허약

건강진단
- 체수분량 ☑정상 □부족
- 부종수치 ☑정상 □약한부종 □부종
- 생활습관 ☑정상 □예방필요 □위험 □높은위험

체중조절 Weight Control

적정체중	77.7 kg
체중조절	0.0 kg
지방조절	0.0 kg
근육조절	0.0 kg
신체발달	87 Points

체성분변화 Body Composition History

측정일시	체중	골격근량	체지방량	신체발달	ECW/TBW
13/11/15 14:06	77.7	37.8	11.4	87	0.373

연구항목 Additional Data

	(표준범위)
Obesity Degree=111%	90 ~ 110
BCM = 43.7 kg	34.8 ~ 42.5
BMC = 3.61 kg	2.99 ~ 3.65
BMR = 1800kcal	1653 ~ 1938
A C = 32.0cm	
AMC = 28.5cm	

임피던스 Impedance

Z	RA	LA	TR	RL	LL
1khz:	307.4	308.3	27.5	242.1	243.2
5khz:	297.6	300.5	25.6	238.0	237.9
50khz:	255.3	261.7	21.1	205.2	204.8
250khz:	226.2	233.6	17.4	182.7	181.7
500khz:	217.1	225.4	16.3	177.0	175.9
1Mhz:	209.5	218.1	15.4	172.3	171.6

그림 6-9 체성분 검사 결과지

분석한 결과에 아래 나와 있는 결과 내용을 참고로 체성분을 분석할 수 있다.

❶ 세포내 수분(Intracellular water)

세포막 안에 있는 체수분의 양을 표시.

❷ 세포외 수분(Extracellular water)

세포막 밖에 있는 체수분의 양으로 간질액과 혈액에 있는 체수분의 합을 표시.

❸ 단백질(Protein mass)

신체내 단백질 총량을 의미.

❹ 무기질(Mineral mass)

뼈에 있는 무기질량과 체액에 녹아 있는 무기질의 합한 항목의 추정치.

❺ 체지방(Body fat mass)

지방조직 및 기타 조직에서 추출 가능한 지질의 총량을 의미.

❻ 체수분(Total body water)

체내 수분의 총량으로 세포내 수분과 세포외 수분의 총합과 동일.

❼ 근육량(Soft lean mass)

제지방에서 뼈에 있는 무기질을 제외한 부분을 의미(체수분과 단백질량의 합).

❽ 제지방량(Lean body mass)

인체 여러 조직에서 체지방을 제외한 성분의 총량.

⑨ BMI(Body mass index, kg/m2)

체질량 지수라고 하며 신장과 체중만으로 비만을 판정하는 겉보기 비만 지수.

BMI=체중(kg)/신장(m)^2

⑩ 체지방률(Percent body fat,%)

체중에서 체지방이 차지하는 비율로 체성분을 고려한 비만 판정법.

⑪ 복부 지방률(Waist-hip ratio)

허리, 엉덩이의 둘레비를 의미.

⑫ 신체 균형(Lean balance)

신체 부위별 근육량을 숫자와 막대그래프로 표시하는데 숫자는 절대값을 의미하고, 막대그래프는 자신의 체중을 고려한 상대비교로 각 부위별 이상적인 근육량에 대한 백분율을 의미함.

두 개의 그래프 중 위쪽 막대그래프는 표준체형과의 절대 비교이고, 아래 막대그래프는 자신의 체중을 고려한 상대 비교임.

⑬ 부종지수(Edema)

신체의 체수분 균형 상태를 평가 체액에 대한 세포외액의 비율.

⑭ 내장 지방(Visceral fat area)

내장 지방은 복부 내장 지방의 단면적을 나타냄.

내장 지방 면적이 100cm^2 이상일 경우 성인병에 걸릴 위험성이 높음.

⑮ 비만도(Obesity degree, %)

비만도란 피검자의 비만도를 체성분과는 상관없이 체중만을 고려하여 만든 지표.

비만도=(현재 체중/표준체중)×100

⑯ BCM(body cell mass, 체세포량, kg)

체세포량은 세포내 수분과 단백질의 합으로 근조직을 구성하는 세포의 총량이며 가장 신뢰성 있는 영양 평가의 기준 중 하나임.

⑰ BMR(Basal metabolic rate, 기초대사량, kcal)

정상적인 신체 기능을 유지하고 체내 항상성을 유지하며, 자율신경계의 활동을 위해 필요한 최소한의 에너지로 주로 심장박동, 호흡, 체온 조절들을 위한 에너지를 의미.

⑱ AC(Arm circumference, 팔 둘레)

상완 겉둘레, 왼팔의 어깨점에서 팔꿈치까지의 중간 지점을 측정.

⑲ AMC(Arm muscle circumference, 팔 근육둘레)

상완근육량은 개인의 영양 상태를 가장 빠르게 반영. 보통 영양이 불량한 경우 AMC 수치가 점점 줄어 듬.

(9) 이중 에너지 방사선 흡수 계측기(Dual energy X-ray absorptiometry: DEXA)

DEXA는 골무기질 성상을 측정함으로써 골다공증의 진단을 위한 도구로 개발되었다. 서로 다른 에너지를 가진 두 개의 매우 낮은 방사선 에너지가 신체를 통과하면서 골무기질, 제지방, 지방을 측정하게 된다. 이 방법은 매우 정확도가 높기 때문에 많은 실험실에서 수중 밀도 측정법 대신 사용하고 있다. DEXA는 모든 대상에서 안전하게 사용할 수 있고 측정이 간편하며 정확하다는 장점이 있는 반면, 측정 기기가 비싸고 정기적으로 기기의 표준화가 필요하며, 150kg 이상에서는 정확도가 떨어질 수 있는 제한점이 있다. 측정 시에 노출되는 방사선 양은 흉부 촬영보다도 상당히 적은 양이며 체지방 측정에 대한 오차는 1.7% 정도 된다.

(10) 칼륨법

칼륨이 지방 이외의 부위에만 존재한다는 원리를 이용해 체지방을 측정할 수 있다. 체내에서 자연적으로 방사성 동위원소인 40K이 존재하고 이것이 방출하는 감마선을 측정함으로써 전체 칼륨 이온양을 산출하고 공식을 이용하여 지방량을 계산할 수 있다. 외부 방사선을 차단할 수 있는 특수한 시설이 필요하며 최소한 40분 이상을 밀폐된 작은 공간에서 검사를 받아야 하는 등 사용하기 어렵고 비싼 문제가 있어 많이 사용하지 않는 편이다.

(11) 가스 확산법

인체에 무해한 가스를 집어넣은 일정한 용량의 상자 속에 검사자를 들여보내서 사람이 들어간 만큼 상자 속의 가스 농도가 높아지므로 그 변화에 따라 그 사람의 용적을 측정한다. 이 용적과 체중에서 비중을 구하여 체지방을 산출하는 방법이다.

(12) X 선법

지방 두께를 재기 위해 사용되는 X-ray는 대각선의 세 군데에서 측정되며 지방 퍼센트 결정을 위해 수중 체중 측정과 0.85~0.9의 상관계수를 갖는 방정식을 이용하여 체지방을 측정한다.

(13) 초음파법

초음파는 피부 주름 두께 측정에 의한 방법보다 오차가 적고 피하지방이 많아 캘리퍼로는 측정이 불가능한 경우에도 간편하게 측정할 수 있다. B-mode는 A-mode에 비해 신뢰도가 높고 화면을 보면서 지방층과 근육층의 경계를 구분할 수 있다는 장점이 있다.

(14) 컴퓨터 단층 촬영

정확한 지방의 분포를 파악하기 위해 최근 임상에서도 널리 사용되고 있는 방법으로 제 4요추와 제 5요추 사이의 위치에서 컴퓨터 단층 촬영을 함으로써 내장 지방과 피하지방의 면적을 산출할 수 있다. 컴퓨터 단층 촬영은 지방 면적 측정에 있어 오차가 1% 미만으로 그 정확도가 높다. 내장형 비만을 판정하는 참고치가 아직 표준화되어 있지 않지만 내장 지방 면적을 $100cm^2$ 이상 혹은 내장지방 면적을 피하지방 면적으로 나눈 내장 지방 면적/피하지방 면적을 피하지방 면적으로 나눈 내장 지방 면적/피하지방 면적의 비가 0.4 이상 시 때로 제시하고 있다. 몇 군데의 지방층을 연속으로 측정한 후 공식을 이용하여 체지방의 부피를 산출할 수도 있지만 여러 군데에서 찍을 경우 방사선에 많이 노출된다는 단점이 있다.

(15) 자기 공명 영상

자기 공명 영상에 의해 내장 지방과 피하지방의 측정이 가능하다. 방사선 노출의 해가 없지만 컴퓨터 단층 촬영보다 고가로 보편화되기는 어려운 실정이다.

(16) 공기 전위 부피 변동 측정법(Air displacement plethysmography: ADP)

공기 전위 부피 변동 측정법은 신체 부피를 측정하는 하나의 방법으로 부피를 예측하기 위해 물의 부피 변동 대신 공기의 부피 변동을 사용하는 방법이다. 이 방법은 신속하며(보통의 경우 5~10분 소요), 피검자의 협조가 많이 필요하지 않고 숙련된 기술 없이도 측정이 가능하므로 수중 체중 측정법을 대신할 수 있다. 이 방법은 Bod Pod와 같은 신체 전체 부피 변동 측정계가 필요하다. Bod Pod는 크고 계란 모양의 화이버 글라스 밀폐 용기이며, 공기 제거량을 측정할 수 있게 함으로써 압력과 부피의 관계를 이용하여 신체 부피를 측정하게 된다.

2) 이상 체중의 결정

이상적인 체중의 결정은 표준체중법에 의한 것보다 체지방률을 근거로 산출하는 것이 정확하다. 그러한 이유는 체격에 관계없이 이상적인 체지방량으로 구성된 체중을 결정할 수 있기 때문이다. 이상 체중의 결정은 다음과 같은 과정을 거쳐 산출한다. 어떤 남성(신장 : 170cm 체중: 70kg 체지방률: 30%)의 체지방률이 18%에 해당하는 체중을 목표로 하여 체중감량을 하려면 이상적인 목표 체중은 몇 kg이며 몇 kg을 감량하여야 하나?

① 체지방량을 계산한다.
체중(kg)×체지방률(%)=체지방량(kg)
예) 70kg×0.3=21kg

② 제지방 체중을 계산한다.
체중(kg)-제지방량(kg)=제지방 체중(kg)
예) 70kg-21kg=49kg

③ 이상 체중을 계산한다.
제지방 체중(kg): 제지방 비율(%)=이상 체지방량(kg): 이상 체지방 비율(%)
예) 49kg:0.85=이상 체지방량:0.18
이상 제지방량=10.76kg
이상 체중(kg)=제지방량(kg)+이상 체지방량(kg)
예) 49kg+10.76kg=59.76kg

④ 감량할 체중(초과체중)을 계산한다.
현재 체중(kg)-이상 체중(kg)=초과 체중
예) 초과 체중=70kg-59.76kg=10.24kg

07 식이요법을 이용한 체중 조절

이상 체중을 위한 체중 감량을 위해서 식이요법의 종류, 이상적인 식사 계획, 체중 조절을 위한 식사 지침에 대해서 알아본다.

1) 식이요법과 체중 조절

식이요법은 임의로 식사량을 줄여 신체가 요구하는 칼로리 소모량보다 칼로리 섭취량을 적게 하여 몸 안에 축적된 지방을 대체 연료로 사용함으로써 지방 체중을 감소시키는 것이다. 그러나 식이요법 단독으로는 체중 조절에 성공할 수 없다는 것을 인식하여야 한다. 이미 언급한 바 있지만 식이요법은 체중 조절의 필요조건이지 충분한 조건이 아니기 때문이다. 또한 식이요법은 적용에 있어서 여러 가지 문제점이 있다. 식이요법은 이론적으로 하루에 500kcal의 식사를 제한하면 70g의 지방의 감량을 기대할 수 있고 이런 논리라면 100일이면 7kg을 감량할 수 있게 된다. 그러나 문제는 그렇게 간단하지 않다. 식이요법 초기에는 부족한 칼로리의 보충을 탄수화물과 단백질에 의존하게 된다. 단백질과 탄수화물은 에너지화될 때 지방에 비하여 많은 양의 수분이 요구되기 때문에 단백질과 탄수화물이 활동 에너지로 많이 사용될수록 수분의 손실이 커지는 것이다. 따라서 식이요법 초기에 나타나는 체중 감소는 체내의 수분, 탄수화물, 단백질 소모에 의한 것이다.

탄수화물과 단백질은 지방에 비하여 인체의 저장량이 적고 결핍이 피로를 야기시키며 특히 단백질의 결핍은 인체 조직을 파괴하고 근육의 질에 악영향을 미치므로 인체는 더 이상 탄수화물과 단백질에 의한 에너지 공급에 의존치 않고 부족한 칼로리를 지방으로 보충하게 된다. 그 결과 체중의 감소율은 급격히 둔화 된다. 결국 식이요법에 의한 체중 감량은 초기 수분 상실로 효과가 있으나 수분 재보충에 의해 효과가 상쇄되므로 근본적인 방법이 아니다. 그러므로 식이요법은 체중 조절의 보조적인 요법으로 실시되어야만 한다. 아무리 운동을 하여 칼로리를 소모시켜도 소모된 칼로리 이상을 섭취한다면 효과가 없기 때문이다. 또한 식이요법은 최소한 2개월 이상 장기적 계획으로 실시되어야 한다. 그러나 대부분의 경우는 초기 수분 손실에 의해 체중이 감량된 것에 만족하고 쉽게 중지하는 것이 빈번하다. 결국 원래의 식습관으로 돌아가게 되면 소모된 탄수화물, 단백질 수분이 재보충되어 체중이 원래대로 증가하게 된다.

2) 식이요법의 종류

(1) 저칼로리 식사(Conventional calorie restricted meal plan)

저칼로리 식사는 하루에 섭취하는 총 칼로리 중 500kcal의 열량을 제한하여 섭취하는 식사법이다. 식이용법 중 가장 부작용이 적은 이상적인 방법으로 이 방법을 추천한다. 이 경우 비만에 중요한 역할을 하는 것은 탄수화물과 지방이므로 이들의 섭취를 줄일 것을 권장한다.

(2) One food diet

한 종류의 식품만을 계속 섭취하는 방법이다. 원 푸드 다이어트는 비록 섭취 열량을 제한하여 체중을 감소시킬 수는 있으나 기초대사율 감소, 전해질 불균형, 식욕 조절 변화 등 부작용이 생기고 정상적인 식사로 돌아가면 신속한 체중 재증가가 초래되므로 추천할 만한 방법이 아니다.

(3) 초저열량 식사(Very low calorie diet)

초저열량 식사는 하루에 400~800kcal의 열량으로 제한하는 식이요법이다. 초저열량 식사의 적용은 고도의 비만환자에게만 의사와 영양사의 감독 하에 실시되어야 한다. 그러나 최근에는 초저열량 다이어트 식품들이 개발 보급됨으로써 과체중자나 정상인이 미용을 목적으로 사용하고 있어 문제점이 제기되고 있다. 잘못된 초저열량 식사법은 급사, 구토, 복통, 성욕 감퇴, 복부팽만감, 저혈압, 생리이상, 피로 등의 부작용이 초래되므로 주의하여야 한다.

특히 유아나 아동, 임산부, 노인, 운동선수, 무용수, 식욕 부진증 환자, 고혈압 환자, 당뇨병 환자들은 절대 삼가야 한다.

(4) 간헐적 단식

하루 세 끼를 먹는 오늘날의 습관은 인류가 형성된 이후 환경과는 너무도 달라져 있고 대부분의 사람들은 늘 먹는 것을 달고 살다시피 해 별로 허기질 때가 없다. 보통의 단식은 허기짐과 스트레스가 심해 사람을 고통스럽게 하고, 단식 후에는 음식에 대한 열망이 더 커져 폭식으로 이어지고, 다시 전과 같은 몸 상태가 되는 요요 현상이 찾아온다. 하지만 간헐적 단식은 일상생활에 피해를 주지 않게 일주일에 두 번이상 16~24시간 단식을 하고 식사를 할 때 먹는 것을 양껏 먹는 방법이 바로 간헐적 단식이다.

대표적인 간헐적 단식의 효과로는 체중 감량, 성장호르몬 수치를 줄여 암을 비롯한 각종 노화, 질병의 위험성 감소, 단식이라는 스트레스 요인에 반응한 복구 유전자 가동, 인슐린 민감도 상승으로 비만, 당뇨, 심장 질환, 인지력 감퇴 위험 감소, 뇌가 신경 영양 인자를 많이 생성해 기분이 좋아지고 활기차지는 것 등이 있다.

반면에 정신적 공허함과 폭식 그리고 케톤증과 같은 질병에 걸릴 수 있는 부작용도 찾아올 수 있기 때문에 전문가의 도움을 받고 간헐적 단식에 참여해야 한다.

3) 이상적인 식사 계획

이상적인 식사란 1일 활동에 요구되는 총 에너지 필요량을 결정하여 총 에너지 필요량에 맞는 식사를 섭취하는 것이다. 이를 통해 식이

요법의 부작용을 해소하고 운동을 병행하여 추가되는 에너지 필요량 만큼의 체중 감량을 기대할 수 있다.

표 6-6 이상적인 식사계획

1단계		2단계
-개인의 표준 체중과 활동을 고려한 1일 총에너지 필요량 결정	⇨	-식품 교환표를 이용 -1일 총에너지 필요량에 맞는 식품의 종류와 양을 고려한 식단 작성

(1) 1일 총에너지 필요량의 결정

신장이 156cm, 체중 55kg, 연령 40세, 활동량이 중간인 여성의 1일 총에너지 필요량의 결정은 다음과 같다.

① 표준체중을 계산한다.

(신장-100) × 0.9 (여:0.85)

(156cm-100) × 0.85 = 47.6kg

② 〈표 6-7〉을 참고하여 1일 열량 필요량을 구한다.

중간 활동=40kcal/kg

표 6-7 1일 열량 필요량

활동량	1일 열량 필요량(Kcal/kg)
누워지내는 사람	25Kcal
앉아서 일하는 사무직종	35Kcal
빨래 등 중간 정도 육체 노동이나 간단한 운동을 하는 경우	40Kcal
심한 운동을 하는 경우	45Kcal

③ 1일 총에너지 필요량을 결정한다.

1일 총에너지 필요량=표준체중×1일 열량필요량

47.6kg×40kcal=1904kcal

(2) 식단 작성

식품 교환표를 활용하여 1904kcal(1일)에 맞는 식단을 작성한다.

4) 체중 조절을 위한 식사 지침

(1) 기본 지침

① 식사 횟수를 1일 3~4회로 나누어 소량 섭취한다.

② 단백질, 지방, 탄수화물, 비타민, 무기질, 수분 등을 균형 있게 섭취하되 섭취 칼로리를 줄인다.

③ 근글리코겐의 고갈을 방지하기 위하여 특별히 탄수화물 성분이 많고 지방 성분이 낮은 음식물을 섭취한다.

④ 혈당 상승 예방, 과식 방지 콜레스테롤 축적 방지, 배변 활동을 위해 섬유소가 풍부한 채소류를 섭취한다.

⑤ 1일 500kcal의 음식 섭취를 줄이는 것을 원칙으로 하되 칼로리 제한은 1,000kcal/1일을 초과하지 않는다.

(2) 주의 사항

① 탄수화물 섭취 제한으로 인한 근 글리코겐의 고갈은 극심한 피로 및 단백질 파괴의 부작용이 있다.

② 금식은 지방 침전 효소를 증가시켜 섭취량 이상의 양이 지방으로 변환되어 축적될 뿐만 아니라 신장 기능 부진, 탈모, 현기증, 근육 경련을 초래하므로 피해야 한다.

③ 체중 감량은 제지방 체중(근육, 기관, 뼈 등)의 손실이 아니라 지방 손실로 이루어져야 한다.

그림 6-10 **음식 칼로리 기준**

곡류군 100㎉	밥 1/3공기 (70g)	옥수수 2/3개 (90g)	감자大 1개 (130g)	밤 6개 (60g)	드토리묵 1/2모 (200g)	식빵1쪽 (35g)	비스켓5쪽	국수삶은것 1/2공기(90g)	인절미 3개 (50g)	미숫가루 5큰술 (30g)
어육류군 75㎉	쇠고기 탁구공 크기 1토막 (40g)	생선小 1토막 (50g)	닭고기 1토막 (40g)	오징어 1토막 (50g)	새우 3마리 (50g)	조갯살 1/3컵 (50g)	멸치 1/4컵 (150g)	달걀 1개 (55g)	검정콩 2큰술 60알(20g)	두부 1/6모 (80g)
채소군 20㎉	쑥갓 익혀서 1/3컵 (70g)	양배추 익혀서 2/5컵 (70g)	무말랭이 불려서 1/3컵 (10g)	배추익혀서 1/3컵 (70g)	디망中 2개 (70g)	오이썰어서 1/3컵 (70g)	연근 6쪽 (50g)	무익혀서 1/3컵 (70g)	시금치익혀서 1/3컵 (70g)	풋고추中 7~8개 (70g)
지방군 45㎉	기름 1작은술 (5g)	마가린 1.5 작은술 (6g)	들기름 1작은술 (5g)	참기름 1작은술 (5g)	땅콩 10개 (10g)	마요네즈 1.5작은술 (10g)	호두大 1개 (8g)	포도씨유 1작은술 (5g)	올리브유 1작은술 (50g)	잣 (7g)
우유군 125㎉	우유 1컵 (200g)	전지분유 5큰술 (25g)	두유 1컵 (200g)	슬라이스치즈 1½장 (30g)	기타 유제품	요구르트 1개(65㎖) 70㎉	요플레 1개(100g) 100㎉	불가리스 1개 (150㎖) 135㎉	아이스크림 1개 (150㎖) 300㎉	아이스바 1개(85㎖) 140㎉
과일군 50㎉	사과小 1/2개 (100g)	배中 1/2개 (100g)	수박小 1쪽 (250g)	귤中 1개 (100g)	토마토 1개 (250g)	딸기中 10개 (150g)	포도 19개 (150g)	참외小 1/2개 (120g)	바나나中 1/2개 (60g)	오렌지쥬스 1/2컵 (100g)

④ 칼로리만 높고 영양소의 균형이 없는 인스턴트 식품을 피한다.

⑤ 식욕을 자극하는 짜거나 맵거나 조미료가 많이 들어간 음식은 피한다.

⑥ 늦은 밤에는 글루카곤의 지방 분해 기능이 줄어들고 인슐린의 지방 합성 기능이 촉진되므로 야식을 피한다.

08 운동 요법을 위한 체중 조절

운동은 체중 조절에 가장 근본적인 방법으로 인정되고 있다. 체중 감량과 관계된 운동의 역할과 주요 체중 감량 운동 지침에 대하여 살펴본다.

1) 운동요법과 체중 조절

운동요법은 체중 조절에 가장 효과적이고 요요 현상을 대비할 수 있는 가장 근본적인 방법이다. 비만은 섭취 열량과 소모 열량의 불균형으로 인해 발생된다. 이러한 점에서 볼 때 식이요법이 섭취 열량을 줄이는 소극적인 방법이라면 운동요법은 소모 열량을 증대시키는 적극적인 방법이다. 또한 운동요법은 식이요법의 단점인 일시적인 체중 감량 효과, 요요 현상, 근육의 질 저하, 체력 감소, 피로 유발 등의 문제를 해소시키면서 체중 감량을 유도할 수 있다는 장점이 있다. 이미 언급하였으나 운동을 하게 되면 근육의 양이 증가하고 체력이 증진된다. 특히 비만의 합병증에 원인이 되는 고지혈증을 처치하며 고밀도 지단백 콜레스테롤(HDL-C)을 증가시켜 성인병 위험 인자인 혈중 중성지방과 저밀도 지단백 콜레스테롤(LDL-C)을 감소시키기 때문에 동맥경화 및 고혈압 예방에 효과적이다. 또한 운동을 통해 증가된 근육량은 기초대사량을 증가시켜 열량 소모에 이점이 있으며 추후 식사량이 증가해도 쉽게 비만이 되지 않게 되므로 요요 현상을 예방할 수 있다.

그러나 비만인에 있어서의 운동은 접근이 쉽지 않다. 또한 잘못된 운동 방법은 오히려 부작용을 초래할 수 있다. 따라서 과학적인 운동 지침에 의해 운동 프로그램을 작성하고 실행해야 한다.

(1) 대사율

대사 작용은 운동이 끝난 후에도 일시적으로 증가된 상태가 유지된다. 이는 초과 산소 섭취량(EPOC)으로 입증된다. 회복기 대사율이 운동전 수준으로 돌아오는 데는 가벼운 운동은 수 분, 격한 운동은 수 시간, 에너지 소비가 극심한 마라톤은 12~24시간이 소요된다. 결국 운동은 회복기 대사 작용을 증가한 채로 유지시켜 에너지 소비를 지속시킨다.

초과 산소 섭취량은 운동 강도에 비례하여 증가한다. 이는 회복기 대사를 촉진시켜 체중 관리에 도움이 된다. 그러나 비만인은 근관절 기능 및 운동 발현 능력이 취약하고, 고강도에 대한 잠재적인 위험이 크기 때문에 체중 감량을 목적으로 초과 산소 섭취량을 높이는 운동 프로그램은 매우 위험하다.

또한 운동은 성장 호르몬의 증가, 교감신경 체계 및 카테콜라민 순환을 상승시켜 지질 대사를 촉진시키므로 지방 분해에 긍정적인 역할을 한다.

(2) 신체 구성

식이요법에 의한 체중 감량은 제지방조직과 지방조직이 모두 감소된다. 반면 운동에 의한 체중 감량은 지방조직이 상대적으로 많이 감소되고 제지방 조직량을 늘려 건강을 증진시킨다. 특히 운동에 의한 체중 조절은 근육의 위축을 막고 식욕을 조절하며 요요 현상을 방지하는 역할을 한다.

(3) 영양소의 열효과

음식을 섭취한 후 소화 흡수, 이화작용, 단백질 합성 등에 소비되는 산소 섭취량은 공복 시보다 10~35% 정도 증가한다. 이와 같이 식후 산소 섭취량이 증가되는 현상을 영양소의 열효과라 한다.

열효과 증가는 기초대사율 증가에 영향을 미치기 때문에 체중 감량과 관계가 같다. 식사 전후에 실행된 운동은 영양소의 열효과를 10% 이상 상승시켜 에너지 소비에 효과적이다. 따라서 식사와 관련하여 체중조절에 고무적인 효과를 초래한다.

2) 운동 지침

운동은 체중 조절의 가장 근본적인 방법이다. 운동 요법의 핵심이 되는 운동의 종류와 방법, 목표 체중의 결정, 체중 감량 운동 프로그램 결정 과정에 대하여 알아본다.

(1) 기본 지침

에너지 소비를 극대화할 수 있는 장시간 저강도의 에어로빅 운동을 실시한다.

(2) 운동의 종류

에너지 소비를 극대화시킬 수 있는 장시간 저강도의 유산소운동을 원칙으로 한다. 운동을 할 때 사용되는 에너지원은 주로 지방과 탄수화물이다. 탄수화물 1분자를 산화시키기 위하여 산소 6분자가 요구되며 지방의 경우는 23분자가 요구된다.

따라서 운동중 지방을 연료로 사용하기 위해서는 산소 공급이 충분히 이루어져야만 한다. 우리가 격렬한 운동을 할 때 산소 공급이 부족하여 숨이 차오르는 것을 경험한다. 결국 격렬한 운동은 탄수화물을 주 에너지원으로 사용하게 된다. 반면에 숨이 덜 찬 적당한 힘들기의 운동은 산소 공급이 충분해서 지방을 주 에너지원으로 사용한다. 따라서 체중 조절을 위한 운동의 종류는 산소 공급이 충분하고, 전신 운동으로 에너지 소비를 극대화시킬 수 있고, 장시간 지속적으로 수행할 수 있는 에어로빅 운동(유산소운동)을 권장한다.

표 6-8 에어로빅 운동의 종류

실내 에어로빅 운동	실외 에어로빅 운동
제자리 달리기	걷기, 조깅
계단 오르내리기	자전거 타기
고정 자전거 타기	축구, 테니스
뛰뛰며 손바닥 치기	인라인스케이팅
런닝머신	수영
트램볼린	등산

또한 제지방 체중을 늘려 안정 시 대사량을 증가시키고 요요 현상을 예방할 수 있는 저항 운동을 권장한다. 운동 동작이 리드미컬하고 지속적으로 즐길 수 있는 대근육군 동원 운동으로써 운동 전개 상황이 단순한 운동이 요구된다. 안전성을 고려하여 고난도 운동 기술과 경쟁적 요소가 배제되어야 한다.

(3) 운동 방법

운동 강도는 50~60% HRR 수준이 권장되나 장시간 운동은 더 낮은 운동 강도도 무방하다. 운동 시간은 1일 30분 이상 정도가 적당하나 1일 목표 운동량에 따라 조정될 수도 있다. 운동 빈도는 주 5일 이상을 원칙으로 하여 칼로리 소모량을 극대화시켜야 한다. 1일 운동량은 체력과 운동 단계, 체중 감량 기간을 고려하여 250~400kcal 범위에서 결정한다.

운동 단계는 충격에 의한 요통과 무릎 상해 가능성을 고려하여 초기 단계를 반드시 실시한다. 초기 단계의 운동은 운동에 대한 적응 및 준비를 목적으로 정적인 저항 운동을 포함한다. 초기 단계에서는 운동의 양과 질을 발달 단계의 1/2로 줄여 실시한다.

표 6-9 목표 심박수 산출방법

• 최대 심박수=220-나이 • 목표 심박수=운동 강도(%)×(최대 심박수-안정 시 심박수)+안정 시 심박수 • 40세 남자의 안정 시 심박수가 70회/분인 경우 60% 강도 목표 심박수 산출 방법 0.6(180-70)+70=0.6(110)+70=136회/분

(4) 주의 사항

비만인이 갑자기 운동을 하면 충격에 의해 요통 및 무릎 통증이 발생할 수 있다. 따라서 초기 운동 프로그램을 우선적으로 실천해야 한다. 초기 운동은 가능한 정적인 상태에서 본 운동에 대비한 적응 운동의 차원에서 근력 및 근지구력 증진에 중점을 두고 운동의 양도 1/2로 줄여 실시한다. 2~3주가 지나면 운동 시간을 늘려나가고 6주 후부터는 정상적인 운동 방법을 적용한 본 운동을 실시한다. 고도의 비만인은 본 운동 종목으로 수영을 권장하며 특히 겨울철 실외 운동은 삼가야 한다.

3) 운동량 산출 및 계획

① 문진과 검사를 통해 대상자의 운동 처방 관련 변인을 기록한다.
연령: 25세, 성: 여성, 직업: 사무직, 질환: 무
체중: 70kg Fat: 35%, 희망 운동: 조깅
목표 체지방률: 25%

② 목표 체지방률을 기초로 목표 체중을 계산한다.

③ 체지방 감소량과 총열량 결손량을 계산한다.

체지방 감소량=70kg(체중) − 60.67kg(목표 체중)=약9.3kg

총열량 결손량=9.3kg × 7.700kcal=71.610kcal

④ 주별 (1주)체지방 감량 및 열량 손실량을 결정한다.

주별 체지방 감량=지방조직 0.5kg/주

주별 열량 손실량=3,850kcal/주

⑤ 프로그램 기간을 결정한다.

프로그램 기간=71.610kcal(총열량 결손량) ÷ 3850kcal(주별 열량 손실량)=18.6주(약 19주)

⑥ 열량 손실량의 범위를 결정한다(운동요법+식사요법).

식사요법에 의한 열량 손실 범위

300kcal/일~350kcal/일=2,100kcal/주~2,450kcal/주

운동에 의한 열량 손실 범위

(3,850kcal/주−2,100kcal/주)~(3,850kcal/주−2,450kcal/주)

=1,759kcal/주~1,400kcal/주)

⑦ 운동 프로그램을 결정한다.

운동 종목=걷기 +조깅, 운동빈도 =5일/주

운동 강도=저 · 중강도 (50~60%HRR)≒110m/분(6.5km/hr)

≒ 6kcal/분(70kg인 경우)

운동 기간

1일 소비 열량=(1750kcal÷5일)~(1400kcal÷5일)=350kcal/일~280kcal/일

운동 시간=(350kcal/일÷6kcal/분)~(280kcal/일÷6kcal/분)=58분/일~47분/일

⑧ 참고 사항

식사요법을 병행하면 감량 기간을 단축시킬 수 있다. 단 1개월에 2kg 이하의 감량이어야 한다.

식사량이 늘어나면 운동 효과를 기대하기 어렵다.

4) 운동 프로그램 유형

체지방 감량 목적으로 상기 내용에 맞추어 1일 운동 시간, 주당 운동횟수, 운동 종목 등을 변형시킴으로써 다양하게 제시될 수 있는데 계획된 운동 프로그램을 지속적으로 실시해서 비만에서 탈출해야 한다.

많은 사람이 실천하고 있는 걷기, 달리기, 자전거 프로그램을 제시한다.

표 6-10 걷기 운동 프로그램(예)

주	거리(Km)	시간(분)	횟수
1	1.6	18	5
2	1.6	16	5
3	2.4	24	5
4	2.4	23	5
5	3.2	32	5
6	3.2	30	5
7	4.0	37	5
8	4.0	36	5

표 6-11 달리기 프로그램(예)

주	운동방법	거리(Km)	시간(분)	횟수
1	걷기/조깅	1.6	13	5
2	걷기/조깅	1.6	13	5
3	걷기/조깅	1.6	12	5
4	걷기/조깅	2.4	18	5
5	걷기/조깅	2.4	17	5
6	조깅	2.8	21	5
7	조깅	2.8	21	5
8	조깅	3.2	20	5

표 6-12 자전거 프로그램(예)

주	거리(Km)	시간(분)	횟수
1	3.3	10	5
2	3.3	10	5
3	5.0	13	5
4	5.0	13	5
5	6.0	17	5
6	6.0	17	5
7	7.0	20	5
8	7.5	20	5

09 약물요법을 이용한 체중 조절

비만의 약물치료는 크게 지방 축적을 억제하는 식욕 억제제와 음식의 흡수나 지방산 생성을 억제하는 제제와 지방 이용을 자극하는 지방 분해제로 대별된다. 그중 비만 치료에 대다수의 경우 식욕 억제제가 사용되는데 식욕 억제제의 복용은 불안, 현기증, 피로감, 심계항진, 복통 및 설사 등의 부작용을 일으킬 수 있고 심한 경우 우울증, 환각작용, 혈압 상승, 불면증 등을 유발할 수 있으므로 사용에 주의하여야 한다.

약물이 사용되기 위해서는 부작용의 최소화, 위험성 배제, 지속적 효과, 중독성 배제 등의 조건을 갖추어야 하는데 현재까지 이런 조건을 갖춘 약물은 없다. 또한 부작용이 없다 할지라도 약물에 의한 방법은 일시적이고 복용 6개월 후부터 정체 현상이 나타나므로 병적인 고도의 비만에만 사용되어야 한다.

1) "비만 치료 지침 권고안"에서 약물 치료 지침

비만의 기본적인 치료 방법은 식사, 운동 및 행동 수정 요법이며, 약물 요법은 이들의 보조적인 치료법이다. 우리나라의 경우 체질량 지수가 25kg/m^{2}이거나 23kg/m^{2}이면서 심혈관계 합병증 및 수면 무호흡증이 동반된 경우 약물치료를 시도해 볼 수 있다. 비만 약제의 병합 요법은 아직 연구가 충분히 이루어지지 않았으며, 단일 요법과 비교하여 체중 감소 효과에 추가적인 이득이 없거나 부작용 발생의 우려가 있으므로 권유되지 않는다.

비만 치료제 중 시부트라민(Sibutramine)과 올리스타트(Orlistat)는 장기간 사용이 가능하나, 펜터민(Phentermine) 등은 3개월 이내로 단기간 사용한다.

비만 치료약제 사용 시 생활 습관 교정을 병행할 경우 체중 감량면에서 더욱 효과적이다. 약물 사용 시 정기적으로 부작용과 효과를 면밀히 검토해야 한다. 약제 사용 후 3개월 내에 5~10%의 체중 감량이 없거나 동반 질환의 개선 효과가 보이지 않으면 약제 변경을 고려하여야 한다.

10 행동 수정 요법을 이용한 체중 조절

생활 습관병으로 알려진 비만도 자신의 행동을 변화시켜 체중 조절이 가능하며, 비만 행동 치료 권고안을 받아들여 체중 조절을 가능하게 한다.

1) 행동 수정 요법과 체중 조절

행동 수정 요법이란 인간 행동에 대한 과학적이고 실증적인 분석

결과를 토대로 부적당하다고 생각되는 행동을 합리적으로 수정시켜 바람직한 적응 행동의 확립과 습관을 갖게 하는 자기 통제 요법이다.

체중 조절에 있어서의 행동 수정 요법은 동원되는 여러 방법들의 실질적인 시행과 관련되었다는 점에 큰 의미가 있다.

표 6-13 체중별 신체 활동에 따른 칼로리 소모량

	운동 종목 (30분 했을 때)	소비 칼로리(kcal)		
		체중 50kg	체중 60kg	체중 70kg
가벼운 운동	산책	66	78	90
	스트레칭 체조	63	102	129
	자전거(보통 속도로)	93	75	87
	춤추기	102	123	144
	볼링	75	99	105
	요가	63	75	87
	골프	93	111	129
	골프 연습	102	123	144
중간 정도의 운동	계단 오르내리기	144	174	204
	팔 굽혀 펴기	96	126	147
	자전거(빠른속도로)	111	132	156
	스키	177	210	246
	탁구	150	180	210
	테니스	180	216	252
	배드민턴	177	210	246
	배구	177	210	246
힘든 운동	수영(자유형)	435	522	612
	수영(접영)	552	660	774
	조깅	237	282	330
	농구	201	240	279
	윗몸 일으키기	216	258	303
	줄넘기	225	267	312

2) 비만 행동 치료 권고안

① 체중 조절은 평생의 문제이고 체중조절을 위해서는 식습관을 비롯한 생활습관을 바꾸어야 한다.
② 비만치료에서 가장 효과적인 방법은 행동치료를 포함한 식사 조절과 운동치료의 병합치료이다.
③ 비만치료에 흔히 사용되는 행동 치료적 기법에는 자극 조절 기법, 식사 행동 조절, 보상을 주는 방법(양성 강화물의 사용), 자기관찰, 영양 교육, 신체 활동 조절, 대체 행동 기법, 인지적 재구조화 기법 및 사회적 지지의 이용 등이 있다.

3) 행동 수정 요법

(1) 섭식 행동의 기록

섭식 행동의 기록은 일상생활 중 섭식 행동을 식사 일기에 기록하여 섭식의 정도와 섭식 유발 자극을 파악함으로써 스스로 반성의 계기가 되게 하는 것을 목적으로 시행한다.

식사 일기는 식사 내용과 양을 기록하는데 사실상 섭취한 칼로리를 분석하기는 불가능하다. 그러나 어느 정도 상대적인 비교는 가능하며 식사 일기를 작성하는 일에 시간을 할애하는 자체가 섭식 행동을 스스로 통제하는 효과를 유발하므로 체중 관리에 긍정적인 영향을 준다.

(2) 섭식 환경 정비

① 공복 시 물건을 사러가지 않는다.
② 구입 목록은 만복 시 작성한다.
③ 음식을 내용물이 보이지 않는 열기 어려운 용기에 담아 보관한다.
④ 반찬은 큰 접시에 담지 말고 각 개인 접시에 제한량만 담는다.
⑤ 식사 장소를 정해 놓는다.

⑥ 외식을 삼가 한다.
⑦ 남은 음식을 빨리 버린다.

(3) 식습관 개선

① 천천히 식사한다(천천히 식사하면 식사량을 줄일 수 있음).
② 다른 일을 하면서 식사하지 않는다(무의식중에 필요이상 섭취함).
③ 음식 먹는 장소는 한 곳으로 정한다.

표 6-14 주간 식사 일기 기록표

구분	아침	점심	저녁	간식	기타
월 (　)					
섭취 열량					
화 (　)					
섭취 열량					
수 (　)					
섭취 열량					
목 (　)					
섭취 열량					
금 (　)					
섭취 열량					
토 (　)					
섭취 열량					
일 (　)					
섭취 열량					

④ 남기는 습관을 갖는다.
⑤ 식사 계획에 따라 먹는다.
⑥ 밤늦게 식사하지 않는다(저녁식사는 8시 이전에 실시).
식후 간식 피할 것.
⑦ 몰아 먹지 않는다(세끼에 나누어 먹을 것).

(4) 생활 활동 습관 변화
① 규칙적인 운동을 한다.
② 계단을 이용한다.
③ 활동량을 재본다.

(5) 연속 행동 분석
일상생활 중 음식물을 섭취하게 되는 동기를 제공하는 경우의 행동 고리를 찾아내어 그 요소를 사전에 제거한다.

11 고도비만의 수술요법 (Bariatric Surgery)

고도비만의 유일한 치료 방법은 수술이며, 개복술 대신 복강경을 이용한 수술 시행으로 수술의 만족도와 높은 삶의 질 향상을 기대할 수 있다.

체질량 지수 37 kg/m^2 이상이거나, 체질량 지수 32 kg/m^2 이상이면서 2가지 이상의 동반 이환 질환을 갖고 있는 경우가 해당되는데 표준수식(RY우회술 및 조절형 위 밴드 설치술)의 경우 초기 체중의 약 30%, 수술 후 5년째 과체중의 약 50%의 체중 감소가 이루어진다.

수술 후 약 3개월간의 식사 적응 훈련이 필요하고 비타민과 무기질을 포함한 영양 부족으로 적극적인 환자 관리가 필요하다.

수술에 따른 부작용과 비용 부담이 있기 때문에 심각하게 고려해야 한다.

Ⅶ 지칠 줄 모르는 심폐 기능의 육성

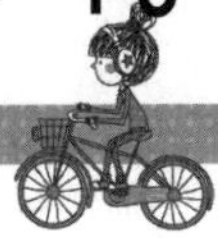

심폐 기능은 중요한 건강 관련 체력 요소이다. 심폐 기능을 효과적으로 유지 또는 증진시키기 위해서는 운동 유형, 운동 강도, 운동 시간, 운동 빈도, 운동 단계 등을 종합적으로 고려하여 운동해야 한다. 언급한 각 요소는 개인의 상태에 따라 그 적용에 있어서 차이가 있기 때문에 이에 관한 지식을 알아야 한다. 심폐 기능을 효율적으로 관리할 수 있는 중요 내용을 살펴본다.

01 운동 유형

운동의 목표가 심폐 기능 유지 또는 증진에 있기 때문에 대근육을 이용하는 에어로빅 운동이어야 한다. 운동 프로그램의 초기 단계에서는 운동 강도의 세심한 조절이 필요하다. 따라서 운동 강도를 일정하게 지속적으로 유지할 수 있는 운동 종목을 선택하여야 한다.

그러므로 개인이 일정한 운동 강도를 유지할 수 있도록 해주고 대상자의 기술에 크게 좌우되지 않는 운동 형태를 선정하도록 한다. A

유형의 활동들은 운동 기술 또는 체력을 크게 요구하지 않는 동작들로 이루어져있다. 걷기, 자전거 타기, 그리고 아쿠아로빅과 같은 활동이 이러한 목적에 가장 적합하다.

B 유형의 활동들은 운동 기술을 크게 요구하지 않으나 평균적인 체력을 요구하는 고강도 운동들로 이루어져있다. B 유형 활동들의 예는 조깅, 스텝 에어로빅, 스피닝 등을 들 수 있다. 규칙적으로 운동을 수행하는 사람들에게 초기 단계와 향상 단계에서 B 유형의 활동을 처방할 수 있다.

C 유형의 활동들은 기술과 평균적인 체력 모두 요구되는 유산소성 활동들을 포함한다. 수영, 스케이팅, 크로스컨트리 스키와 같은 활동들은 활동에 필요한 기술을 습득한 사람이거나 또는 이와 같은 기술 습득이 가능한 체력 수준에 도달한 사람들에게만 처방되어야 할 것이다.

D 유형의 활동들은 체력 향상을 필요로 하거나 부가적으로 개인의 규칙적 유산소운동 프로그램을 필요로 하는 레크리에이션 스포츠들이다. D 유형의 활동들은 예를 들면, 라켓볼, 등산, 축구, 농구 그리고 활강 스키이다. 개인의 운동 프로그램 후반 단계에서(유지 단계) 다양성을 추가할 수 있도록 C와 D 유형의 신체 활동의 사용을 고려해야 한다.

걷기, 조깅, 자전거 타기 외에도 유산소 체력을 향상시키기에 충분한 심폐 자극을 제공하는 또 다른 운동 형태가 있다. 벤치 스텝 에어로빅, 기구를 이용한 계단 오르기 운동, 엘립티칼 트레이닝, 그리고 조정 운동과 같은 운동 형태는 프로그램 대상자에게 운동 처방을 위한 다양한 선택을 할 수 있도록 해준다. 많은 사람들은 자신의 유산소운동에 다양함과 흥미를 더하기 위하여 여러 운동을 병행하기를 원한다.

한편 C, D 유형 활동 등과 같은 운동은 지속적으로 운동 강도를 조절하기가 어렵다. 그러나 운동이 즐겁고 유쾌하고 운동에 대한 불안 및 권태로부터 해방시키기 때문에 운동 프로그램의 마지막 단계(유지 단계)에 이르면 향상된 심폐 기능을 지속적으로 유지하고 운동 프로그램에 변화를 주기 위해 이와 같은 운동이 바람직하다. 이 경우 운동의 안전성을 고려하여 경쟁적인 요소는 극소화되어야 하며, 상황에 따라 경기 규칙을 조정하는 것이 좋다. 비활동인 또는 다수의 위험 인자를 가진 자가 조정되지 않은 경쟁적 운동에 참여하는 것은 바람직하지 못하며 6~10주의 적응 과정을 가질 것을 권장한다.

언급된 운동 종목과 심폐 기능 향상에 대하여 살펴보면 걷기, 달리기, 자전거 프로그램이 심폐 기능 증진에 효과적이라는 것은 이미 많은 연구에 의하여 입증되었다. 운동 대상자의 나이, 건강, 체력 수준 등에 따라 차이가 있겠지만 일반적으로 보통 사람의 경우 5~20%의 최대 산소 섭취량 증진 효과를 기대할 수 있다. 심폐 기능 증진 운동을 6~12개월 실시하면 운동선수들은 이미 생리적 한계 수준에 근접되었기 때문에 운동 개시 수준보다 5% 증진에 불과하지만 일반인의 경우 심폐 기능이 빈약한 비활동인이라 할지라도 동일 기간에 40%의 증진

표 7-1 유산소운동 유형 (Heyward, 2011)

A 유형 활동	B 유형 활동	C 유형 활동	D 유형 활동
• 고정식 자전거	• 조깅과 달리기	• 에어로빅 댄스	• 농구
• 걷기	• 조정	• 벤치 스텝 에어로빅	• 활강 스키
• 아쿠아로빅	• 계단 오르기	• 인라인 스케이팅	• 핸드볼
• 느린 템포 댄스	• 암벽 등반	• 노르딕 스키	• 라켓 스포츠
	• 노르딕 스키	• 줄넘기	• 하이킹
	• 빠른 템포 댄스	• 수영	
	• 스피닝		

A 유형 활동은 기초적인 기술과 체력을 필요
B 유형 활동은 평균적인 체력을 필요로 하는 활동이나 기초적인 기술로 구성
C 유형 활동은 기술과 평균 체력 수준과 기술 필요
D 유형 활동은 체력 향상을 필요로 하거나 규칙적인 유산소운동 프로그램을 필요로 하는 레크리에이션 활동

을 기대할 수 있다.

한편 심폐 기능 증진에 효과적인 운동은 일반적으로 달리기라고 알려져 있지만 운동 강도, 시간, 빈도, 기간 등이 동일 한 조건에서의 운동 효과는 종목별로 동일하다. 따라서 종목의 선택도 중요하지만 운동 방법에 보다 신중하여야 한다. 줄넘기 운동의 60~80회/분의 운동 강도는 지속하기 어렵고 힘들기 때문에 주의 깊게 계획되어야 한다. 따라서 줄넘기 운동은 운동 강도의 조절과 등급 결정이 용이치 않은 격렬한 운동이기 때문에 심폐 기능 증진을 위한 운동 프로그램으로 적당치 않다.

01 운동 강도

운동 강도는 운동의 힘들기를 의미한다. 심폐 지구력 증진을 위한 운동 강도는 보통 최대 산소 섭취량(VO_2max)의 40~85%의 범위여야 한다. 건강하고 활동적인 성인의 초기 운동 강도는 최대 산소 섭취량(VO_2max)의 60~85%, 운동을 처음 시작하는 비활동인은 40~60%의 운동 강도로 운동하여야 한다. 일반적으로 운동하는 자가 건강할수록 심폐 기능 증진을 위해 힘든 운동 강도로 운동하는 것이 효과적이다.

1) 운동 강도의 범위

심폐 지구력의 증진은 심혈관 계통에 자극을 주기에 충분한 운동 강도이어야 하나 운동하는 자의 상태에 따라 적용에 무리가 없어야 하며 지나친 운동 강도와 운동 강도의 증가는 운동을 중단하는 중요 요인이 되므로 주의하여야 한다.

운동 강도는 최대 산소 섭취량(VO_2max)을 기준으로한 방법이 가장 정확하나 일반인들의 접근이 쉽지 않다. 따라서 최대 심박수(HRmax)

를 사용하는 방법이 용이하다. 그런데 두 방법은 다소 차이가 있다. 〈표 7-2〉는 최대심박수법(HRmax)에 의한 70~90% 운동 강도는 최대 산소 섭취량(VO_2max)의 52~83%에 해당한다. 따라서 심박수에 의한 건강한 성인의 운동 강도는 최대 산소 섭취량에 의한 운동 강도보다 높은 범위이다.

표 7-2 최대 심박수와 최대 산소 섭취량에 의한 운동 강도 비교(ACSM)

%HRmax	%VO_2max
(%)	(%)
50	20
60	36
70	52
80	67
90	83
100	98

2) 운동 강도 설정법

(1) 여유 산소 섭취량 방법

점증적 운동 부하 검사를 사용하여 개인의 최대 산소 섭취량($\dot{V}O_2max$)을 측정한다. 개인의 최대 산소 섭취량을 $ml \cdot kg^{-1} \cdot min^{-1}$ 또는 METs(대사당량) 같은 상대적 단위로 나타낸다. 1 MET은 약 3.5 $ml \cdot kg^{-1} \cdot min^{-1}$과 같으므로 최대 산소 섭취량이 35 $ml \cdot kg^{-1} \cdot min^{-1}$이라면 이것은 10 METs이다(35/3.5 = 10 METs).

그 다음은 여유 산소 섭취량($\dot{V}O_2R$)을 결정한다. 앞에서 언급하였듯이, 여유 산소 섭취량은 최대 산소 섭취량과 안정 시 산소 섭취량(3.5 $ml \cdot kg^{-1} \cdot min^{-1}$ 또는 1 MET) 사이의 차이다($\dot{V}O_2R = \dot{V}O_2max - \dot{V}O_2rest$).

여유 산소 섭취량을 사용하여 목표 산소 섭취량(Target $\dot{V}O_2$)을 계산하려면 다음의 공식을 이용한다.

$$\dot{V}O_2R = \dot{V}O_2max - \dot{V}O_2rest$$

$$\text{Target } \dot{V}O_2 = [\text{relative exercise intensity}(\%) \times \dot{V}O_2R] + \dot{V}O_2rest$$

예를 들어 개인의 최대 산소 섭취량이 10 METs이며 여유 산소 섭취량의 50%가 목표 산소 섭취량일 경우에는 다음과 같이 계산된다.

$$\begin{aligned}\text{Target } \dot{V}O_2 &= [0.50 \times (10 - 1 \text{ MET})] + 1 \text{ MET} \\ &= (0.50 \times 9 \text{ METs}) + 1 \text{ MET} \\ &= 4.5 \text{ METs} + 1.0 \text{ MET} \\ &= 5.5 \text{ METs}(\text{또는 } 19.25\text{ml} \cdot \text{kg}^{-1} \cdot \text{min}^{-1})\end{aligned}$$

3) 최대 심박수(HRmax)에 의한 방법

운동 강도를 결정하는 가장 일반적인 방법은 최대 심박수에 의한 방법이다. 이는 운동 중 심박수와 운동 강도는 직선 비례적 관계가 성립한다는 점에 기초를 두고 설정된 운동 강도에 상응한 특정 심박수의 운동의 힘들기로 운동하라는 것을 의미한다. 이때 특정 심박수를 목표 심박수라 한다. 따라서 심박수에 의한 운동 강도 설정은 결국 목표 심박수를 결정하는 것이다.

목표 심박수의 결정은 최대 심박수에 목표로 하는 운동 강도의 백분율을 직접 곱해 구할 수 있다. 예를 들어 최대 심박수가 180회/분이고 계획된 운동 강도가 최대 운동 능력의 70%라면 목표 심박수는 180×0.7=126회/분이다. 이 방법을 이용하기 위해서는 최대 심박수를 알아야 한다. 최대 심박수는 최대 운동 부하 검사를 통해 직접 검사하거나 최대하 운동 혹은 간단한 계산으로 (체력 수준이 낮은 경우 : 220 - 나이 또는 206.9 - 0.67 × 나이) 예측할 수 있다.

4) 여유심박수(HRR)에 의한 방법

Kavonen의 공식 또는 여유 심박수 비율(%HRR) 방법을 이용한 목표 심박수 추정 방법으로 여유 심박수(최대 심박수 - 안정 시 심박수)에 목표로 하는 운동 강도의 백분율을 곱한 후 안정 시 심박수를 더해 목표 심박수를 결정하는 것이다. 이 방법에 의한 운동 강도 설정은 HRR(Heart rate reserve)의 40~85% 범위에서 이루어져야 한다. 목표 심박수를 결정하는 계산의 예는 다음과 같다.

표 7-3 연령별 목표 심박수(williams)

안정시 심박수	연령											
	15~19	20~24	25~29	30~34	35~39	40~44	45~49	50~54	55~59	60~64	65~69	70~74
45~49	141~187	138~183	135~178	132~174	129~169	126~165	123~160	120~156	117~151	114~147	111~142	108~138
50~54	143~188	140~183	137~179	134~174	131~170	128~165	125~161	122~156	119~152	116~147	113~143	110~138
55~59	145~188	142~184	139~179	136~175	133~170	130~166	127~161	124~157	121~152	118~148	115~142	112~139
60~64	147~189	144~184	141~180	138~175	135~171	132~166	129~162	126~157	123~153	120~148	117~144	114~139
65~69	149~189	146~85	143~180	140~176	137~171	134~167	131~162	128~158	125~153	122~149	119~144	116~140
70~74	151~190	148~185	145~181	142~176	139~172	136~167	133~163	130~158	127~154	124~149	121~145	118~140
75~79	153~190	150~186	147~181	144~177	141~172	138~168	135~163	132~159	129~154	126~150	123~145	120~141
80~84	155~191	152~186	149~182	146~177	143~173	140~168	137~164	134~159	131~155	128~150	125~146	122~141
85~89	157~191	154~187	151~182	148~178	145~173	142~169	139~164	136~160	133~155	130~151	127~146	124~142

위와 같은 방법으로 계산된 목표 심박수는 여러 환경 조건에서 실시되는 모든 운동에 실제적으로 이용될 수 있다. 에너지 수요의 변동이 심한 운동에서는 부득이 목표 심박수의 10% 범위 내에서 변동이 허용되지만 전체 운동 시간 동안의 평균 심박수는 목표 심박수의 수준을 유지해야 한다. 운동 중 목표 심박수의 확인은 유·무선 심박수

측정기를 이용하는 것이 가장 정확하지만 운동 현장에서는 운동 직후 촉진(경동맥, 요골동맥 촉진)을 통해 운동 중 심박수를 확인할 수 밖에 없다. 이 경우 운동을 중지하면 심박수가 신속히 회복된다는 점을 고려하여 가능한 30초 이내에 측정(10초 동안 심박수 × 6, 15초 동안 심박수 × 4, 30초 동안 심박수 × 2)을 끝내는 것이 바람직하다.

표 7-4 목표 심박수 결정

목표 심박수 결정
목표 심박수 = 운동 강도(%) × (최대 심박수 - 안정 시 심박수) + 안정 시 심박수
* 최대 심박수 = 178회/분, 안정 시 심박수=68회/분
* 운동 강도 = 60% 일 경우
목표 심박수 = 0.60 × (178-68) + 68

표 7-5 심박수 측정 (촉진법)

심박수 측정 (촉진법)
10초 동안 심박수 × 6
15초 동안 심박수 × 4
30초 동안 심박수 × 2

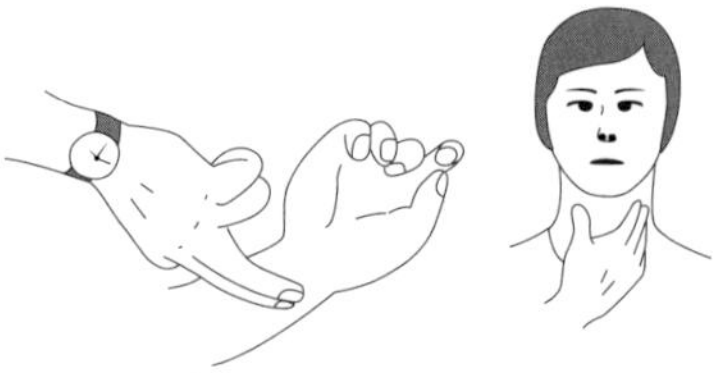

그림 7-1 심박수 측정

5) 심박수 방법의 제한점

개인의 운동 처방을 위한 운동 강도 설정에서 심박수만을 사용할 경우에는 일부 사람들은 상대 운동 강도를 예측하는 데 있어 많은 오차를 가져올 수도 있다. 특히 최대 심박수가 직접적으로 측정되는 것이 아니라 나이(220 - 연령)로부터 추정될 때에는 더욱 그렇다.

인구의 약 30%에서 연령으로 추정하여 처방한 여유 심박수 60%의 심박수는 실제로 측정한 최대 심박수보다 적게는 70%, 그리고 많게는 80% 수준이 된다(Dishman, 1994).

측정된 최대 심박수는 운동 형태에 따라 달라진다. 그러므로 개인의 운동 처방에 있어 동일한 최대하 심박수에서의 운동 중에도 운동 형태에 따라 차이가 있음을 고려해야 한다.

또한 약품, 감정적 상태, 그리고 환경 요인(온도, 습도, 그리고 대기 오염)은 개인의 트레이닝 심박수에 영향을 미칠 수 있다. 그러므로 상황에 따라 운동 강도를 조절하도록 운동 자각도를 사용하는 것을 고려해야 한다.

6) RPE에 의한 운동 강도 설정

운동 자각도(Ratings of Perceived Exertion)는 운동 강도를 자각적 판단에 의하여 결정하는 방법으로 운동 강도를 확인하거나 운동 강도를

표 7-6 RPE 판단 기준표 Borg(1998)

RPE	
6.	
7. very very light	매우 가볍다
8.	
9. very light	상당히 가볍다
10.	
11. light	가볍다
12.	
13. fairly hard	약간 힘들다
14.	
15. hard	힘들다
16.	
17. very hard	상당히 힘들다
18.	
19. very very hard	매우 힘들다
20.	

설정 할 때 많이 이용되고 있다. RPE에 의한 운동 강도 결정은 언급된 심박수에 의한 방법보다 정확성이 떨어지는 단점은 있으나, 일반인들이 활용하기가 용이하기 때문에 실용적인 지표로 이용되고 있다. RPE에 의한 운동 강도 분류는 다음과 같다.

RPE의 등급 척도 중 12~16RPE는 HRR(여유 심박수)의 60~85% 운동 강도에 해당된다. 따라서, 건강한 성인들은 12~16RPE의 범위에서 결정되어야 한다. 생활 체육 현장에서 일반인들이 심박수에 의한 방법으로 운동 강도를 결정하는 것은 이해 부족으로 많은 어려움이 따른다. 따라서 특정 심박수에 해당하는 RPE를 조사하여 운동에 적용하는 것이 보다 효과적이다.

표 7-7 성인의 운동 강도 비교(Bird and Birk)

심폐 체력의 분류	%HRR or %VO_2R	%HRmax	RPE
아주 약함	30~45	57~67	저강도
약함	40~55	64~74	저강도-중강도
평균	55~70	74~84	중강도-고강도
좋음	65~80	80~91	중강도-고강도
매우 좋음	70~85	84~94	고강도

HRR=heart rate reserve; RPE=rating of perceived exertion.

7) 운동 강도 설정 시 %VO_2max를 %HRmax로 전환

운동을 처방할 때에는 개개인에 대한 충분한 이해를 바탕으로 적절한 운동을 선택하게 하고 점진적으로 운동 시간, 강도 및 빈도를 증가시켜 안전하고 효과적이며 즐겁게 운동할 수 있도록 하는 것이 필요하다.

운동 강도를 설정할 때에는 %최대 산소 섭취량(%VO_2max) 대신 %HRmax

를 사용할 수 있다. 〈표 7-8〉은 운동 강도 설정 시에 $\%VO_2max$를 %HRmax로 전환하는 공식을 보여 준다.

표 7-8 운동 강도 설정 시에 $\%VO_2max$를 %HRmax로 전환하는 공식(ACSM, 2002)

$\%HRmax = 0.64 \times \%VO_2max + 37$	
예) 의뢰인: 50세 심근경색증 병력자 권장 운동 강도: 40~80%VO_2max	$\%HRmax = 0.64 \times 40\%VO_2max + 37 = 63\%$ $\%HRmax = 0.64 \times 80\%VO_2max + 37 = 88\%$ 권장 운동 강도= 63 – 88 %HRmax HRmax:220 – 50 = 170bpm 170bpm의 63~88 %HRmax = 110~150bpm

8) 트레드밀을 이용한 운동 계획

운동 시의 산소 섭취량 측정은 쉽지 않으며 비용이 많이 든다. 그러므로 ACSM(2010)에서는 운동의 대사적 소비량(산소 섭취량)을 추정하기 위한 공식을 개발하였다. 이러한 공식은 항정 상태 운동의 경우에만 산소 섭취량의 타당한 추정치를 제공한다. ACSM(2010)에서는 운동의 대사적 소비량(산소 섭취량)을 통해 트레드밀의 걷기 또는 조깅 속도를 결정하기 위한 공식을 개발하였다. ACSM 대사량 공식은 트레드밀 걷기나 조깅 시 전체 에너지 소비율을 추정하는 데 유용하게 사용될 수 있다. $ml \cdot kg^{-1} \cdot min^{-1}$ 단위의 전체 에너지소비량은 세 가지 요소(스피드, 경사도, 그리고 안정 시 산소 섭취량)에 의해 결정된다. 트레드밀 걷기의 경우, 자신의 신체를 중력에 대항해서 위로 올리는 데 요구되는 산소의 양은 약 1.8 $ml \cdot kg^{-1} \cdot min^{-1}$이며 신체를 수평적으로 움직이기 위해서는 0.1 $ml \cdot kg^{-1} \cdot min^{-1}$의 산소가 요구된다. 트레드밀 달리기의 경우에는 수직적 운동을 위한 산소 요구량은 트레드밀 걷기(0.9 $ml \cdot kg^{-1} \cdot min^{-1}$)의 절반이며, 수평적 운동의 에너지 소비량(0.2 $ml \cdot kg^{-1} \cdot min^{-1}$)은 걷기의 두 배이다. 휴식 상태에서의 에너지 소비량 즉 안정 시 산소 섭취량은 약 3.5 ml · kg^{-1} · min^{-1}이다. 또한 ACSM 대사량 공식을 사용하여 최대 산소 섭취량(VO_2max)을 알고 있다면 반대로 목표 산소 섭취량(%VO_2max)에 대한 트레드밀 속도를 구할 수 있을 것이다.

표 7-9 ACSM 걷기 공식 ACSM(2010)

70kg인 사람이 10%의 경사도와 3km의 속도로 트레드밀 위에서 걷기 시 산소 섭취량을 계산하기 위해서는 다음의 과정을 따른다:

산소 섭취량 = 속도 + (경사도 × 속도) + 안정 시 산소 섭취량(ml · kg - 1 · min^{-1})

= [속도(m · min^{-1}) × 0.1] + [경사도(소수) × 속도(m · min^{-1}) × 1.8] + 3.5

---

1. km/h 단위의 속도를 m · min^{-1}으로 바꾼다; 3km/hr = 50m · min^{-1}

   3km/h: 3 × 1000(km를 m로 전환) / 60(시간을 분으로 전환) = 50m · min^{-1}

---

2. 속도 구성 요소(S)를 계산한다.

   S = 속도(m · min^{-1}) × 수평적 운동의 에너지 소비량
   = 50 m · min^{-1} × 0.1 ml · kg^{-1} · min^{-1}
   = 5 ml · kg^{-1} · min^{-1}

---

3. 경사도×속도 구성 요소(G×S)를 계산한다. %경사도를 100으로 나누어 소수로 바꾼다.

   G × S = 경사도(소수) × 속도(m · min^{-1}) × 수직적 운동의 에너지 소비량
   = 0.10 × 50 m · min^{-1} × 1.8 ml · kg^{-1} · min^{-1}
   = 9ml · kg^{-1} · min^{-1}

---

4. 속도, 경사도 × 속도, 안정 시 $\dot{V}O_2$ (R)를 더하여 총산소 섭취량을 ml · kg^{-1} · min^{-1} 단위로 계산한다.

   $\dot{V}O_2$ = S + (G×S) + R
   = (5 + 9 + 3.5) ml · kg^{-1} · min^{-1}
   = 17.5 ml · kg^{-1} · min^{-1}

표 7-10 ACSM 달리기 공식 ACSM(2010)

70kg인 사람이 20%의 경사도와 9km의 속도로 트레드밀 위에서 조깅 시 산소 섭취량을 계산하기 위해서는 다음의 과정을 따른다:

산소 섭취량 = 속도 + (경사도 × 속도) + 안정 시 산소 섭취량(ml · kg - 1 · min^{-1})

= [속도(m · min^{-1}) × 0.2] + [경사도(소수) × 속도(m · min^{-1}) × 0.9] + 3.5

---

1. km/h 단위의 속도를 m · min^{-1}로 바꾼다; 3km/hr = 50m · min^{-1}

9km/h: 9 × 1000(km를 m로 전환) / 60(시간을 분으로 전환) = $150m \cdot min^{-1}$

2. 속도 구성 요소(S)를 계산한다.

$$S = \text{속도}(m \cdot min^{-1}) \times \text{수평적 운동의 에너지 소비량}$$
$$= 150\ m \cdot min^{-1} \times 0.2\ ml \cdot kg^{-1} \cdot min^{-1}$$
$$= 30\ ml \cdot kg^{-1} \cdot min^{-1}$$

3. 경사도×속도 구성 요소(G×S)를 계산한다. %경사도를 100으로 나누어 소수로 바꾼다.

$$G \times S = \text{경사도(소수)} \times \text{속도}(m \cdot min^{-1}) \times \text{수직적 운동의 에너지 소비량}$$
$$= 0.20 \times 150\ m \cdot min^{-1} \times 0.9\ ml \cdot kg^{-1} \cdot min^{-1}$$
$$= 27 ml \cdot kg^{-1} \cdot min^{-1}$$

4. 속도, 경사도 × 속도, 안정 시 $\dot{V}O_2$ (R)를 더하여 총산소 섭취량을 $ml \cdot kg^{-1} \cdot min^{-1}$ 단위로 계산한다.

$$\dot{V}O_2 = S + (G \times S) + R$$
$$= (30 + 27 + 3.5)\ ml \cdot kg^{-1} \cdot min^{-1}$$
$$= 60.5\ ml \cdot kg^{-1} \cdot min^{-1}$$

여기서 ACSM 대사량 공식을 이용하여 산소섭취량을 산출 하였다면 운동 중 소모된 분당 에너지 소모량(Kcal/min)을 구할 수 있다. 산소 1ml를 소모하기 위해서 약 0.005Kcal의 에너지가 소비된다.

표 7-11 소모 Kcal 구하는 공식 ACSM(2010)

VO_2max: $50\ ml \cdot kg^{-1} \cdot min^{-1}$ 운동 강도: $50\%VO_2max$ 체중: 70kg

1. 목표로 하는 운동 강도(목표 산소 섭취량)를 먼저 산출한다.

$$50\%VO_2max = 50\ ml \cdot kg^{-1} \cdot min^{-1} \times 0.5$$
$$= 25 ml \cdot kg^{-1} \cdot min^{-1}$$

2. 목표 산소 섭취량과 체중을 고려하여 분당 소모 Kcal를 산출한다.

$$Kcal/min = \text{목표 산소 섭취량}\ ml\ /\ kg^{-1} \cdot min^{-1} \times 0.005Kcal/ml \times \text{체중}(kg)$$
$$= 25\ ml\ /\ kg^{-1} \cdot min^{-1} \times 0.005Kcal\ /\ ml \times 70kg$$
$$= 8.75\ Kcal/min$$

9) 운동 강도 확인

유산소성 운동 프로그램 동안, 개인의 안전과 처방된 운동 강도 범위에서 운동 중인지를 확인하기 위하여 운동 강도를 주의 깊게 살펴보아야 한다. 이러한 목적을 위해 심박수와 운동 자각도 방법을 사용할 수 있다. 개인들에게 심박수 촉진 방법, 심박수 점검, 그리고 RPE 척도를 사용하여 운동 강도를 조정하는 방법을 가르쳐야 한다.

다수의 개인들은 본인의 상태를 점검하기 위해 대화 기법(talk test)을 더욱 선호할 것이다. 대화 기법은 운동 강도와 폐 환기 사이의 관계를 근거로 하여 개인의 능력을 트레이닝 동안 편안하게 대화하도록 하여 측정한다. 폐 환기 또는 폐로 들어오거나 빠져나가는 공기의 양은 어느 지점까지 운동 강도에 따라 직선적으로 증가된다. 환기 역치라고 알려진 한계점에서, 폐 환기는 운동 강도와 소비된 산소율에 비례하여 급격하게 증가된다.

대화 기법의 실패는 처방된 수준의 초과된 강도에서 운동하게 된다. 대화 기법은 고정식 자전거와 트레드밀 운동에서 운동 점검을 위해 꽤 정확하고 일관된 방법을 제공한다(Persinger 등, 2004).

03 운동 시간

준비운동과 정리운동을 제외한 시간은 보통 15~60분이다. 운동 시간과 운동 강도는 반비례하기 때문에 운동 시간은 짧게 조정되어야 한다. 즉, 운동 강도가 높으면 높을수록 운동 시간은 짧게 조정되어야 한다(운동 강도가 낮을수록 운동 시간은 길어진다). 운동 경험이 없는 무증상 성인의 초기 단계의 운동 시간은 최대 유산소 능력의 40~60%의 운동 강도를 유지할 수 있는 20~30분 정도가 가장 이상적이다. 운동을 시작한지 2주가 지나 생리적 반응이 정상적이면 운동 시간을 45

분으로 조정한다. 규칙적인 운동 경험이 있는 무증상 성인이라면 최대 유산소 능력의 60~85%의 운동 강도로 운동 시간은 20~30분 정도가 적당하다.

운동 시간은 운동 중의 열량 소비를 근거로 결정될 수 있다. 일반적으로 체력 수준이 낮음, 보통, 높음으로 평가되는 사람은 운동 중 각각 100~200Kcal, 200~400Kcal, 400Kcal 이상의 열량 소모가 권장된다. 〈표 7-12〉을 참고하여 목표 산소 섭취량과 소모 Kcal(Kcal/min)를 고려하여 운동 시간을 산출할 수 있다.

이때 운동 시간은 운동을 마친 후 1시간 동안 피로를 느끼지 않도록 하는 것이 좋다. 부적절한 운동 시간이 운동 중단의 중요한 요인이라는 것을 항상 염두에 두어야 한다.

표 7-12 열량 소비를 이용한 운동 시간 결정

〈처방〉
VO_2max : 50ml · kg^{-1} · min^{-1}
체중 : 60kg
운동 단계 : 초기 단계
운동 강도 : 50%VO_2max(25ml · kg^{-1} · min^{-1})
소모 Kcal : 100~200Kcal
〈운동 시간〉
= 25 ml / kg^{-1} · min^{-1} × 0.005Kcal / ml × 60kg
=7.5 Kcal · min^{-1}
100Kcal / 7.5Kcal · min^{-1} ~ 200Kcal / 7.5Kcal · min^{-1}
=약 13~27분

04 운동 빈도

운동 빈도는 부분적으로 개인의 건강과 체력 수준에 따라야 한다. 보통의 성인이 호흡 순환 기능의 향상을 기대하기 위하여 최소 주당

3회의 운동을 하여야 하며, 체력 수준이 향상됨에 따라 주당 5회의 운동을 실시하여야 지속적인 운동 효과를 기대할 수 있다. 심폐 기능이 약한 사람은 1일 운동량을 여러 번으로 나누어 실시하는 것이 바람직하며(10분/회, 2~3회), 심폐 기능이 요구 수준에 도달하면 현재의 체력 상태에 도달하는 데 이용된 프로그램(강도, 시간)으로 주당 2~4회 실시하여 향상된 심폐 기능을 유지하여야 한다. 또한 심폐 기능의 유의한 증가를 가져오기 위해서는 중강도에서 고강도 운동을 주당 3~5회는 실시해야 한다.

최대 산소 섭취량의 증대 측면에서 생각해 볼 때 심폐 기능의 향상은 운동의 연속성보다 운동의 질에 큰 영향을 받는다. 따라서 연속적(월, 화, 수)으로 운동하는 것보다 격일제(월, 수, 금)로 운동 하는 것이 효과적이다. 특히 운동 중 뼈나 관절의 상해를 예방하기 위하여 운동 초기 단계에서는 격일제로 운동할 것을 권장한다.

05 운동 단계

심폐 기능 향상 운동은 초기 단계, 발달 단계, 유지 단계로 구분하여 실시되어야 한다. 각 단계는 대상의 건강 상태, 체력 수준, 운동 경험 등을 충분히 고려하고 특히 스포츠 과학의 원리 및 요소를 과학적으로 적용하여 실시하여야 한다. 각 단계별 의미, 특성, 운동 시간, 운동 강도, 운동 기간 등은 다음과 같다.

1) 초기 단계

초기 단계의 운동은 주로 스트레칭, 가볍고 활기찬 유연성 체조, 저강도의 유산소운동을 실시한다. 운동 초기에는 누구나 근육통과 피로를 경험하고 이로 인해 운동 상해 및 운동 기피증이 생길 수 있으므로 운동 강도를 목표 운동 강도보다 50% 낮게 하여야 한다. 초기 단계의 운동 시간은 10~15분으로 하고 2~3주 후에는 45분으로 늘려 나가며 운동 빈도는 심폐기능 수준을 고려하여 결정한다. 운동 기간은 4~6주가 일반적인데 대상의 건강 체력 상태에 따라 조정되어야 한다. 즉, 체력 수준이 낮은 사람이나 관상동맥성 심질환자는 6~10주 동안 계속하는 것이 좋고, 심폐 기능이 뛰어난 활동적인 자는 이 단계를 생략할 수도 있다.

2) 발달 단계

발달 단계는 4~8개월 동안 실시한다. 운동 시간, 운동 빈도, 그리고 운동 강도는 항상 독립적으로 증가시키는 것이 바람직하다. 운동 시간 또는 빈도는 운동 강도를 향상시키기 전에 증가되어야 한다. 개인이 중강도 또는 고강도 수준의 운동 강도를 20~30분 지속할 수 있게 되면 운동 시간을 주당 20%씩 점증적으로 증가시켜야 한다. 운동 빈도를 주당 3회에서 5회로 증가시킨다. 목표한 운동 시간과 빈도에 도달하였다면, 운동 강도는 여유 심박수 5% 이내로 증가시켜야 한다. 발달 단계에서의 운동 효과는 여러 가지 요인에 의하여 좌우된다. 특히 심질환자, 고령자, 체력이 약한 대상자는 높은 운동 강도에 적응하는 데 더 많은 시간이 요구되기 때문에 운동 프로그램 구성에 주의하여야 한다. 즉, 간헐적 유산소운동을 실시하다가 지속적 유산소운동으로 전환하는 프로그램이 바람직하다. 또한 운동 강도는 현재의 강도로 최소 20~30분의 운동을 지속할 수 있는 수준일 때 증가시켜야 한다.

표 7-13 심폐 기능 훈련에 따른 변화표(Heyward, 2011)

심폐계	
증가	**감소**
• 심실 크기와 두께 • 혈액량과 전체 헤모글로빈 • 심박출량과 1회 박출량 증가 • 최대 산소 섭취량 • 혈중 산소 추출 • 폐 용량	• 안정 시 심박수 • 최대하 운동 심박수 • 혈압(고혈압 질환자) • 혈당(당뇨 질환자)
근골격계	
증가	
• 미토콘드리아 수와 크기 • 마이오글로빈 농도 • 중성지방 저장량 • 근 글리코겐 저장량	
기타	
증가	**감소**
• 혈관 탄성 증가 • 모세혈관 밀도 • HDL 콜레스테롤	• 체중(만일 과체중이라면) • 체지방 • 총 콜레스테롤 • 저밀도 지단백 콜레스테롤

3) 유지 단계

심폐 기능이 목표 수준에 도달하면 유지 단계를 진행한다. 이 단계는 장기간에 걸쳐(일생 동안) 규칙적으로 지속되어야 한다. 유지 단계의 목표는 발달 단계 동안 이루어 낸 심폐 지구력 수준과 주당 운동 칼로리 소비량을 유지하는 것이다. 일반인의 경우 건강 체력 관리가 운동의 주 목적이기 때문에 유지 단계에서는 운동 강도를 증가시키지 않고 동일한 수준의 운동 프로그램으로 향상된 심폐 기능을 유지하는 데 주력하여야 한다. 그러나 평생 체육의 차원에서 운동에 대한 지루함을 없애고, 흥미를 계속 유지시켜 나가기 위하여 운동 프로그램에 각종 재미있는 운동을 추가하는 것이 필요하다. 예를 들어, 발달 단계가 끝날 무렵에 주 5일 동안 달리기만 하던 대상자에게 주 3일 달리기와 주 2일 구기 운동을 적절히 배분하여 운동하게 하는 것이다. 이 경우 추가된 운동의 열량 소모가 달리기의 열량 소모와 같다면 향상된 심폐 기능은 계속 유지될 것이다.

표 7-14 운동 단계별 프로그램(ACSM)

유산소 운동 단계	주	1일 운동 시간(분)	%F	1회 간헐적 운동 시간(분)	휴식 시간 (분)	반 복 (회)
적응 단계	1	12	60	2	1	6
	2	14	60	2	1	7
	3	16	60	2	1	8
	4	18	60~70	2	1	9
	5	20	60~70	2	1	10
발달 단계	6~9	21	70~80	3	1	7
	10~13	24	70~80	3	1	8
	14~16	24	70~80	4	1	6
	17~19	28	70~80	4	1	7
	20~23	30	70~80	5	1	6
	24~27	30	70~80	지속적 운동		
유지 단계	28 이상	45~60	70~80	지속적 운동		

06 심폐 기능 증진을 위한 운동 방법

심폐 기능을 증진시키기 위해 운동으로 심장에 적절한 자극을 주어 심장의 적응을 유도하는 것이다. 심장에 자극을 주는 운동 방법은 운동 중 휴식의 유무에 따라 연속적 운동과 불연속적 운동으로 대별된다. 연속적인 운동은 걷기, 달리기, 에어로빅 댄스, 아쿠아로빅과 같이 운동 시간 동안 휴식 없이 지속적으로 행하는 운동이다. 불연속적 운동은 파트랙 운동(빨리 달리기와 천천히 달리기를 반복), 인터벌 운동(빠른 질주와 천천히 달리기의 반복) 등과 같이 불연속적으로 행하는 운동이다. 두 가지 운동 형태의 효과는 동일하며 운동의 강도에 따라 차이가 난다. 언급된 운동의 구체적인 방법에 대하여 알아본다.

1) 연속적 운동

연속적 운동은 1960년 독일의 내과 의사 반 에켄(Van Aaken)에 의해 개발된 운동 방법으로 저강도 운동 강도를 일정 시간 유지하면서 운동하는 것이다. 이를테면 걷기, 조깅, 수영, 자전거 타기 등을 정해진 운동 시간 동안 똑같은 속도로 운동하는 것이다.

연속적 운동은 목표로 하는 운동 강도를 지속적으로 유지함으로써 심폐 기능을 증진시킬 수 있으며 특히 운동의 강도를 자신의 능력에 맞게 정할 수 있고, 운동의 힘들기가 기복이 심하지 않아 안전하고 편하기 때문에 운동을 처음 시작하는 사람들에게 적합한 운동이다.

2) 불연속적 운동

(1) 인터벌 트레이닝(Interval training)

인터벌 트레이닝은 정해진 거리를 일정 시간에 달리고 이어서 운동시간 혹은 운동 시간의 1/2을 불완전 휴식 하는 것을 3~4회 반복하는 운동 방법으로 운동 자체가 불연속적이기 때문에 연속적 운동보다 운동 강도와 운동량이 많다. 또한 유산소성 능력뿐만 아니라 무산소성 능력을 향상시키도록 설계할 수 있다. 그러나 운동의 힘들기가 기복이 심해 위험 요소가 잠재하고 있기 때문에 건강한 사람에게만 권장한다.

다음은 심폐 기능 증진을 목적으로 하는 인터벌 운동의 예이다.

• 주행 거리 : 1,000M
• 주행 시간 : 3~4분
• 휴식 시간 : 1.5~2분
• 반복 횟수 : 3~4회

준비운동 후 1,000m의 거리를 3~4분에 달린다. 이어서 1.5~2분의 휴식 시간을 갖되 가능하면 피로를 회복하는 동안 가벼운 조깅이나 걷기를 실시한다. 운동과 휴식의 비율은 보통 1:1 혹은 1:0.5를 권장한다. 반복 횟수는 3~4회로 하되 개인의 체력 수준에 따라 가감하며 운동 강도는 보통 최대 산소 섭취량(VO_2max)의 70~85% 범위에서 실시한다. 운동 효과에 따라 주행 시간이나 휴식 시간을 줄여 나가면 더욱 운동 효과를 기대할 수 있다.

(2) 파트랙 트레이닝(Fartlek training)

파트랙 트레이닝은 빨리 달리기와 천천히 달리기를 운동하는 사람이 자유롭게 반복해서 행하는 운동이다. 운동 중 휴식 시간 역시 정해진 것이 아니라 개개인의 느낌에 의해서 자유롭게 행하는 운동이다. 파트랙 운동은 인터벌 운동에서 변형된 것으로 불완전 휴식을 통해 심폐 기능 증진을 목적으로 한다. 따라서 긴 휴식 시간은 운동 효과에 부정적일 수 있다. 파트랙 운동은 자연적인 지형에서 운동하는 것을 원칙으로 하며 운동 시간은 30~45분이 효과적이다.

(3) 서킷 웨이트트레이닝(Circuit weight training)

서킷 웨이트트레이닝은 근육계와 심폐 기능계의 기능을 증진시킬 수 있는 운동이다. 서킷은 순회 또는 순행의 뜻으로 9~12 종목의 웨이트 운동을 구성하여 하나의 세트로 하고 한 세트의 운동을 배열에 따라 순서대로 순회하면서 운동하는 방법이다.

서킷 웨이트 운동을 1세트에 25~30분씩 2~3세트 반복하고 각 운동 종목당 30초 이내에 근육을 피로하게 할 수 있는 부하를 설정하는 것이 이상적이며 운동 강도는 최대 무게의 40~55%, 반복 횟수는 12~15회, 1종목 운동 후 휴식 시간은 15~30초가 적당하다. 일반적으로 주 3일, 최소한 6주 동안 실시해야 한다.

(4) 트레딩(Treading)과 스피닝(Spinning)

트레딩과 스피닝은 다양함과 즐거움을 제공하기 때문에 피트니스 클럽에서 최근에 인기를 얻고 있는 불연속성 트레이닝의 예이다. 트레딩은 트레드밀을 이용한 다양한 스피드와 경사도에서의 걷기, 조깅, 그리고 달리기를 포함하고 스피닝은 고정식 자전거를 이용하여 다양

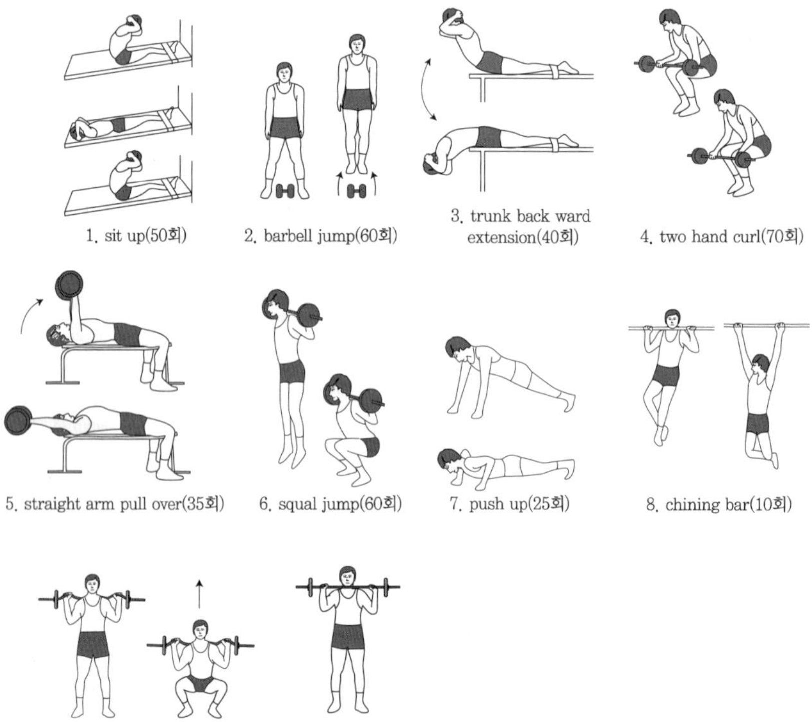

1. sit up(50회)
2. barbell jump(60회)
3. trunk back ward extension(40회)
4. two hand curl(70회)
5. straight arm pull over(35회)
6. squal jump(60회)
7. push up(25회)
8. chining bar(10회)
9. full squat(58회)
10. two hand prcss(30회)

그림 7-2 서킷 저항 훈련 프로그램의 예

한 카덴스와 저항에서 실시하는 그룹으로 분류된다. 전형적인 트레딩 운동은 1:1 또는 1.5:1 비율의 운동-휴식 인터벌 또는 단계로 구성되며 정해진 시간 동안 반복된다. 예를 들면 30분의 운동은 6개의 단계로 구성될 수 있다. 각 단계는 5분간 지속된다(즉, 3분의 운동과 2분의 회복 시간). 운동 인터벌의 강도는 트레드밀 스피드 또는 경사도를 증가시킴으로써 높일 수 있다. 회복 인터벌 동안 트레드밀의 스피드와 경사도 두 가지 모두 감소된다. 트레이너는 운동-회복 인터벌의 운동 시간을 조정하고 스피드와 경사도를 변화시킴으로써 개인에 맞게 운동 시간과 운동 강도를 조절한다. 〈그림 7-2〉와 〈표 7-15〉는 서킷 저항 훈련 프로그램의 예이다(김재호 등, 2011).

표 7-15 다양한 서킷 웨이트 운동의 예

	운 동 명	횟수	운 동 효 과
표준 9종목(예)	걸상 오르내리기	15	다리힘
	버터플라이	20	다리, 팔, 배의 힘
	철봉에 뛰어올라 버티기	21	다리, 팔의 힘
	누워서 윗몸 일으기기	14	복근력
	덤벨 들고 뛰기	16	다리힘
	바벨 감아 올리기	12	팔, 등힘
	덤벨들고 무릎 굽혀펴기	18	다리힘
	뛰어올라 팔 버티기(평행봉)	22	다리, 팔힘
	망 흔들기	1	팔 가슴힘
6종목(예)	걸상 오르내리기	15	다리힘
	철봉에 뛰어올라 버티기	21	다리, 팔힘
	바벨 감아올리기	14	복근력
	평행봉에 뛰어올라 팔 버티기	12	팔힘
	망 흔들기	22	다리, 팔힘
		1	팔, 가슴힘
9종목(예)	걸상 오르내리기	15	다리힘
	덤벨 들고 뛰기	16	다리힘
	턱걸이	3	다리힘, 팔힘

	누워서 윗몸 일으키기	14	복근력
	손수레 들기	13	등근력
	추 감아 올리기	2	악력, 팔힘
	바벨 쥐고 무릎 굽혀펴기	19	다리힘
	평행봉에서 팔 굽혀펴기	8	팔, 어깨힘
	바벨 밀어 올릭	9	팔, 어깨힘
12종목(예)	걸상 오르내리기	15	다리힘
	덤벨 들고 뛰기	16	다리힘
	턱걸이	3	팔힘
	누워서 윗몸 일으키기	14	복근력
	덤벨 옆으로 올리기	10	어깨, 팔힘
	쪼그려 앉았다 위로 뛰기	17	다리힘
	손수레 들기	13	등근력
	추 감아 올리기	2	악력, 팔힘
	덤벨 들고 무릎 굽혀펴기	18	다리힘
	바벨 밀어 올리기	9	팔, 어깨힘
	망 흔들기	1	팔, 가슴힘
	망 오르기	24	팔, 다리힘

07 심폐 기능 증진 운동 프로그램의 작성

효과적인 심폐 기능 증진 운동 프로그램을 작성하기 위해서는 앞에서 언급된 운동 과학 이론들이 조화있게 적용되어야 한다. 심폐 기능 운동 프로그램의 작성 순서와 방법에 대하여 알아본다.

1) 심폐 기능 증진 운동 프로그램 작성 순서

① 운동 종목 선정
② 운동 단계 결정
③ 운동 강도 결정
④ 운동 시간 결정
⑤ 운동 빈도 결정
⑥ 운동 프로그램 작성

표 7-16 심폐 기능 증진 운동 프로그램 작성의 예

기 초 자 료	
연 령	27세
성 별	여성
병 력	없음
안정시 심박수	67회/분
최대 심박수	193회/분
운동 경험	없음

운동 프로그램 작성 지침	
운동 종목	조깅
은동 단계	초기 단계
운동 강도	60~75%(심박수)
운동 심박수	143회/분(최소)
	155회/분(목표)
	161회/분(최고)
운동 시간	40분
운동 빈도	3~5일

운동 프로그램(조깅: 연속적 운동)			
운동 단계(주)	운동 강도(%HRR)	운동 시간(분)	운동 빈도(일/주)
초기 단계			
1	60	20	2
2	60	20	2
3	65	30	3
4	65	30	3
발달 단계			
5~6	70	40	3
7~9	70	40	3
10~12	70~75	45	4
13~14	70~75	45	4
15~16	70~75	45	5
유지 단계			
17~	80	50	3
	에어로빅	50	1
	테니스	50	1

표 7-17 **조깅 프로그램 작성의 예**

운동 기간 20 년 월 일 ~ 20 년 월 일

주	요일/날짜	운동 시간대	날씨	자각적 컨디션 상태	안정기		주운동							비고
					혈압	맥박	종류	경사도	속도	시간	거리	자각 정도	운동 중 맥박	
	월/			좋음, 보통, 나쁨	/	회/분		%	m/m	분	Km	세게, 보통, 약하게	회/분	
제	화/			좋음, 보통, 나쁨	/	회/분		%	m/m	분	Km	세게, 보통, 약하게	회/분	
	수/			좋음, 보통, 나쁨	/	회/분		%	m/m	분	Km	세게, 보통, 약하게	회/분	
	목/			좋음, 보통, 나쁨	/	회/분		%	m/m	분	Km	세게, 보통, 약하게	회/분	
	금/			좋음, 보통, 나쁨	/	회/분		%	m/m	분	Km	세게, 보통, 약하게	회/분	
주	토/			좋음, 보통, 나쁨	/	회/분		%	m/m	분	Km	세게, 보통, 약하게	회/분	
	일/			좋음, 보통, 나쁨	/	회/분		%	m/m	분	Km	세게, 보통, 약하게	회/분	
	월/			좋음, 보통, 나쁨	/	회/분		%	m/m	분	Km	세게, 보통, 약하게	회/분	
제	화/			좋음, 보통, 나쁨	/	회/분		%	m/m	분	Km	세게, 보통, 약하게	회/분	
	수/			좋음, 보통, 나쁨	/	회/분		%	m/m	분	Km	세게, 보통, 약하게	회/분	
	목/			좋음, 보통, 나쁨	/	회/분		%	m/m	분	Km	세게, 보통, 약하게	회/분	
	금/			좋음, 보통, 나쁨	/	회/분		%	m/m	분	Km	세게, 보통, 약하게	회/분	
주	토/			좋음, 보통, 나쁨	/	회/분		%	m/m	분	Km	세게, 보통, 약하게	회/분	
	일/			좋음, 보통, 나쁨	/	회/분		%	m/m	분	Km	세게, 보통, 약하게	회/분	
	월/			좋음, 보통, 나쁨	/	회/분		%	m/m	분	Km	세게, 보통, 약하게	회/분	
제	화/			좋음, 보통, 나쁨	/	회/분		%	m/m	분	Km	세게, 보통, 약하게	회/분	
	수/			좋음, 보통, 나쁨	/	회/분		%	m/m	분	Km	세게, 보통, 약하게	회/분	
	목/			좋음, 보통, 나쁨	/	회/분		%	m/m	분	Km	세게, 보통, 약하게	회/분	
	금/			좋음, 보통, 나쁨	/	회/분		%	m/m	분	Km	세게, 보통, 약하게	회/분	
주	토/			좋음, 보통, 나쁨	/	회/분		%	m/m	분	Km	세게, 보통, 약하게	회/분	
	일/			좋음, 보통, 나쁨	/	회/분		%	m/m	분	Km	세게, 보통, 약하게	회/분	
	월/			좋음, 보통, 나쁨	/	회/분		%	m/m	분	Km	세게, 보통, 약하게	회/분	
제	화/			좋음, 보통, 나쁨	/	회/분		%	m/m	분	Km	세게, 보통, 약하게	회/분	
	수/			좋음, 보통, 나쁨	/	회/분		%	m/m	분	Km	세게, 보통, 약하게	회/분	
	목/			좋음, 보통, 나쁨	/	회/분		%	m/m	분	Km	세게, 보통, 약하게	회/분	
	금/			좋음, 보통, 나쁨	/	회/분		%	m/m	분	Km	세게, 보통, 약하게	회/분	
주	토/			좋음, 보통, 나쁨	/	회/분		%	m/m	분	Km	세게, 보통, 약하게	회/분	
	일/			좋음, 보통, 나쁨	/	회/분		%	m/m	분	Km	세게, 보통, 약하게	회/분	
평가														

08 심폐 기능 증진을 위한 주요 운동 지침

심폐 기능 증진을 위한 운동 프로그램을 설계하고 지속적으로 실천하기 위해서 고려해야 할 사항들은 다음과 같다.

1) 운동 유형

대 근육군을 사용하는 전신 지구성 운동으로 운동 강도가 지속적으로 유지될 수 있는 운동 형태를 선택한다.

예) 걷기, 조깅, 수영, 자전거 타기, 계단 오르기, 에어로빅 댄스 등.

2) 운동 강도

- 심폐 지구력 향상을 위한 운동 강도는 최대 산소 섭취량의 40~85% 수준에서 결정한다.
- 체력 수준이 낮거나 처음 운동을 시작하는 사람의 경우는 최대 산소 섭취량의 40~60% 수준이 적당하다.
- 건강하고 활동적인 성인의 경우는 최대 산소 섭취량의 60~85% 수준이 효과적이다.

3) 운동 시간

준비운동과 정리운동을 제외한 본 운동 시간은 20~30분(최소 15분) 정도가 적당하며 운동 후 2주가 경과하여 인체에 적응되면(피로가 크지 않으면) 45분 정도가 이상적이다.

4) 운동 빈도

- 정상적인 성인의 경우 최소한 1주일에 3회의 운동을 실시하여야

심폐 지구력 향상을 기대할 수 있다.

- 체력 수준이 낮은 사람의 경우는 하루에 여러 번으로 나누어 운동하는 것을 권장한다.
- 심폐 기능이 원하는 수준으로 향상된 후 지금까지의 운동량을 1주에 2~4회 실시하여야 유지가 가능하다.
- 심폐 기능이 향상된 후 지속적인 향상을 기대한다면 주 5회로 운동 빈도를 늘려야만 가능하다.

5) 운동 단계

(1) 초기 단계

이 단계는 스트레칭, 유연 체조 및 낮은 강도의 지구성 운동으로 이루어져야 하며, 이때의 운동 강도는 최대 산소 섭취량의 40~60% 수준이 적당하다. 운동 시간은 10~15분 실시하다가 2~3주가 지나면 45분으로 늘려나간다. 이 단계를 4~6주 동안 지속한다.

(2) 발달 단계

이 단계는 16~20주 정도 실시하며 운동 강도를 최대 산소 섭취량의 40~85% 수준으로 높이고 운동 시간 역시 2~3주 간격으로 점차 증가시켜 나간다.

(3) 유지 단계

심폐 기능이 요구 수준에 도달하면 이 단계의 프로그램을 실시한다. 이 단계는 운동을 시작한 지 6개월 후부터 시작해야 한다. 운동의 지루함을 방지하고 흥미를 유지시키기 위해 운동 계획에 재미있는 운동을 추가하는 것을 권장한다.

예) 주 5일 조깅 = 3일 조깅 + 2일 구기 운동

6) 주의 사항

- 뼈와 관절의 손상을 방지하기 위해 운동 초기에는 격일제 운동을 권장한다.
- 심장병 환자나 건강치 못한 사람은 운동 강도를 높이기 전에 최소한 20~30분 정도의 준비운동을 실시해야 한다.
- 활동 근육의 혈류량 증가, 체온 상승, 근육과 관절의 상해 방지, 심장의 위험 감소 등의 목적으로 본 운동 전에 5~10분 정도의 준비운동을 실시해야 한다.
- 운동에 의한 피로의 신속한 회복, 현기증, 설사, 근육 경련과 통증의 유발 가능성을 줄이기 위하여 낮은 강도의 정리운동(걷기, 조깅, 자전거 타기, 스트레칭)을 실시해야 한다.

7) 참고 사항

- 에어로빅 댄스 및 하이킹, 라켓을 사용하는 운동 등은 운동 강도를 지속적으로 조절하기는 어렵지만 숙련된 경우는 심폐 기능 향상에 도움이 되므로 프로그램에 변화를 주기 위하여 권장한다.
- 운동 초기 단계에는 운동 강도를 주의 깊게 관찰해야 하므로 가급적 운동 강도가 심하게 변하지 않는 운동 형태를 선택해야 한다.
- 연속적으로 매일 운동하는 것보다 격일제로 운동하는 것이 심폐 기능 향상에 효과적이다.
- 건강 상태가 좋고 활동적인 사람은 초기 단계를 생략할 수 있다.

표 7-18 운동 단계별 운동 강도, 운동 시간 · 기간 및 운동 빈도

운동 단계	기간	운동 강도	운동 시간	운동 빈도	기 타
초기 단계	4~6주	40~60%	10~15분(초기) 45분(2~3주 후)	주 3회	
발달 단계	16~20주	40~85%	45분 이상	주 2~4회	2~3주 간격으로 운동 시간 증가
유지 단계	6개월 후	40~85%	45분 이상	주 2~4	흥미있는 운동 추가

VIII 탄력 있는 몸매 강인한 근육 육성

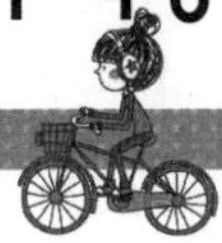

근력과 근지구력은 건강과 관련된 중요한 체력 요인이다. 본 장에서는 근력, 근지구력 증진 프로그램 수행에 앞서 근수축의 이해, 근력 트레이닝과 근섬유, 근력 트레이닝의 기본 원리, 근력 트레이닝 프로그램의 결정 및 관련 정보에 대하여 알아보고 체육 시설 및 가정에서 쉽게 적용할 수 있는 운동 방법, 운동 프로그램, 주요 운동 지침을 소개한다.

01 근 수축 형태의 이해

근력 및 근지구력을 증진시키기 위해 가장 많이 이용되는 훈련 방법은 웨이트트레이닝이다. 웨이트트레이닝은 일정한 무게를 근육에 가하여 근육의 구성 요소인 근섬유 크기를 증대시키고 근력 및 근지구력 발휘에 유리하게 근육내의 생화학적 변화를 일으키는 운동 방법이다.

웨이트트레이닝은 어떤 근수축 형태를 이용하느냐에 따라 운동 방법이 달라진다. 일반적으로 근수축의 형태는 덤벨 운동을 할 때와 같이 근육의 길이가 변화하면서 힘이 발생하는 등장성 수축, 벽을 밀 때나 손바닥을 맞대고 밀 때처럼 근육의 길이가 변화하지 않고 힘이 발생하는 등척성 수축, 운동 중 근육의 길이가 짧아지고 운동의 전 과정이 일정한 속도로 행해지는 등속성 수축 등으로 구분된다.

소개한 3가지 근수축 형태에 의한 웨이트트레이닝은 나름대로 특성과 장점이 있으나 일반인에게 가장 많이 보급되어 있는 것은 등장성 수축에 의한 웨이트트레이닝이다. 그러나 운동의 목적 및 개인의 여건에 따라 방법을 택하는 것이 바람직하다.

표 8-1 근수축 형태에 따른 웨이트트레이닝의 장 · 단점

	등장성 트레이닝	등척성 트레이닝	등속성 트레이닝
근력 증진	양호	빈약	우수
근지구력 증진	양호	빈약	우수
트레이닝 소요 시간	길다	매우 짧다	짧다
설치 비용	보통	없음	고비용
피로	높다	보통	적다
상해 위험	높다	비교적 적다	적다

02 웨이트트레이닝과 근섬유

근육은 크게 지근 섬유와 속근 섬유로 구성되어 있다. 지근 섬유는 적근 섬유라고도 하며 천천히 수축하지만 피로가 적기 때문에 장시간 운동 및 활동에 적합하다. 지근 섬유를 움직이는 에너지는 탄수화물과 지방이며 특히 지방이 주 연료로 쓰이기 때문에 지근 섬유가 동원되는 장시간의 운동은 체중 조절 및 심폐 기능 증진에 유리하다.

속근 섬유는 백근 섬유라고도 하며 빨리 수축하기 때문에 빠른 동작이나 큰 힘을 발휘할 때 적합하다. 그러나 속근 섬유의 에너지는 근

육 내 저장되어 있는 근 글리코겐과 화학적 연료이기 때문에 저장량이 제한되어 있어 장시간 지속이 어렵고 피로가 빠른 것이 단점이다.

체력 요인의 관점에서 볼 때 지근 섬유는 심폐 지구력, 근지구력, 속근 섬유는 근력, 순발력 등과 관련이 깊다. 운동선수들의 경우 지구성 경기 선수들은 지근섬유, 비지구성 선수들은 속근 섬유가 발달될수록 유리하며 실제로 우수한 선수일수록 자신의 종목에 필요한 근섬유가 뛰어나게 발달되어 있다. 따라서 선수 선발에 있어서도 근섬유의 발달 상태가 중요한 요인이다. 많은 스포츠 과학자들이 이점에 관심을 갖고 근섬유 발달이 유전적인 것인지 훈련에 의해 후천적으로 변화된 것인지를 구명하기 위해 많은 연구를 지속해 왔다. 현재까지의 연구 결과 동물의 경우는 훈련에 의해 원하는 근섬유의 크기와 수를 증진시킬 수 있지만 인간의 경우는 훈련에 의한 근섬유의 크기의 증대는 가능하나 근섬유 수의 증가는 아직까지 불확실한 것으로 알려져 있다.

이러한 점들을 고려할 때 웨이트트레이닝 방법에 따라 근섬유 발달에 차이가 있다는 것을 알 수 있다. 즉 가벼운 중량으로 웨이트트레이닝을 하게 되면 지근 섬유가 발달하고 무거운 중량으로 운동하면 속근 섬유가 발달한다. 이는 이미 언급하였듯이 지근 섬유는 근지구력에, 속근 섬유는 근력 발휘에 동원되는 근섬유이기 때문이다.

표 8-2 근섬유의 특성

	지근 섬유	속근 섬유
수축 속도	느리다	빠르다
에너지	탄수화물, 지방	화학적 연료
용량	무한대	제한적
피로	느리다	빠르다

1) 근 기능의 개념 및 분류

근육이나 근육군이 발현하는 힘의 관점에 따라 근력, 근지구력, 근파워로 구분하며 이를 종합하여 근 기능이라 한다. 이 중 근력과 근지구력은 건강 증진 관점에서 대단히 중요하다.

근수축 과정에 의해 생성되는 장력(Tension)의 총합을 근력이라 한다. 근력은 근수축에 동원되는 근섬유의 수와 근섬유의 횡단 면적에 비례하고 근섬유에 자극되는 순간적인 충격(Impulse)의 빈도에 의해 결정된다. 근섬유는 운동 신경의 지배를 받으며 하나의 운동 신경과 동원되는 근섬유의 구성을 운동 단위(Motor unit)라 한다. 운동에 따라 운동 신경은 동원할 운동 단위, 근섬유의 종류와 수를 결정하여 근력을 발휘한다. 결국 근력은 운동 신경과 근섬유의 발달에 가장 큰 영향을 받는다.

따라서 근력 증가는 신경계의 활성화와 근섬유 비대가 필연적으로 요구된다. 근력 트레이닝 초기에는 신경계가 활성화되어 자극의 빈도가 동원되는 운동 단위 수를 증가시키고 근육간의 상호작용 효과를 크게 한다. 근력 트레이닝 중기에는 결합 조직과 근섬유 굵기에 의해 근섬유 비대(Hypertrophy)를 초래하여 근력을 증가시킨다.

근지구력은 근육이 장시간 운동을 지속할 수 있는 능력으로써 근육 내 에너지원 저장 상태, 지근 섬유의 발달, 에너지 운반계의 발달 등에 기반을 두고 있다. 근지구력의 증진은 저강도를 근간으로 한 트레이닝을 통해 근 글리코겐 저장량과 마이오글로빈 함량이 높은 지근 섬유수를 발달시켜야 한다.

또한 모세 혈관수 및 모세 혈관 내경을 증대시켜 산소 운반에 효율적으로 대처하고 운동 시 발생되는 젖산과 이산화탄소의 제거를 촉진시켜야 한다.

03 웨이트트레이닝의 기본 원리

근력 및 근지구력을 효율적으로 증진시키기 위해 다음의 웨이트트레이닝의 기본 원리를 따라야 한다.

1) 과부하의 원리

근육에 일상적인 무게를 초월한 저항을 가하면 인체는 놀라운 생리적 적응 현상을 거치면서 근력과 근지구력이 향상되는데 이와 같이 저항을 이용하여 트레이닝의 효과를 얻는 것을 과부하의 원리라 한다.

과부하의 원리에만 국한하여 생각하면 웨이트트레이닝은 무게가 무거울수록 근육의 적응이 커서 효과적일 것이라는 오해를 갖게 한다. 그러나 인체가 적응 발달시킬 수 있는 무게의 크기는 웨이트트레이닝의 경험, 개인의 체력 수준에 따라 차이가 있다. 그러므로 지나친 무게로 운동하는 것은 운동을 지속하기 어렵게 할 뿐만 아니라 운동 상해를 발생시킬 위험이 크기 때문에 자신에게 적당한 무게에 의한 과부하 원리의 적용이 요구된다.

2) 점진성의 원리

웨이트트레이닝 프로그램에 의하여 과부하가 가해진 근육은 당연히 근력과 근지구력이 증진되겠지만 어느 정도의 시간이 지나면 초기에 비해 운동 효과가 감소하게 된다. 이러한 현상은 처음에는 무겁게 느껴졌던 부하가 시간의 흐름에 따라 근육에 적응 현상이 생겨나 낮은 부하가 되기 때문에 점차로 운동 효과가 감소하게 된 것이다. 이러한 상태에서 프로그램의 조정 없이 계속해서 운동을 실시하면 어떤 동작을 반복 수행할 수 있는 능력 즉, 근지구력은 향상될 수 있으나 지속적인 근력의 증강은 기대하기는 어렵다. 따라서 운동 부하를 증가시켜 운동 효과를 기대할 수 있는 프로그램의 조정이 필요하다. 이와 같이 운동 효과를 지속적으로 높이기 위하여 단계적으로 운동 부하를 늘려가는 것을 점진성의 원리라 한다.

3) 특이성의 원리

웨이트트레이닝의 목적은 근력과 근지구력을 증강시키는 데 있다. 일반인들은 보통 건강 관리나 Body building의 목적으로 실시한다. 웨이트트레이닝의 방법에 있어서 운동 목적에 적합한 웨이트트레이닝 종목과 방법을 택하는 것이 바람직하다. 가령 지하철에서 오래 서 있기가 힘들어서 하체의 근지구력을 향상시키기 원한다면 하체의 근육을 강화시킬 수 있는 운동 종목을 선정하고 서 있는 동작과 관계된 동작으로 운동하는 것이 운동 목적을 충족시킬 수 있다. 이와 같이 운동 목적과 적합한 근육을 강화시키고 가능한 발달시키기 원하는 동작 유형과 비슷한 동작을 연출하여 웨이트트레이닝 효과를 얻는 것을 특이성의 원리라 한다.

4) 순서의 원리

웨이트트레이닝에서 초보자가 범하기 쉬운 실수는 프로그램의 여러 운동 중 쉽게 수행할 수 있는 운동부터 시작하는 것이다. 가령 손목의 힘이 약해 증진시킬 목적으로 손목 운동인 리스트 컬(Wrist curl)을 먼저 실시하게 되면 손목이 피로해져 다른 운동에 지장을 초래하게 된다. 따라서 웨이트트레이닝은 피로가 적은 근육부터 운동하는 것이 일반적이다. 이와 같이 대근육군으로 이루어진 운동 종목의 순서로 웨이트트레이닝을 진행하여 소근육군의 피로를 최소화시켜 프로그램 수행을 원활하게 하는 것을 순서의 원리라 한다.

웨이트트레이닝의 운동은 일반적으로 다음의 순서를 따른다.

① 대퇴와 고관절부
② 가슴과 상완
③ 배부와 대퇴 뒷부분
④ 다리와 발목
⑤ 어깨와 상지
⑥ 복부
⑦ 전완
⑧ 손목

04 웨이트트레이닝 프로그램의 결정

웨이트트레이닝의 프로그램을 결정하기 전에 트레이닝의 원리를 이해하고, 각각의 트레이닝의 원리를 어떻게 개인의 프로그램에 적용시킬 것인지 생각해야 한다. 트레이닝 프로그램은 개인별로 이루어져야 하는데, 운동 목표와 그에 따른 종목, 강도, 기간, 빈도를 다양하게 구성함으로써 개인의 목표에 충족하는 프로그램을 결정할 수 있다.

1) 운동 목표 설정

웨이트트레이닝 프로그램 구성의 첫 단계는 운동의 목표를 명확히 설정하는 것이다. 운동의 목표는 개인의 목적에 따라 근력및 근지구력 증진, 근육량 증가 및 체지방 감소, 체형 교정, 부상 부위 재활 훈련 등으로 다양할 수 있다.

운동의 목표는 프로그램 구성 시 최우선으로 설정되어야 하며 모든 프로그램은 운동 목표와 합당한 내용으로 구성 되어야 한다.

2) 운동 종목 선정

웨이트트레이닝의 운동 종목은 운동 목표를 달성할 수 있는 종목으로 구성되어야 한다. 만일 대흉근을 증대시키는 것이 주된 목표인데 운동 프로그램이 하체와 팔을 증진시키는 종목으로만 구성되어 있다면 운동의 목표를 달성할 수 없게 된다. 따라서 운동 목표에 적합한 근육과 그 근육을 증강시킬 수 있는 운동 종목을 사전에 파악하는 것이 중요하다.

일반적으로 전신을 균형 있게 발달시키기 위한 웨이트트레이닝 프로그램은 핵심 운동으로 대근육군 운동(벤치프레스, 스쿼트 등)과 단일 근육 또는 작은 근육군을 동원하는 보조 운동으로 구성한다. 이 경우 그 종목의 하체 핵심 운동과 1종목의 허리 및 상체 핵심 운동을 포함하여 전체 운동 종목 수는 5~8종목으로 구성하는 것이 이상적이다.

표 8-3 웨이트트레이닝의 주요 종목과 증강 근육

구분	운동 종목	증강 근육	주작용 부위(인체면)
손목 운동	리스트 컬(Wrist curl)	장장근, 요측수근굴근	팔(전면)
	리스트 어브덕션 (Wrist Abduction)	장요측수신근, 단요측수신근	팔목(측면)
상 체 운 동	투핸드 컬(Two Hand Curl)	상완이두근, 전완근	팔(전면)
	콘센트레이션컬 (Concentration Curl)	상완이두근, 전완근	팔(전면)
	트라이셉스 익스텐션 (Triceps Extension)	삼각근, 상완삼두근, 대흉근	어깨
	스탠딩 프레스 (Standing Press)	삼각근, 대흉근, 상완삼두근	어깨
	얼터네이트 프레스 (Alternate Press)	승모근, 삼각근, 상완삼두근	어깨

	백 프레스(Back Press)	삼각근, 승모근, 대흉근	어깨
	벤치 프레스(Bench Press)	대흉근, 상완삼두근, 삼각근	가슴
	레터럴 레이즈 (Lateral Raise)	대흉근, 삼각근	가슴
	스트레이트 암 풀오버 (Straight Arm Pull Over)	대흉근, 광배근	가슴
등· 복부 운동	윗몸일으키기(Sit-up)	복직근, 외복직근	복부
	사이드 밴드(Side Bend)	외복사근, 복직근	옆구리
	밴드 오버(Bend Over)	대둔근, 고유배근	등
	밴드 오버 로윙 (Bend Over Rowing)	고유배근, 대둔근, 삼각근, 승모근	등, 어깨
하체 운동	스쿼트(Squat)	대퇴사두근, 고유배근, 대둔근	다리
	레그 익스텐션 (Leg Extention)	대퇴직근, 내측광근, 외측광근	다리
	레그 프레스(Leg Press)	대퇴사두근, 대둔근	다리
	레그 컬(Leg Curl)	대퇴이두근	다리

3) 운동 프로그램 결정

(1) 1히 최대 반복 횟수(1RM)의 의미 및 설정법

웨이트트레이닝 운동의 목표 및 종목이 결정되면 "도대체 얼마나 무거운 무게로 운동해야 할까?" 하는 의문이 생긴다. 웨이트트레이닝에서 운동 무게(운동 부하)는 앞에서 언급한 과부하의 원리를 고려 할 때 매우 중요한 사항이다. 부적절한 운동 부하로 운동을 하면 운동 효과가 적고 피로를 유발시키며 심지어는 운동 상해를 초래할 수 있기 때문에 주의하여야 한다.

운동 부하를 결정할 때 가장 많이 이용하는 방법은 1회 최대 반복 횟수(One Repetition Maximum)이다. 1RM은 1회만 가능한 자신의 최대 근력을 의미하며 운동 부하량 산정에 기준이 된다. 1RM은 대 근육군을 사용하는 운동 종목에서는 크고, 소 근육이 동원되는 운동 종목에서는 작기 때문에 운동 종목별로 차이가 있다.

1RM의 산출은 직접 방법과 간접 방법이 있다. 직접 방법은 운동 종목별로 실제로 측정해보는 것으로 정확한 무게의 산출이 가능하나 최대 근력을 검사하는 만큼 지나친 피로가 유발되고, 장시간이 소요되며, 초보자의 경우 상해의 가능성이 있다. 따라서 적정 무게(상체 운동: 체중의 1/2, 하체 운동: 체중)로부터 시작하여 단계적으로 무게를 가감하여 1회에 들어 올릴 수 있는 최대 무게를 찾아내는 것이 요령이다. 또한 측정 중 위험에 대비하여 2인이 함께 실시하는 것이 바람직하다.

간접 방법은 〈그림 8-1〉을 이용하여 1RM을 예측하거나, 다음의 공식에 대입하여 산출할 수 있다.

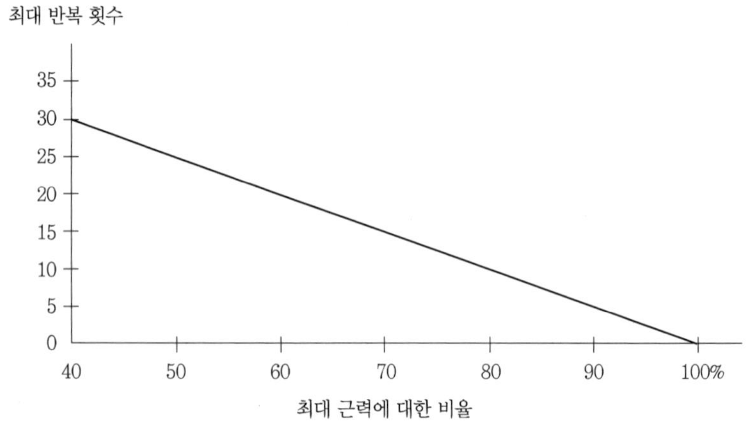

그림 8-1 최대 근력에 대한 비율과 최대 반복 횟수의 관계

표 8-4 1-RM 추정식

연구자	추정식
Brzycki	1-RM= 100rep WT/(102.78-2.78reps)
Eple Y	1-RM= (1+0.0333reps)rep WT
Lander	1-RM= 100rep WT/(101.3-2.67123reps)
Lombardi	1-RM= rep WT(reps)×0.1
Mayhew 등	1-RM= 100rep WT(52.2+41.9exp[-.055rep])
O'Conner 등	1-RM= rep WT(1+0.25reps)
Wathan	1-RM= 100rep WT/(48.8+53.8exp[-.075])
* repWT: Test시 무게(단위 1bs), ** reps: Test할 당시의 반복 횟수.	
*** exp: 지수	

1 RM = W_0 + W_1	$W_1 = W_0 \times 0.025 \times R$
	W_0: 7~8회 들어올릴 수 있는 무게 (무겁다고 느껴지는 중량)
	R: 최대 반복 횟수

예를 들어, Bench press의 1RM을 산출하기 위하여 무겁다고 느껴지는 임의의 중량 40kg 을 선정하여 최대로 10회 반복 운동을 했을 경우 다음과 같이 1RM을 추정할 수 있다.

최대 반복 횟수 10회는 최대 근력의 80%에 해당하므로 이 사람의 1RM은 40kg ÷ 0.8 = 50kg이 된다. 공식에 대입한 경우에도 다음의 과정을 거쳐 50kg이 된다. 임의의 중량 선정 시 Bar의 무게 10kg(일반적)을 고려하여야 한다.

$$
\begin{aligned}
1RM &= W_0 + W_1 \ (W_0 : 40Kg) \\
W_1 &= W_0 \times 0.025 \times R(R{:}10회) \\
&= 40Kg \times 0.025 \times 10회 \\
&= 10Kg \\
1RM &= 40Kg + 10Kg \\
&= 50Kg
\end{aligned}
$$

(2) 운동 부하의 결정

운동 부하를 결정하는 방법은 2가지가 있다. 첫 번째 방법은 앞에서 언급된 1RM으로 (최대 근력)을 이용하여 결정하는 방법이다. 이 방법은 최대 근력을 기준으로 운동 부하를 산출하는 것으로 강력한 근 파워 증진이 목적일 경우 운동 무게는 1RM의 90~100%에 해당하는 무게, 근력 증진이 목적일 경우 적정 부하량은 1RM의 60~70%(초급자), 70~80%(중급자)이며, 상급자는 80~100%로 설정하는 것이 효과적이다. 근지구력 증진을 위한 적정 부하량은 1RM의 50~70%(초 · 중급자), 30~80%(상급자)가 적당하다.

그러나 초보자의 경우는 적응 및 상해를 예방하기 위하여 60% 정도 무게로부터 시작하는 것이 바람직하다.

두 번째 방법은 최대 반복 횟수(Repetition Maximum)에 의한 방법이다.

최대 반복 횟수는 보통 RM으로 표현하며 웨이트트레이닝에서 많이 쓰이는 용어이다. 최대 반복 횟수는 운동에 동원되는 근육이 피로해질 때까지 최대 횟수로 들어 올릴 수 있는 최대 부하량을 의미한다. 예를 들어 어떤 사람이 Bench Press를 50kg으로 최대 10회 들어 올릴 수 있다면 이 사람의 Bench Press시 RM은 10이고 운동 중량은 50kg이 된다. 최대 반복 횟수를 이용해서 운동 부하를 결정하는 경우 RM 선정에 주의하여야 한다. 지나치게 적거나 많은 RM은 운동 효과를 기대하기 어렵고 상해 위험이 따른다. 일반적으로 근력과 근지구력을 향상시킬 수 있는 이상적인 RM은 6RM 이지만 초보자의 경우는 10~12RM이 적당하다.

최대 반복 횟수가 증가하면 운동 중량이 감소하고 최대 반복 횟수가 감소하면 운동 중량이 증가하는 반비례의 관계를 갖고 있기 때문에 언급한 두 가지 방법은 사실상 어떠한 방법을 택하여도 운동 부하의 결정에 동일한 결과를 얻게 된다.

(3) 운동량의 결정

운동량은 언급된 운동 부하량을 기준으로 하여 근력 증진이 목적일 경우 초급자는 60~70% 1RM으로 8~12회(1~3세트), 중급자는 70~80% 1RM으로 6~12회(1~3 세트), 상급자는 80~100% 1RM으로 1~12회(복합 세트, 주기화)실시한다. 근지구력 증진은 초급자가 50~70% 1RM으로 10~15회(1~3세트), 중급자는 50~70% 1RM으로 10~15회(1~3 세트), 상급자는 30~80% 1RM으로 10~25회(복합 세트, 주기화) 실시하는 것이 효과적이다.

(4) 세트와 빈도

계획된 일련의 트레이닝을 한 번 실시하는 것을 1세트(set)라 한다. 웨이트트레이닝에서 효과적인 세트의 수는 일반인의 경우 2~3세트가 적절하며 초보자의 경우는 1세트부터 시작하는 것이 바람직하다. 그러나 어떤 특정 부위의 근력 증강을 목표로 할 경우에는 특정 부위 운동을 5~6세트 실시하는 경우도 있다.

운동 빈도는 초급자가 2~3일/주, 중급자는 3~4일/주, 상급자는 4~6일/주 실시하는 것이 이상적이다. 그러나 피로 회복 능력은 개인차가 크므로 이를 고려하여 운동 빈도를 가감하여 계획하여도 된다. 특히 고령자는 피로 회복 능력이 저하되므로 부위별 집중 운동을 삼가고 피로 회복 시간을 충분히 갖는 것이 좋다.

ACSM(2010)은 건강한 사람이라면 주당 비연속적으로 2~3일 운동하는 것을 권장하고 있다. 상급자의 경우 주 4~6회와 분할 방식(Split routine)을 권장한다(Kraemer 등, 2002). 훈련자와 운동선수들의 근력을 향상시키기 위해서는 각 근육군으로 1주일에 두 번 이상의 운동을 권장한다(Rhea 등, 2003; Peterson 등, 2004). 주 4~6회 훈련하는 상급자와 운동선수들은 분할 방식으로 이 목표를 달성할 수 있다. 저항 운동 시 과훈련에 따른 부상을 방지하고 근육을 회복시키기 위해서는 운동과 운동 사이에 약 48시간의 휴식이 필요하다.

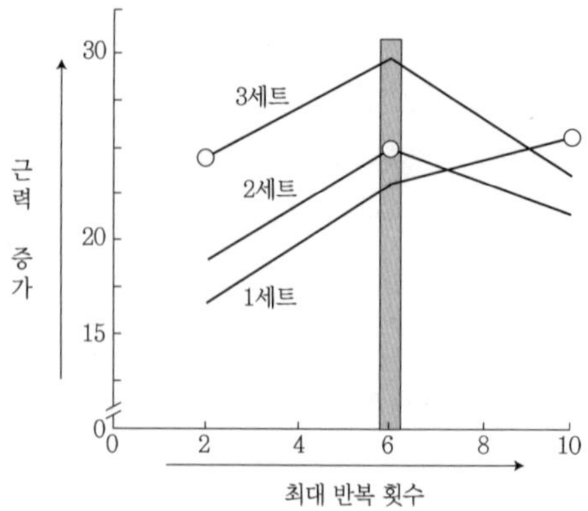

그림 8-2 세트와 반복 횟수에 따른 근력 증가

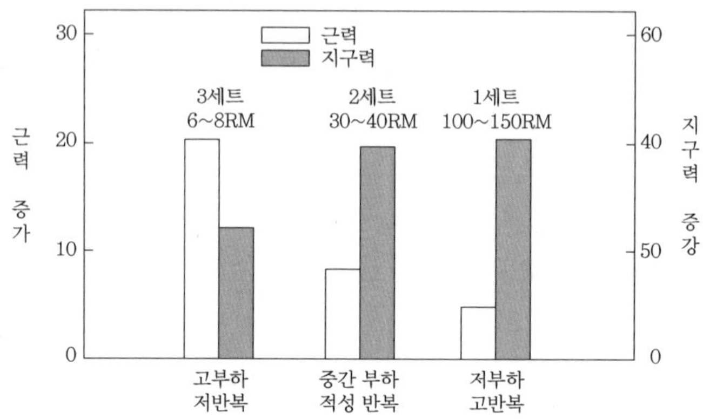

그림 8-3 웨이트트레이닝 방법에 따른 근력과 지구력 증가의 비교

(5) 휴식 시간 및 운동 속도

운동 효과를 극대화하기 위해 휴식 시간과 운동 속도가 고려되어 운동 프로그램 구성에 반영되어야 한다. 종목간의 휴식 시간과 운동 속도는 운동 강도, 운동량, 체력 수준, 운동 부위(핵심 운동, 보조 운동) 등에 따라 다르다.

(6) 운동 부하의 조정

운동 부하를 점증시키는 방법으로는 중량, 반복 횟수, 세트 수에 의한 방법이 있다. 중량과 반복 횟수를 운동량의 관점에서 밀접한 관계이기 때문에 어떤 방법을 택해도 되지만 근력 증진 프로그램은 중량을 근지구력 증진 프로그램은 반복 횟수를 우선적으로 조정하는 것이 일반적이다.

중량에 의한 방법은 처음에 설정한 반복 횟수가 2배 증가되었을 때 4% 정도의 중량을 추가하는 방법이다. 반복 횟수에 의한 방법은 중량을 고정시키고 세트 당 반복 횟수를 처음에 설정한 반복 횟수의 2배까지 늘려가는 방법이다. 세트 수에 의한 방법은 세트 수를 증가시키는 방법으로 개인의 능력에 따라 그 범위가 한정되고 근육의 피로가 만성화 될 수 있으므로 신중히 검토하여 실행하여야 한다.

복합적인 방법은 반복 횟수, 중량, 세트 수를 충분한 시간을 갖고 단계적, 순차적으로 적용하는 방법으로 가장 권장되는 방법이다.

(7) 웨이트트레이닝 프로그램의 설계 절차

아래의 절차는 웨이트트레이닝 프로그램을 설계하는 데 참고할 수 있다.

① 대상자의 운동 목표(근력, 근지구력, 근비대, 근신경 향상)가 무엇인지 확인하고, 얼마나 많은 시간 동안 이 프로그램에 전념할 수 있는지 확인한다.

② 대상자의 목표, 할애 시간, 사용 가능한 장비, 환경을 근거로 웨이트트레이닝 프로그램의 형태를 정한다.

③ 개개인의 체력 평가 결과로 운동 처방을 할 때 목표가 되는 특정 근육군을 확인한다.

④ 주요 근육군의 핵심 운동 외에도 3단계의 목표가 되는 근육군 운동을 설정한다.

⑤ 초보자인 경우 같은 근육군을 연속적으로 운동하지 않도록 운동 순서를 잘 정한다.

⑥ 개개인의 목표를 근거로 초기 부하량, 반복 횟수, 세트 및 운동 빈도를 정한다.

⑦ 각 근육군에 점진적으로 과 부하될 수 있는 지침을 마련한다.

표 8-5 건강한 사람들을 위한 ACSM의 웨이트트레이닝 지침 (ACSM, 2010)

목표	강도	반복 횟수	세트	빈도	운동 종목 수
근력과 근육량	60~80% 1RM	8~12	2~4	주 2~3회	8~10

표 8-6 초보자를 위한 웨이트트레이닝 프로그램 지침 (Kraemer 등, 2002; Ratamess 등, 2009)

목표	강도	훈련량	운동 속도	빈도	휴식 시간
근력	60~70% 1RM	8~12회, 1~3세트	느린속도~중간속도	주 2~3일	다중관절 운동 시 2~3분, 단일관절 운동 시 1~2분
근비대	70~85% 1RM	8~12회, 1~3세트	느린속도~중간속도	주 2~3일	1~2분
근지구력	50~70% 1RM	10~15회, 1~3세트	느리게	주 2~3일	1분 이하
근파워	힘 향상을 위해 85~100% 1RM, 속도 향상을 위해 상체는 30~60% 1RM, 하체는 0~60% 1RM	3~6회 1~3세트	중간정도	주 2~3일	다중관절 운동 시 2~3분, 단일관절 운동 시 1~2분

표 8-7 중급자를 위한 웨이트트레이닝 프로그램 지침(Kraemer 등, 2002; Ratamess 등, 2009)

목표	강도	훈련량	운동 속도	빈도	휴식 시간
근력	70~80% 1RM	6~12회, 1~3세트	중간속도	전신 운동 시 주3일 분할 운동 시 주4일	다중 관절 운동 시 2~3분, 단일 관절 운동 시 1~2분
근비대	70~85% 1RM	8~12회, 1~3세트	느린 속도~ 중간속도	주 3~4일	1~2분
근지구력	50~70% 1RM	10~15회, 1~3세트	느린 속도~ 중간정도	주 3~4일	1분이하
근파워	힘 향상을 위해 85~100% 1RM, 속도 향상을 위해 상체는 30~60% 1RM, 하체는 0~60% 1RM	3~6회 1~3세트	중간 정도	주 2~4일	다중 관절 운동 시 2~3분, 단일 관절 운동 시 1~2분

표 8-8 상급자를 위한 웨이트트레이닝 프로그램 지침 (Kraemer 등, 2002; Ratamess 등, 2009)

목표	강도	훈련량	운동 속도	빈도	휴식 시간
근력	80~100% 1RM, 주기화	복합 세트로 1~12회, 주기화	느린 속도~ 빠른 속도	주 4~6일	다중 관절 운동 시 2~3분, 단일 관절 운동 시 1~2분
근비대	70~100% 1RM	1~12회, 3~6세트 주기화	느린 속도~ 중간 속도	주 4~6일	다중 관절 운동 시 2~3분, 단일 관절 운동 시 1~2분
근 지구력	30~80% 1RM	복합 세트로 10~25회, 주기화	10~15회인 경우 느리게, 15~25회인 경우 중간 속도	주 4~6일	10~15회인 경우 1분 이하 15~25회인 경우 1~2분

			~빠른 정도		
근파워	힘 향상을 위해 85~100% 1RM, 속도 향상을 위해 상체는 30~60% 1RM	1~6회로 3~6세트, 주기화	빠르게	주 4~6일	다중 관절 운동 시 2~3분, 단일 관절 운동 시 1~2분

표 8-9 운동 강도와 권장되는 휴식 시간 (Kraemer, 2003)

강도	휴식시간
〉13RM 또는 〈65% 1RM	〈1분
11~13RM 또는 65~74% 1RM	1~2분
8~10RM 또는 75~80 1RM	2~3분
5~7RM 또는 76~87% 1RM	3~5분
〈5 RM 또는 〉87% 1RM	〉5분

(8) 세트의 변화

한 세트만 이용하거나 여러 세트로 운동할 수 있다. 여러 세트를 하기 위해서는 각 운동당 일정한 운동 강도(예: 10RM)로 지정된 세트 수(보통 3회 이상)로 연속해서 시행한다. 이 방법 대신 같은 근육군에서 세 가지의 다른 운동을 한 세트 실시할 수도 있다. 예를 들면 상완 이두근으로는 바벨 컬을 연속해서 3세트하는 것보다 1세트는 덤벨컬, 1세트는 해머컬, 나머지 1세트는 바벨 컬을 한다. 이 방법은 각 운동을 할 때 다른 근육들이나 근육의 일부만을 사용하기 때문에 프로그램을 더 다양하게 구성하여 훈련 자극을 변화시킬 수 있다. 주어진 운동을 여러 세트로 시행하는 사람은 각 세트당 같은 무게를 들어 올리거나, 점진적으로 무게를 증가시키거나 감소시킴으로써 각 세트당 운동 강도를 달리 할 수 있다.

피라미드형 운동 형태(Pyramiding)는 부하 무게를 점점 증가시켜 최대 6세트를 실시하는 방법이다. 첫 세트는 가벼운 무게로 10~12회 반복하며(10~12RM), 다음 세트부터는 무게를 점점 증가시키면서 반복 횟수를 줄인다(예: 8RM, 6RM, 4RM). 이와 같은 훈련 방법은 운동량이 많기 때문에 경험이 많은 상급자에게만 피라미드 운동 형태를 처방한다. 일반적으로 이 방법은 근육의 크기를 증가시키는 데 효과적이다.

(9) 운동 순서와 횟수의 변화

일반적으로 운동 초기에는 대근육군을 사용하고 점차적으로 작은 근육군을 사용하는 운동을 권장한다. 하지만 근육군에 최대한 과부하를 주기 위해 위의 순서를 반대로 실시하는 경우도 있다. 이렇게 하면 한 관절로만 운동을 한 후 여러 관절로 운동을 하면서 소근육이 피로해진다.

특정 부위의 근육군을 강화시키기 위해 2~3가지의 운동을 해야 한다면, 해당 근육이 휴식을 취하고 운동과 운동 사이에 회복할 수 있도록 운동 프로그램 참여자에게 다른 근육군을 사용하라고 지시할 수 있다. 예를 들면, 레그 프레스와 레그 익스텐션은 둘 다 대퇴사두근을 사용하기 때문에 연속석으로 시행하지 않도록 해야 한다. 따라서 두 운동 사이에 다른 근육을 사용하는 운동을 한 가지 이상 해야 한다.

이와는 반대로 많은 상급자들은 목표 근육군을 완전히 탈진시키기 위해 복합 세트(Compound sets) 또는 3세트(Tri-sets)를 선호하며 이 방법은 특정 근육을 향상시키기 위해 운동 간 휴식 없이 2~3세트를 연속적으로 시행하는 방법이다. 또한 슈퍼 세트 방법(Supersetting)을 이용하는데, 슈퍼 세트는 주동근(Agonistic muscle)과 길항근(Antagonistic muscle)을 휴식 없이 연속적으로 반복 운동하는 것을 말한다. 예를 들어, 슈퍼 세트로 대퇴사두근과 대퇴이두근 운동을 하기 위해서는 레그 익스텐션과 레그컬 동작을 한 세트로 하여 실시한다.

05 웨이트트레이닝과 호흡

모든 운동에서와 마찬가지로 웨이트트레이닝 시의 호흡법은 중요하다. 잘못된 호흡법은 혈압을 상승시키고 운동의 리듬을 깨트려 운동 효과를 감소시킨다. 웨이트트레이닝 시 호흡 방법은 중량이 몸의 중심에 가까워지면 숨을 들여 마시고 몸의 중심에서 멀어질 때 숨을 내쉬어야 한다. 즉, 중량을 들어올리기 전 준비 단계에서는 숨을 들이마시고 중량을 들어 올릴 때는 내쉬는 것이다. 이는 우리 몸 안에 공기가 적을 때 힘을 발휘하기 어렵다는 점을 생각하면 쉽게 이해할 수 있을 것이다.

한편 1RM을 측정 한다든지, 또는 최대 근력을 발휘할 때에는 노책이라는 생리적 현상이 발생하게 된다. 노책이란 근육이 강하게 긴장하여 인후를 막고 숨이 외부로 나가는 것이 억제되는 상태를 말하는 것으로 그 주요 원인은 호흡기와 골격근과의 기능적 결합으로 생각된다. 노책은 최대 근력 발휘에 필요하지만 심장 순환 기능에 대해 유해한 영향을 끼치기 때문에 주의하여야 한다.

노책을 하게 되면 흉강 내압은 대기압보다 40~100mmHg 가량 상승한다(평상시에는 대기압보다 2~15mmHg 가량 낮다). 이와 같은 흉강 내압의 상승은 대정맥을 완전히 압박하고 혈액이 심장으로 돌아오는 것을 방해하는 결과가 된다. 결국 노책에 의해서 소위 발살바 현상(valslava maneurer)이라는 것이 일어나 심장 용적의 감소 현상이 일어난다. 또한 힘을 들여서 노책을 하면 폐포 내압이 상승하는데, 그 결과 폐 모세혈관이 압박되기 때문에 폐순환이 곤란해지고 협착한 폐 모세혈관에 혈액이 흘러가지 않으면 안 되기 때문에 심장에 큰 부담이 간다. 더구나 노책이 오래 계속되면 혈액에 의한 산소 공급이 저하되기 때문에 뇌의 일시적 산소 결핍을 일으키기 쉽다. 따라서 호흡 순환기 질환자는 노책을 피하여야 하며 일반인도 특별한 경우에만 행하여야 한다.

또한 노책에 대비하여 최대 근력을 발휘하지 않은 상태에서 숨을 참는 연습을 하는 것이 필요하다. 이 경우 작은 중량으로 근육에 강한 긴장을 주지 않고 반복 운동 중 숨을 참아보는 것이 연습 요령이다.

06 여성의 웨이트트레이닝

웨이트트레이닝은 그 방법에 따라 다양한 운동 효과를 기대할 수 있기 때문에 여성에게도 유용한 운동이다. 특히 여성은 생활의 원동력인 근력 및 근지구력 등이 약해 쉽게 피로해지는데 이는 질병의 원인이 될 수 있기 때문에 적당한 웨이트트레이닝에 의한 근력, 근지구력 보강이 요구된다. 또한 폐경기 이후에 급속도로 진행되는 골다공증을 예방하기 위해서는 젊은 시절의 근력 운동이 효과적이다. 웨이트트레이닝은 탄력 있는 여성의 몸매를 관리하는 데 이상적인 운동 방법이다. 따라서 최근 들어서는 우리나라에서도 여성의 웨이트트레이닝 인구가 늘어가고 있는 추세이다. 웨이트트레이닝은 건강을 유지하고 자신의 몸매를 탄력 있게 유지할 수 있는 운동 방법이기 때문이다.

여성이 웨이트트레이닝을 실시할 때의 프로그램은 가볍게 느껴지는 중량으로 반복 횟수를 구성하는 것이 좋다. 특히 체중 조절의 효과를 동시에 기대하기 위해서는 운동 프로그램에 고정식 자전거 타기, 가벼운 조깅 등을 포함시켜 숨이 차게 운동하는 서킷 웨이트트레이닝이 효과적이다.

07 웨이트트레이닝의 효과와 근육통

웨이트트레이닝을 실시하면 근육이 비대해진다. 이 경우 근지구력 훈련에 중점을 두면 지근 섬유의 면적이 넓어지고 근력 훈련에 중점을 두게 되면 속근 섬유의 면적이 넓어지게 된다. 또한 근육의 형태적 변화에 따라 운동 신경이 발달하고 근육내 에너지 저장량을 증가시킨다. 특히 근육량을 늘려 지방 체중을 감소시킴으로써 인체의 신체 구성을 효율적으로 변화시키며 스피드, 순발력, 유연성 등을 부가적으로 향상시킨다.

웨이트트레이닝의 가장 큰 어려움은 근육통이다. 근육통은 운동 중이나 운동 직후 발생하는 급성 근육통과 운동 24~48시간 이후 나타나는 지연성 근육통이 있다. 일반적으로 급성 근육통은 활동 근육 조직의 국소 빈혈과 부산물 축적(젖산)으로 인하여 발생되며 통증이 운동 후 1시간까지 지속될 수 있다. 지연성 근육통의 원인은 아직까지 명확히 밝혀지지 않았으나 근수축 형태와 관련이 깊고 운동 중 발생된 국소 빈혈과 부산물 축적에 대응하여 반사적인 근수축이나 근경직이 일어나 근육통을 더욱 악화시킨다는 견해가 지배적이다.

근육통을 예방하기 위해서는 운동 전 준비운동으로 스트레칭을 실시하고, 운동의 강도를 단계적으로 증가시키는 것이 효과적이다. 또한 신장성 운동은 근육통의 발생 가능성이 높기 때문에 기구를 원래의 위치로 옮기는 것을 다른 사람에게 부탁하는 것이 좋다.

표 8-10 웨이트트레이닝의 효과 (Heyward, 2011)

형태학적 요인	생화학적 요인
• 근 비대는 수축 단백질, 근섬유의 수 및 크기, 결합조직, 제2형 근섬유의 크기가 증가하기 때문이다. • 제1형 근섬유와 제2형 근섬유의 상대적인 양의 변화는 없다. • 근섬유 변화는 5% 이내로 미비하게 변화하거나 변화가 아예 없다. • 인대와 힘줄(건)의 근력과 크기가 증	• 아데노신삼인산(ATP)과 크레아틴 인산(CP)의 저장량을 증가시킨다. • 크레아틴인산 활성효소, 미오신, 아데노신 삼인산효소(ATPase), 미오키나아제(myokinase)의 활동을 약간 증가 시킨다. • 미토콘드리아 밀도를 감소시킨다. • 저항성운동 시 테스토스테론, 성장호

가한다. • 골밀도와 뼈가 강해진다. • 모세혈관의 밀도를 증가시킨다.	르몬, 카테콜아민, 인슐린성장인자 (IGF-1)를 증가시킨다. • 저항성 운동 후 최대하 자전거 에르고미터 운동 중 지방산화와 가용성을 증가시킨다.
신경학적 요인	**그 밖의 요인**
• 운동신경의 방출 빈도를 증가시킨다. • 신경 억제를 감소시킨다.	• 제지방량이 증가한다. • 체지방과 상대 체지방이 감소한다. • 운동 강도에 따라 뼈가 건강해 진다.

08 웨이트트레이닝 주요 용어

웨이트트레이닝 동작의 주요 용어	
스탠딩(Standing)	서는 동작
시티드(Seated)	앉는 동작
라잉(Lying)	눕는 동작
스쿼트(Squat)	무릎을 굽혀 앉는 동작
벤트(Bent)	상체를 구부리는 동작
싯업(Sit-up)	상체를 일이키는 동작

동작 방향에 관한 용어	
프레스(Press)	밀어 내는 동작
풀(Pull)	당기는 동작
레이즈(Raise)	들어 올리는 동작
익스텐션(Extension) : 펴다	팔꿈치 또는 무릎을 펴는 동작
로잉(Rowing) : 젓는다	젓는 동작
컬(Curl) : 구부려 올린다	구부려 올리는 동작
트위스트(Twist) : 비틀다	비트는 동작

쉬러그(Shrug) : 움츠린다	움츠리는 동작
플라이(Fly) : 날다 / 날개짓	날개짓 하는 동작

그립의 종류	
언더핸드 그립(Underhand grip)	손등이 아래를 향하고 있는 그립
오버핸드 그립(Overhand grip)	손등이 위를 향하고 있는 그립
얼티네이트 그립(Alternate grip)	한 손은 언더, 한 손은 오버그립으로 쥐는 방법
썸리스 그립(Thumless grip)	엄지손가락을 다른 손가락으로 감싸 쥐는 방법
훅 그립(Hook grip)	엄지손가락을 나머지 손가락으로 감싸 바를 쥐는 방법
내로우 그립(Narrow grip)	어깨 너비보다 좁게 바를 쥐는 방법
스탠다드 그립(Standard grip)	어깨 너비로 바를 쥐는 방법
와이드 그립(Wide grip)	어깨 너비보다 넓게 바를 쥐는 방법

09 웨이트트레이닝 종목별 운동 방법

다양한 방법들을 이용하여 웨이트트레이닝 프로그램을 설계할 수 있다. 운동 종목별 운동 방법을 통해 운동 순서와 유의점을 숙지하여 프로그램 설계에 참고가 될 수 있도록 한다.

1) 팔 운동

(1) 바벨 컬(Barbell Curl)

가. 방법

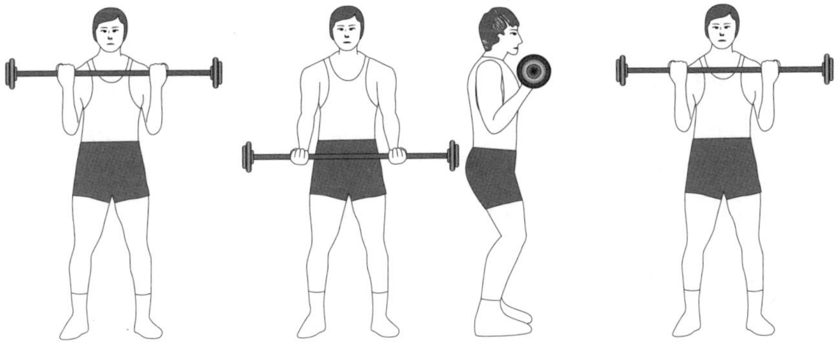

① 몸의 앞에서 바벨을 잡는다. ② ①의 상태에서 팔꿈치를 굽힌다.

나. 유의점

① 언더 그립(under grip)으로 할 것.

② 등을 곧게 펼 것.

③ 팔꿈치를 펼 것.

④ 몸 쪽 양팔꿈치를 붙일 것.

⑤ 팔꿈치를 고정할 것.

⑥ 몸의 반동을 주지 말 것.

⑦ 근수축 시 팔꿈치를 완전히 구부릴 것.

(2) 콘센트레이션 컬(Concentration Curl)

가. 방법

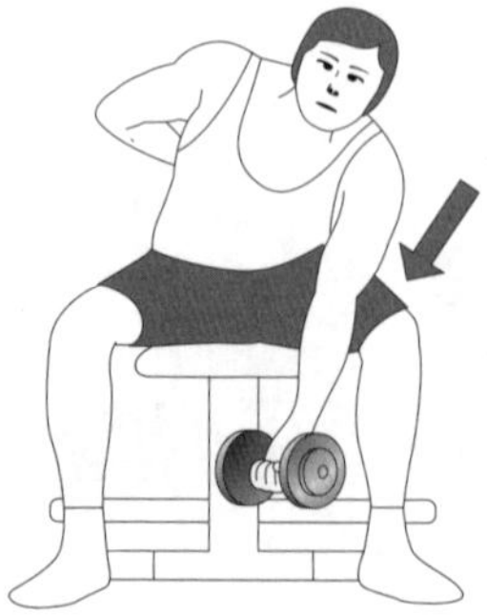

① 벤치에 앉아서 덤벨을 잡고 팔꿈치를 허벅지 안쪽에 댄다.

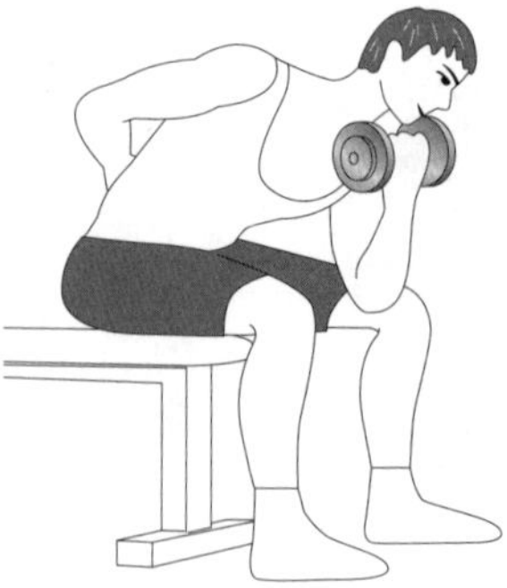

② ①의 상태에서 팔꿈치를 굽힌다.

나. 유의점

① 언더 그립(under grip)으로 할 것.

② 등을 곧게 펼 것.

③ 팔꿈치를 펼 것.

④ 팔꿈치를 고정할 것.

⑤ 근수축 시 팔꿈치를 완전히 구부릴 것.

(3) 스탠딩 트라이셉스 익스텐션(Standing Triceps Extension)

가. 방법

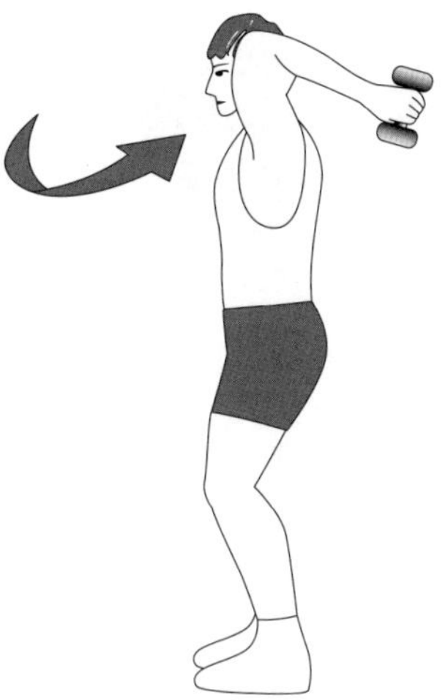

① 덤벨을 잡고 전완을 머리 뒤로 내린다.

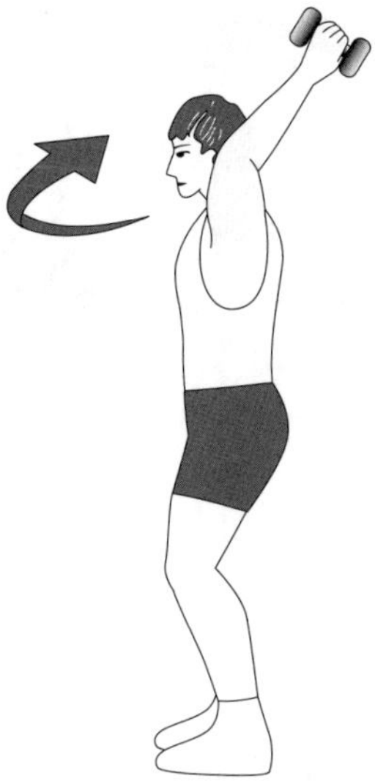

② ①의 상태에서 덤벨을 머리 위로 들어 올린다.

나. 유의점

① 팔꿈치는 고정할 것.

② 등을 곧게 펼 것.

③ 반동을 주지 말 것.

(4) 킥 백(Kickback)

가. 방법

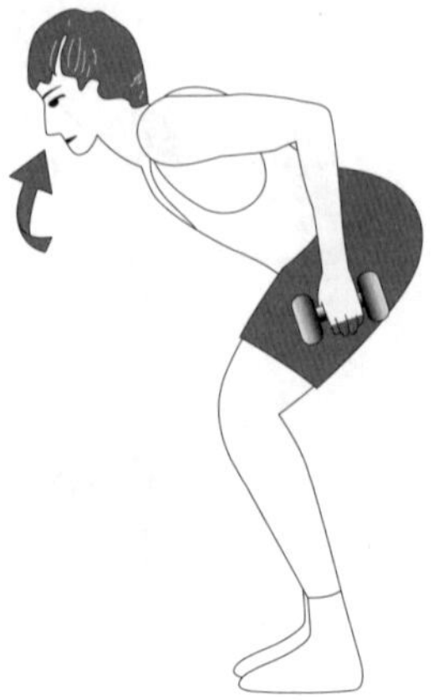

① 덤벨을 잡고 상체를 숙이고 무릎을 살짝 구부린다.

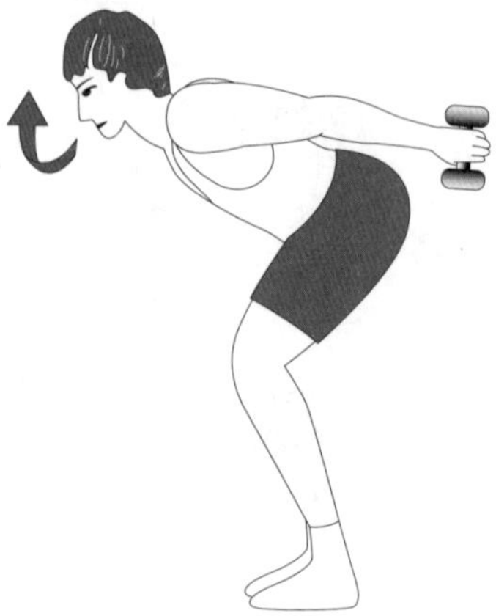

② ①의 상태에서 덤벨을 뒤로 들어 올린다.

나. 유의점

① 팔꿈치는 고정할 것.

② 등을 곧게 펼 것.

③ 반동을 주지 말 것.

2) 어깨 운동

(1) 스탠딩 프론트 레이즈(Standing Front Raise)

가. 방법

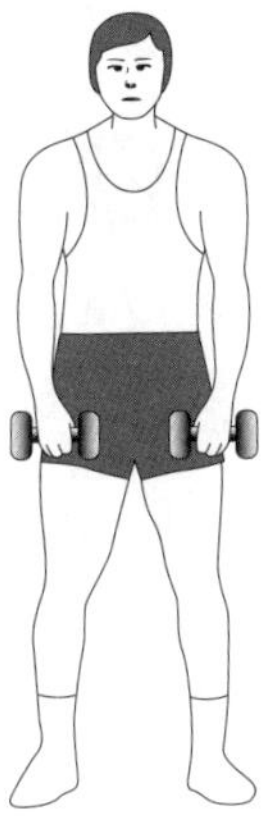

① 덤벨을 잡고 곧게 선다.

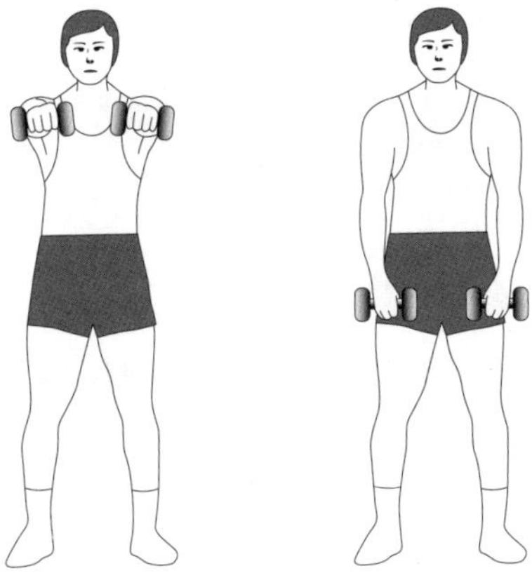

② ①의 상태에서 덤벨을 어깨 높이로 들어 올린다.

나. 유의점

① 팔꿈치는 고정할 것.

② 등을 곧게 펼 것.

③ 반동을 주지 말 것.

(2) 스탠딩 숄더 프레스(Standing Shoulder Press)

가. 방법

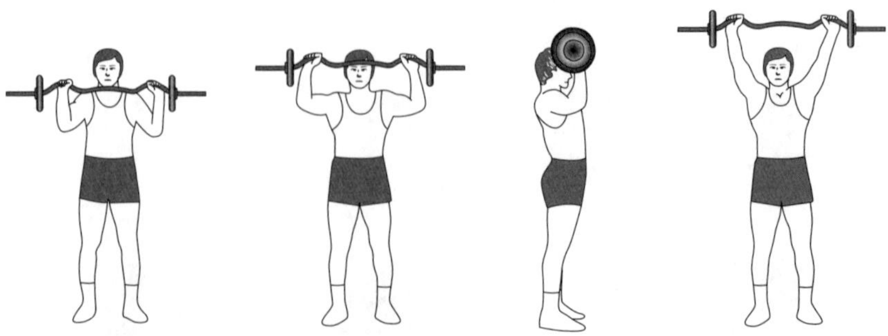

① 어깨 높이에 바벨을 위치 한다.
② ①의 상태에서 바벨을 들어 올린다.
(측면)
③ 바벨을 머리 위로 들어 올린다.

나. 유의점

① 손의 간격을 어깨 넓이로 할 것.
② 등을 펼 것.
③ 하체를 고정할 것.
④ 무릎에 반동을 주지 말 것.
⑤ 상체를 뒤로 젖히지 말 것.
⑥ 팔꿈치의 간격을 유지할 것.

(3) 얼터네이트 숄더 프레스(Alternate Shoulder Press)

가. 방법

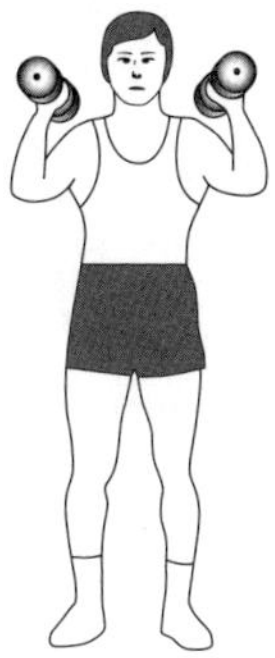

① 어깨 위에 덤벨을 위치 한다.

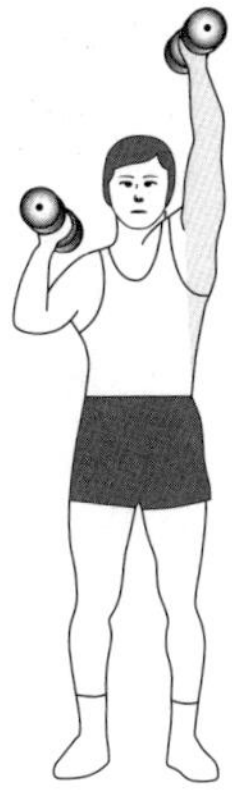

② ①의 상태에서 한쪽만 들어 올린다.

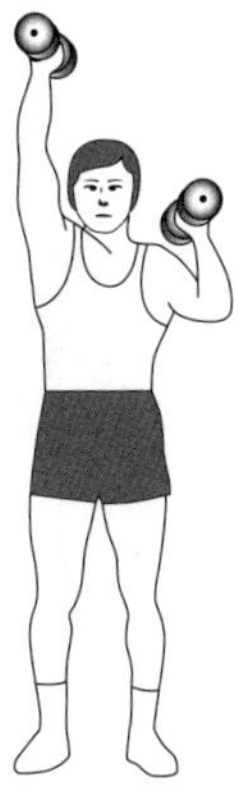

③ ②의 상태에서 한쪽을 들어 올리고 반대쪽을 내린다.

나. 유의점

① 등을 펼 것.

② 보폭은 허리폭 정도로 할 것.

③ 가슴을 조금 내밀 것.

④ 상체를 전후좌우로 흔들지 말 것.

⑤ 팔꿈치를 곧게 펼 것.

(4) 트라이셉스 익스텐션(Triceps Extension)

가. 방법

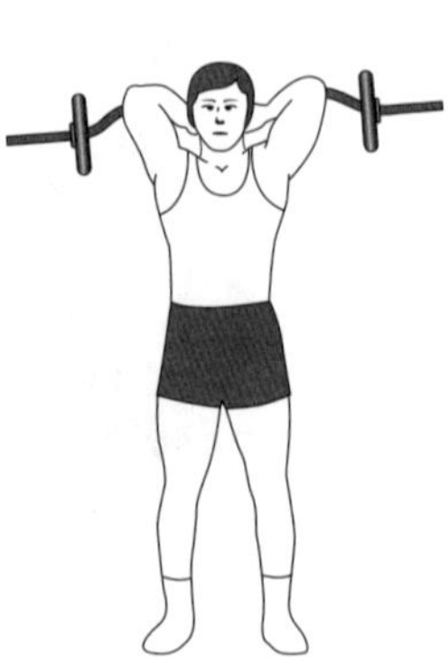

① 어깨 위에 바벨을 놓는다.

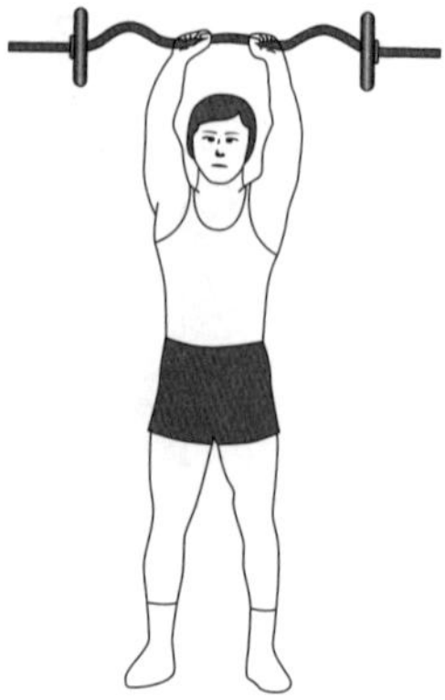

② ①의 상태에서 바벨을 머리 위쪽으로 든다.

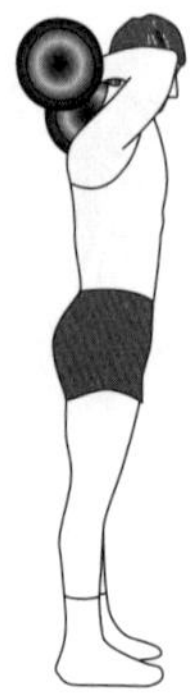

(측면)

나. 유의점

① 손의 간격은 10cm 정도로 할 것.

② 등을 곧게 펼 것.

③ 하체를 움직이지 말 것.

④ 상체를 뒤로 젖히지 말 것.

(5) 사이드 레터럴 레이즈(Side Lateral Raise)

가. 방법

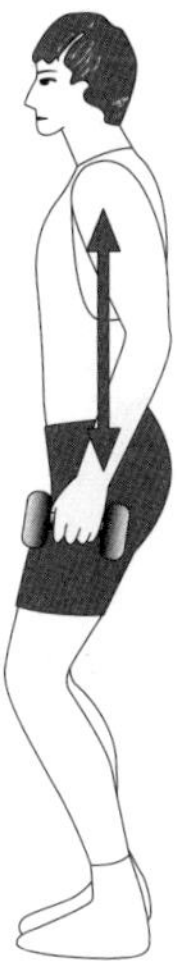

① 양손으로 덤벨을 잡는다.

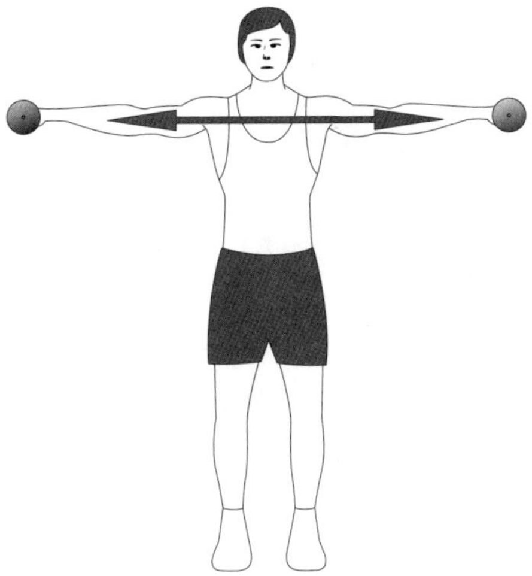

② ① 의 상태에서 덤벨을 옆으로 들어 올린다.

나. 유의점

① 등을 곧게 펼 것.

② 하체를 움직이지 말 것.

③ 상체를 뒤로 젖히지 말 것.

④ 팔꿈치를 펼 것.

(6) 벤트 오버 레터럴 레이즈(Bent Over Lateral Raise)

가. 방법

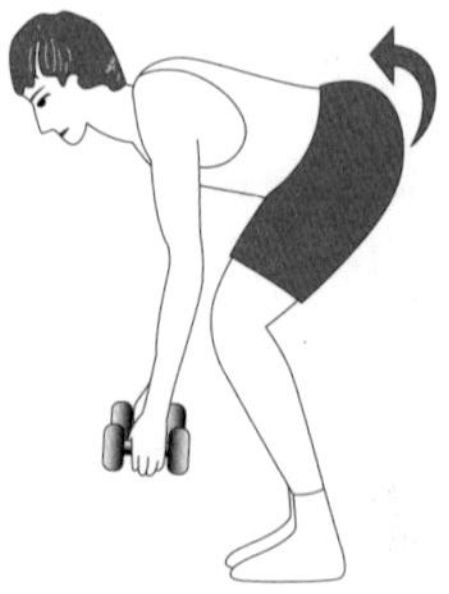

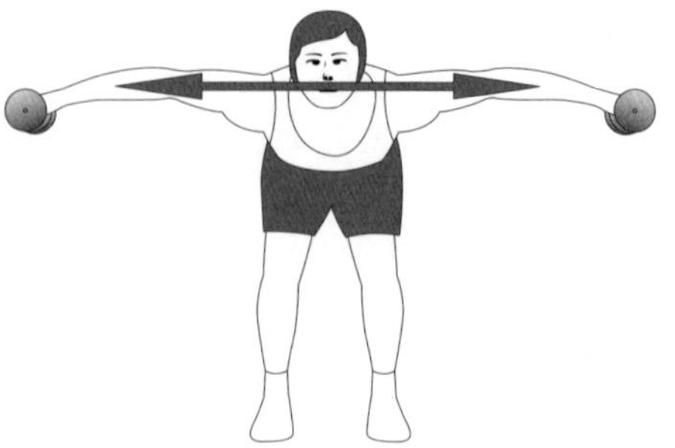

① 상체를 숙이고 양 손으로 덤벨을 잡는다. ② ① 의 상태에서 덤벨을 옆으로 들어 올린다.

나. 유의점

① 등을 곧게 펼 것.

② 무릎을 약간 굽힐 것.

③ 상체 반동을 이용하지 말 것.

3) 가슴 운동

(1) 벤치 프레스(Bench Press)

가. 방법

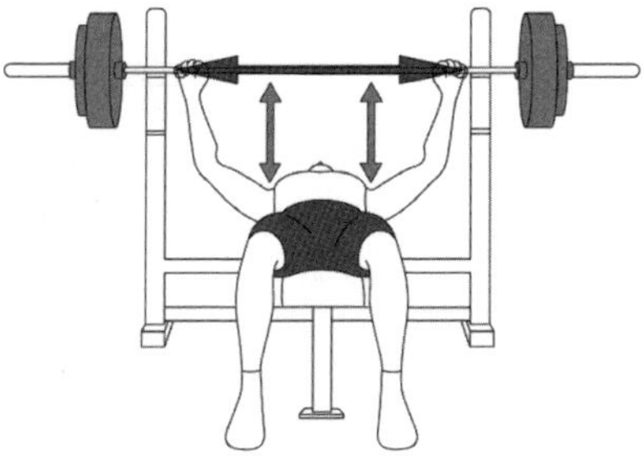

① 벤치에 누워서 바벨을 지지한다.

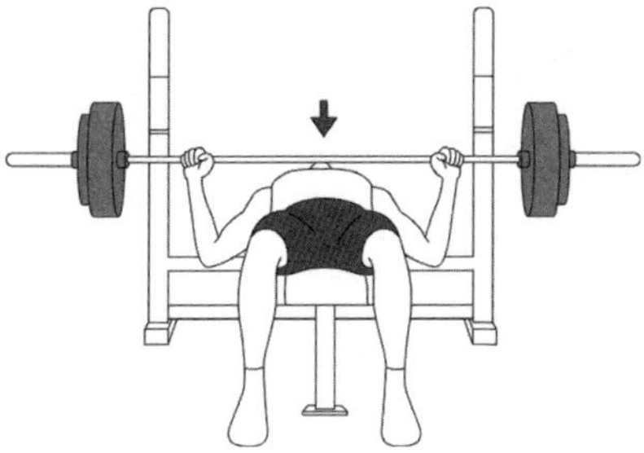

② ①의 상태에서 바벨을 가슴 위로 내린다.

나. 유의점

① 손의 간격은 어깨 넓이가 좋다.
② 바벨이 몸에 가까이 있을 때 숨을 들여 마실 것.
③ 팔을 곧게 펼 것.
④ 들어 올릴 때 숨을 내쉴 것.

(2) 덤벨 플라이(Dumbbell Fly)

가. 방법

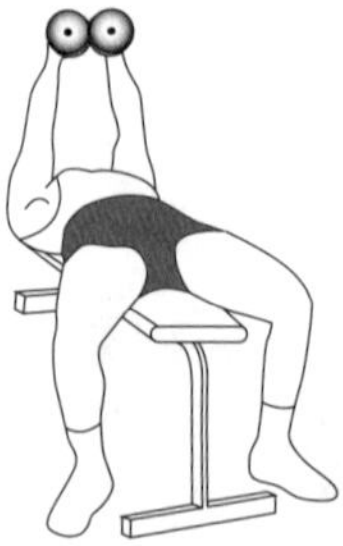

① 벤치에 누워서 덤벨을 든다.

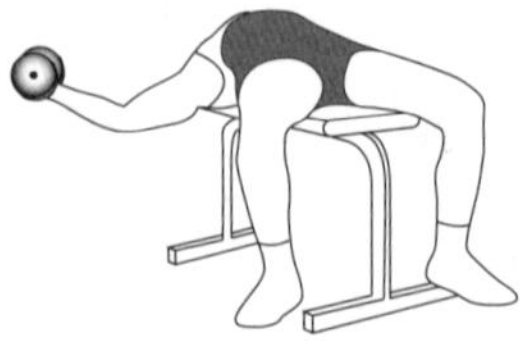

② ①의 상태에서 팔을 벤치에 내린다.

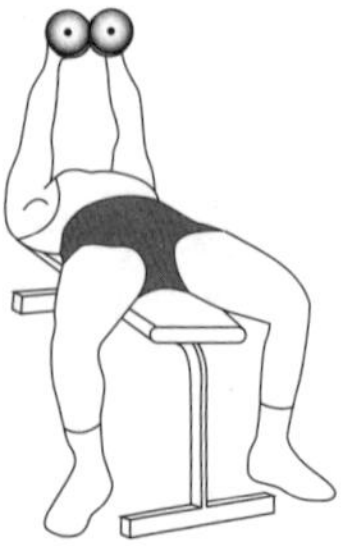

③ ②의 상태에서 팔을 들어 마주보게 한다.

나. 유의점

① 팔꿈치를 곧게 펼 것.

② 양손의 안쪽이 서로 마주보게 할 것.

③ 가능한 양팔을 벌릴 것.

④ 팔꿈치를 가능한 펼 것.

⑤ 덤벨이 부딪칠 때까지 팔을 가깝게 할 것.

4) 복부 운동

(1) 윗몸 일으키기(Sit-Up)

가. 방법

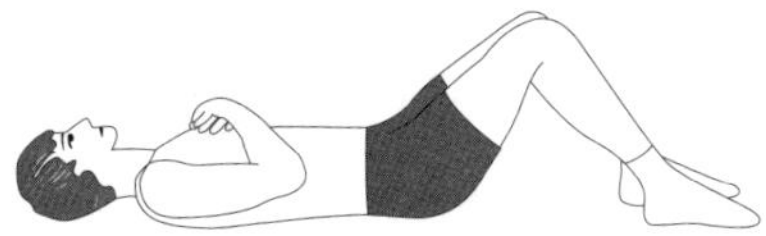

① 발바닥을 바닥에 고정하고 무릎을 약 90도 굽힌 채 눕는다.

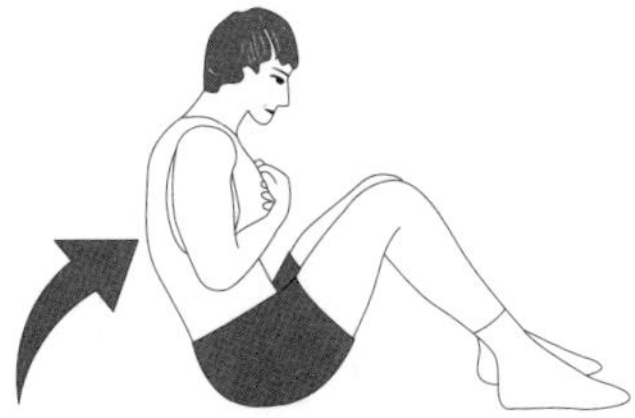

② ①의 상태에서 상반신을 일으킨다.

나. 유의점

① 상체를 충분히 일으킬 것.

② 하체를 고정시킬 것.

(2) 사이드 밴드(Side Bend)

가. 방법

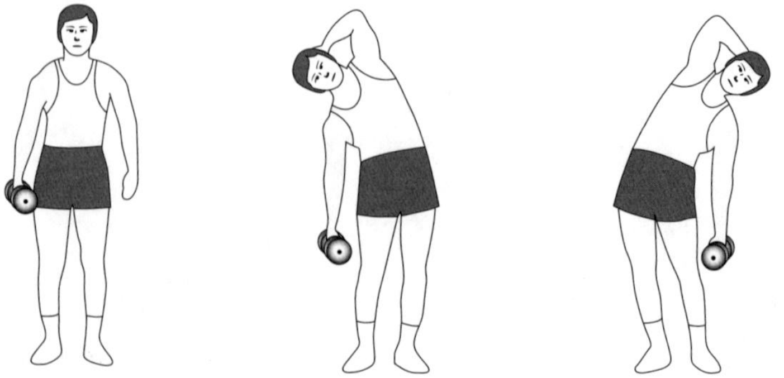

① 한쪽 손에 덤벨을 잡는다. ② 상체를 덤벨쪽으로 구부린다. ③ 반대 방향으로 상체를 구부린다.

나. 유의점

① 자세를 바로할 것.

② 덤벨을 들지 않은 쪽의 손은 머리 뒤에 붙일 것.

③ 상체를 충분히 구부릴 것.

5) 등 운동

(1) 원 암 덤벨 로우(One Arm Dumbbell Row)

가. 방법

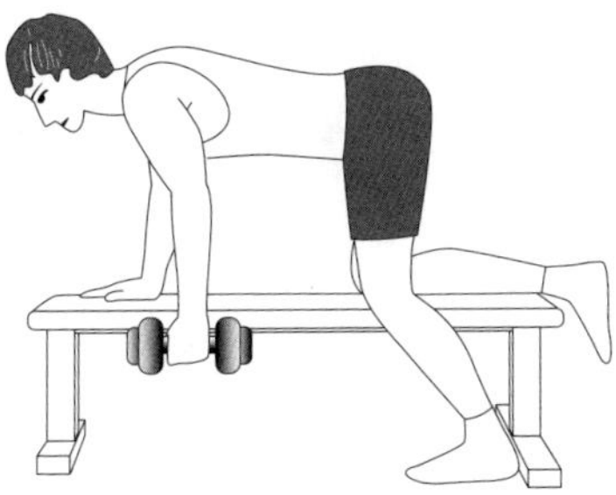

① 벤치에 엎드려 한쪽 손에 덤벨을 잡는다.

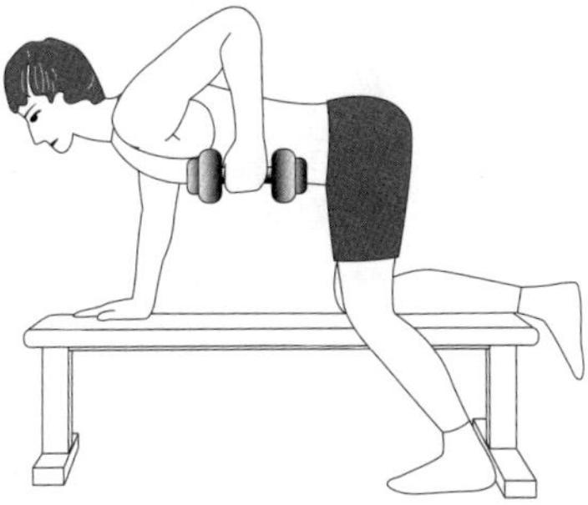

② ①의 상태에서 덤벨을 들어올린다.

나. 유의점

① 등을 곧게 펼 것.

② 몸이 비틀리지 않게 할 것.

(2) 풀 업(Pull Up)

가. 방법

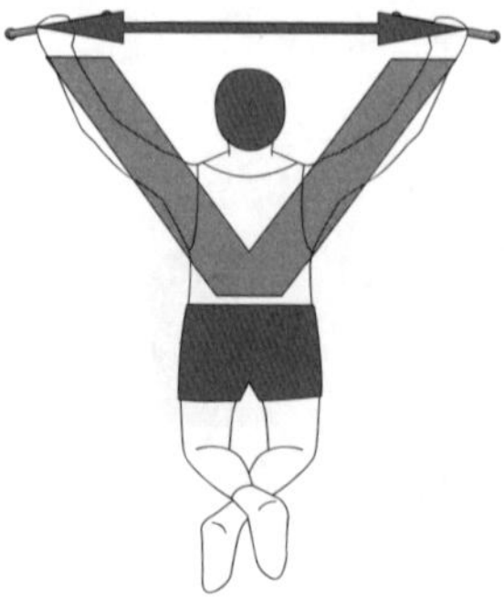

① 바를 잡고 팔을 쭉 펴고 무릎을 약간 구부린다.

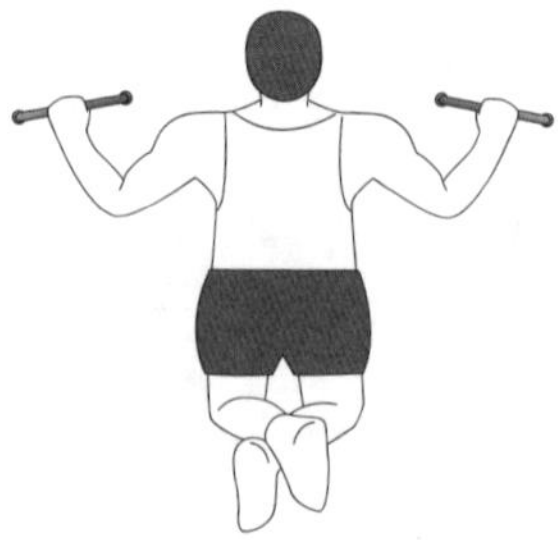

② ①의 상태에서 몸을 위로 올린다.

나. 유의점

① 반동을 이용하지 말 것.

② 등을 펼 것.

(3) 굿모닝 엑서사이즈(Good Morning Exercise)

가. 방법

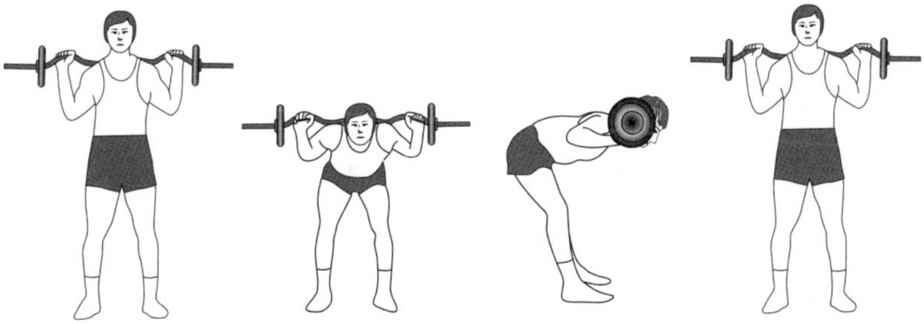

① 어깨 높이에 바벨을 올려 놓고 선다.
② ①의 상태에서 상체를 앞으로 숙인다.
(측면)
③ ②의 상태에서 ①의 상태로 다시 간다.

나. 유의점

① 발의 간격은 어깨 넓이보다 넓게 할 것.

② 등을 곧게 세울 것.

③ 상체를 직각으로 구부릴 것.

④ 시선은 앞을 볼 것.

(4) 밴드 오버 로윙(Bend Over Rowing)

가. 방법

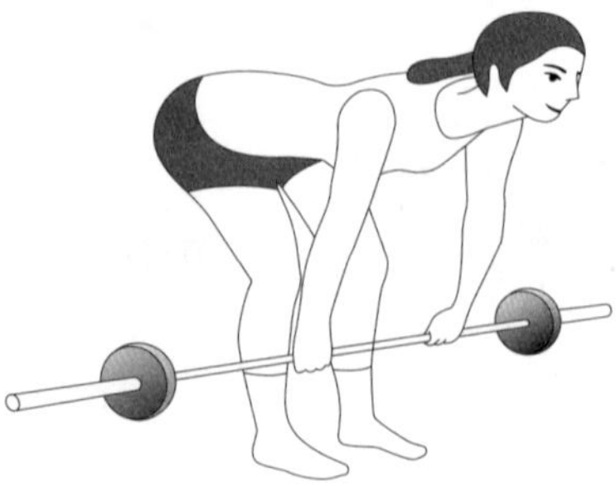

① 앞으로 구부려서 바벨을 든다.

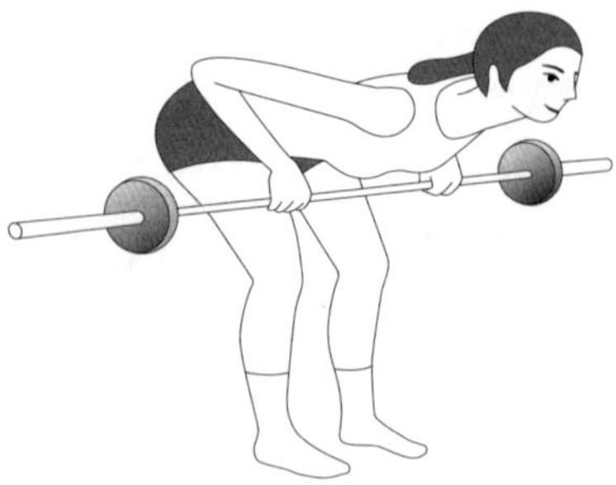

② ①의 상태에서 바벨을 당겨 올린다.

나. 유의점

① 등을 펼 것.

② 상체를 직각으로 구부릴 것.

③ 팔꿈치를 곧게 펼 것.

④ 시선은 앞을 볼 것.

⑤ 가슴쪽으로 당길 것.

⑥ 상체를 고정할 것.

6) 하체 운동

(1) 스쿼트(Squat)

가. 방법

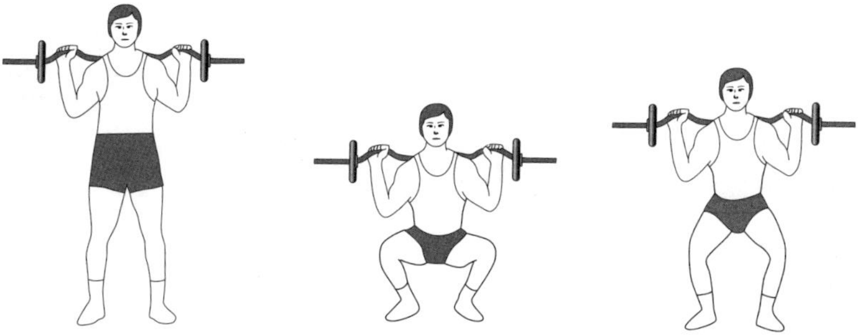

① 어깨 위에 바벨을 올려 놓고 선다. ② ①의 상태에서 충분히 앉는다. ③ ②의 상태에서 일어선다.

나. 유의점

① 충분히 숨을 들여 마실 것.
② 발의 간격은 어깨 넓이 정도로 할 섯.
③ 등을 펴고 가슴을 내밀 것.
④ 시선은 15° 상방을 볼 것.
⑤ 충분히 앉을 것.
⑥ 발뒤꿈치를 들지 말 것.
⑦ 가슴을 약간 앞으로 내밀 것.
⑧ 처음에는 무릎을 안쪽으로 틀면서 일어나고 무릎관절이 90° 이상 되면 바로 일어설 것.

(2) 레그 익스텐션(Leg Extention)

가. 방법

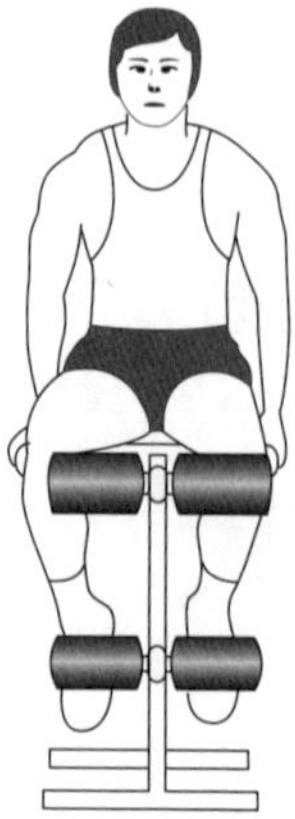

① 기구에 앉어서 바에 발목을 걸친다.

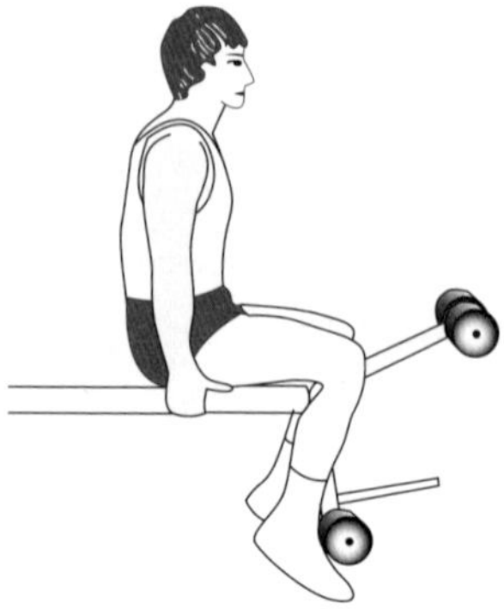

(측면)

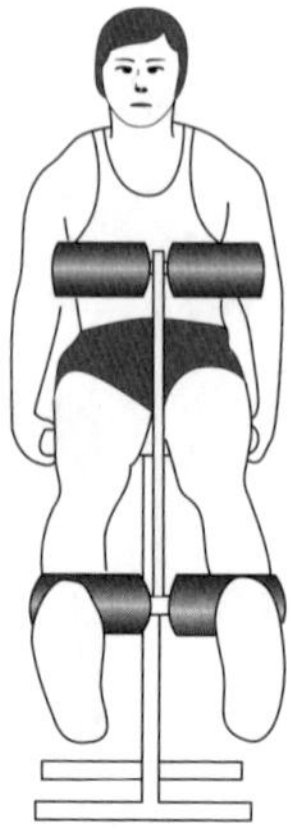

② ①의 상태에서 무릎을 편다.

나. 유의점

① 상체를 곧게 펴고 앉을 것.

② 상체를 움직이지 말 것.

③ 무릎을 충분히 펼 것.

(3) 레그 컬(Leg Curl)

가. 방법

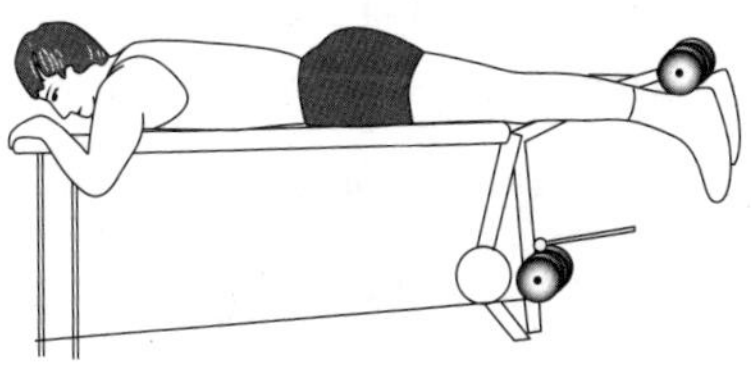

① 기구 위에 엎드려 바 밑에 다리를 위치시킨다.

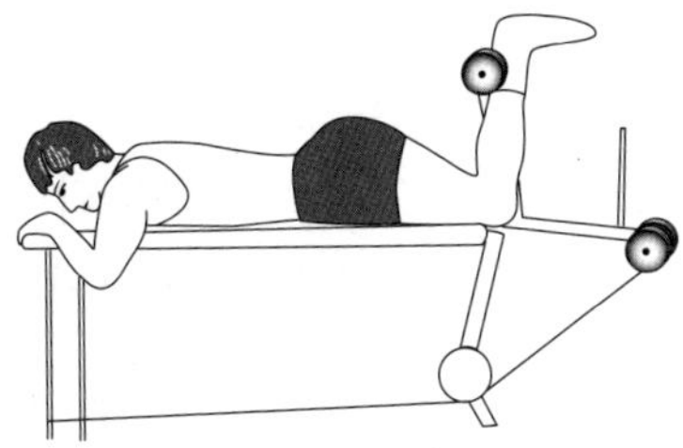

② ①의 상태에서 무릎을 구부린다.

나. 유의점

① 무릎이 기구에 닿지 않도록 할 것.

② 바에 발목 부위를 댈 것.

③ 허리를 들지 말 것.

④ 무릎은 충분히 구부릴 것.

10 근력 및 근지구력 증진을 위한 주요 운동 지침

1) 근력 향상을 위한 트레이닝

근력 트레이닝은 근수축의 형태에 의해 분류된다. 근수축은 정적 수축과 동적 수축으로 구분되며 이 중 정적 원리를 이용한 근력 트레이닝 방법을 등척성 트레이닝이라 한다. 등척성 트레이닝은 운동 효과와 특수 형태의 동작 적용이 미약하나 운동 수행이 간편하고 경제적인 장점이 있다.

동적 수축 원리를 이용한 근력 트레이닝의 방법으로는 등장성 트레이닝, 등속성 트레이닝, 신전성 트레이닝, 전기 자극 트레이닝 등이 있다. 등장성 트레이닝은 근육을 수축시켜 관절을 움직이는 운동으로써 동적 웨이트트레이닝이 대표적인 운동이다. 등장성 트레이닝은 운동 소요 시간, 운동의 복잡성, 운동 상해 발생 가능성 등의 단점이 있다. 그러나 보급률, 성취감, 운동 효과, 평가 등에 장점이 있어 가장 많이 수행되고 있다.

등속성 트레이닝은 장력이 운동 전 범위에 걸쳐 모든 관절각에서 최대로 나타나는 운동으로써 가장 이상적인 근력 트레이닝 방법으로 인정되고 있다.

2) 근지구력 향상을 위한 트레이닝

근지구력 트레이닝의 형태는 근력 트레이닝과 기본적으로 큰 차이는 없다. 다만 근력 트레이닝 방법에 비해 운동 강도를 낮게 하고 운동 시간 및 반복 횟수를 길고 많게 하는 원칙이 절대적으로 요구된다. 근지구력 트레이닝 역시 근수축 형태에 따라 등장성 트레이닝, 등척성 트레이닝, 등속성 트레이닝으로 구분할 수 있으며, 운동 형태에 따라 서킷트 트레이닝을 들 수 있다.

3) 자기 체중을 이용한 운동 지침

(1) 운동의 종류

다음과 같은 유형의 운동을 단계적으로 실시하는 것이 바람직하다.

처음에는 가장 쉬운 동작으로 3~4가지 운동만 실시하고 운동이 쉽게 느껴지면 점차적으로 어려운 동작의 종목을 추가시킨다. 먼저 대근육군을 운동하고 이어서 소근육군의 운동을 실시한다.

❶ 복부의 근운동

누워서 가슴에 팔짱끼고 윗몸일으키기, 누워서 머리에 양손 깍지끼고 윗몸일으키기, 경사진 곳에서 윗몸일으키기.

❷ 대퇴 및 다리의 근운동

벽에 등을 대고 앉아 일어서기, 의자 붙잡고 앉아 일어서기, 허리에 손대고 앉아 일어서기, 고무줄 저항을 이용한 운동.

❸ 배부의 근운동

엎드려 상체 일으키기, 책상 위에 엎드려 상체 들어올리기, 막대기를 이용한 배근력 운동.

❹ 팔과 가슴의 근운동

벽에 양손 대고 서서 팔굽혀펴기, 책상에서 팔굽혀펴기, 무릎대고 팔굽혀펴기, 지면에서 팔굽혀펴기, 의자 위에 다리 올리고 팔굽혀펴기, 수건을 이용한 팔과 가슴의 근운동, 고무줄 저항을 이용한 운동.

(2) 운동 강도

처음에는 각 형태의 운동 중 가장 쉬운 단계를 일정한 속도로 자신이 최대로 할 수 있는 횟수의 약 70% 정도로 1~2세트 운동한다. 운동 속도는 근육에 힘을 가하는 데 2초, 힘을 푸는데 2~4초 정도로 일정한 리듬을 유지하면서 반복한다. 각 단계의 운동이 익숙해져 20~30회씩 반복이 가능하게 되면 그 다음 단계로 넘어가 조금 더 힘이 드는 동작으로 종목을 바꾼다. 최소한 25회를 반복하여 3~4세트 운동할 수 있게 되면 체중에 부가적인 중량을 더하여 실시하는 것이 효과적이다.

(3) 운동 빈도

처음에는 일주일에 한 두번 운동하는 것이 바람직하다. 점차적으로 근력 및 근지구력 강화를 위해서는 적어도 일주일에 3회는 운동해야 하며, 최소한 4~8주 동안 지속해야 효과를 거둘 수 있다. 근 피로가 최소화되도록 하루 건너(48시간) 실시하는 것이 가장 좋다.

(4) 주의 사항

운동 전후에 5~10분의 스트레칭 운동을 실시하여 근육과 관절의 긴장을 충분히 완화시키며, 좋은 자세를 유지해야 한다. 근육이 긴장할 때 호흡을 멈추지 말고 자연스럽게 호흡해야 한다.

(5) 참고 사항

근력 운동 기간 중 근수축을 강하게 할 수 있도록 단백질 등 영양소를 평상시보다 많이 섭취토록 한다. 일시적으로 힘을 모으는 근력 운동은 심장에 강한 자극을 주므로 심장병, 고혈압, 외과적 수술, 탈장 등의 경험이 있는 사람은 과도한 근력 운동을 삼가야 한다. 운동하기에 편안하고 땀의 흡수력이 좋은 운동복을 입는다. 식사 후 한 시간 이내의 과도한 근력 운동은 삼가야 한다.

4) 중량을 이용한 운동 지침

(1) 운동의 종류

덤벨, 바벨, 케이블 등의 저항 기구를 이용하여 웨이트트레이닝을 실시한다. 근수축에 의해서 발달시킬 수 있도록 상·하체 운동을 적절히 포함시켜 운동 종목을 구성한다.

(2) 운동의 순서

같은 부위의 근육이 연속해서 사용되지 않도록 운동 순서를 배열하여 근육이 휴식할 시간을 갖게 한다. 작은 근육이 큰 근육에 비해 쉽게 피로해지기 때문에 이를 방지하기 위하여 큰 근육부터 운동한다.

(3) 운동의 강도

근지구력을 향상시키기 위해서는 중량을 낮추고 일정한 무게를 더 이상 반복할 수 없을 때 까지 반복 횟수를 증가시켜 운동한다. 근력을 증강시키기 위해서는 반복 횟수를 줄이고 중량을 높여서 운동하는 것이 효과적이다. 또한 근력과 근지구력의 운동을 분리하여 실시하지 않고 높은 부하, 적은 반복 횟수로 웨이트트레이닝을 하였을 때에도 근력과 근지구력을 동시에 발달시킬 수 있다. 일반적으로 성인 남자의 근력과 근지구력을 동시에 발달시키기 위한 강도는 최대 10~12회(10~12RM) 반복할 수 있는 무게로 3세트가 적당하다. 12RM으로 계획된 운동 프로그램이 20회 정도 반복할 수 있게 되면 중량을 점진적으로 증가시킨다. 한 종목을 마치고 다른 종목을 실시할 때까지는 약 30초간의 휴식을 취하며 각 세트간에는 약 5분간의 휴식을 취한다. 초보자의 경우 처음에는 자세를 가다듬기 위해 봉(Bar) 자체만으로 각 운동을 10~12회 반복하는 방법으로 2주 정도 실시하고 그 후 최대 중량을 결정하여 점증 부하시킨다.

(4) 운동 빈도

근력 및 근지구력 향상을 위한 웨이트트레이닝의 빈도는 일주일에 3회 격일제로 실시하는 것이 적절하다. 근력 수준이 낮을 경우에는 일주일에 1~2회 실시하여도 무방하다.

(5) 주의 및 참고 사항

근력 운동 전 · 후에 약 5~10분의 적절한 스트레칭은 근육과 관절의 긴장을 완화할 수 있으며, 운동 후 빠른 회복을 가져온다. 운동을 할 때는 좋은 자세를 유지하는 것이 중요하며, 팔, 다리, 몸통 등을 흔들거나 차서 그 탄력을 이용하지 말아야 한다. 혼자서 중량을 들지 말고 항상 지켜보는 사람과 함께(2인 1조) 운동을 해야 한다. 운동 중 중량의 균형을 유지할 수 없게 되면 심각한 부상을 입을 수 있으므로 주의해야 한다.

11 근력 및 근지구력 트레이닝의 실제(보조 기법)

프리웨이트(덤벨) 트레이닝과 최근 들어 각광받고 있는 탄력 밴드 및 짐볼을 이용한 트레이닝 방법에 대해 살펴본다.

1) 프리웨이트(덤벨 등)을 이용한 트레이닝

생활 체육 현장에서 프리웨이트(덤벨) 트레이닝 프로그램을 구성할 때 요구되는 운동 목표 설정, 운동 종목 선정, 운동 프로그램 결정 등의 필수적인 지식을 다룬다.

(1) 운동 목표 설정

프리웨이트트레이닝 프로그램 구성의 첫 단계는 운동의 목표를 명확히 설정하는 것이다. 운동의 목표는 부위별 근력 및 근지구력 증진, 전신 근력 증진, 부상 부위 재활, 근력 균형 등으로 다양할 수 있다. 운동 목표가 설정되면 운동 프로그램은 운동 목표를 달성할 수 있는 내용으로 구성한다.

(2) 운동 종목 선정

운동 종목은 크게 핵심 운동과 보조 운동으로 구분된다. 핵심 운동은 인체의 대근육을 동원하는 운동이고, 보조 운동은 단일 근육 또는 소근육군을 동원하는 운동을 의미한다. 운동 종목은 운동 목표를 고려하여 선정되어야 한다. 전신의 균형적인 발달이 목표인 운동 프로그램은 최소한 2종목의 상체 핵심 운동과 1종목의 허리 및 다리 핵심 운동을 포함시키는 것이 이상적이다.

2) 탄력 밴드를 이용한 트레이닝

탄력 밴드의 개념 및 특성을 이해하고 탄력 밴드 트레이닝 방법과 안전, 짐볼 트레이닝 방법에 대해 살펴본다.

(1) 탄력 밴드 트레이닝의 이해

밴드 트레이닝(Bend Training)이란 고무로 만든 밴드나 튜브의 장력을 이용한 트레이닝이다. 밴드 트레이닝은 의료 현장에서 재활 치료 방법으로 도입되어 근래에는 근력 증진 및 스포츠 상해 치료에 많이 활용되고 있다. 밴드 트레이닝이 스포츠 분야에서 각광을 받게 된 것은 밴드 트레이닝만이 갖고 있는 특징이 있기 때문이다. 밴드 트레이닝의 가장 큰 장점은 모든 방향으로의 부하가 가능하여 운동 동작과 연계한 트레이닝에 적용이 가능하다는 것이다. 따라서 스포츠 종목별 기술 발휘에 필요한 근력 증강의 방법으로 활용할 수 있다.

밴드 트레이닝은 기본적으로 신축성 있는 밴드를 이용하므로 밴드의 색상, 폭, 다발로 묶는 방법 등에 따라 강도를 쉽게 조정할 수 있다. 즉, 같은 강도의 밴드를 짧게 잡거나 이중으로 겹쳐 잡음으로써 운동 강도의 조절이 가능하다. 밴드는 중량이 가볍고 휴대가 간편해 사용이 용이하다. 또한 1개의 밴드로 다양한 운동 동작이 가능하기 때문에 경제적인 장점이 있다. 그러나 밴드 트레이닝은 밴드의 굵기, 밴드의 줄 수 외에 밴드의 길이, 늘어난 정도에 따라 부하가 결정되므로 운동 강도가 주관적이라는 단점이 있다.

(2) 탄력 밴드 트레이닝 방법

밴드 트레이닝은 밴드를 끌어당김에 따라 부하가 커지므로 동작의 처음에는 작은 힘을, 후반에는 큰 힘을 발휘하게 된다. 따라서 밴드 트레이닝 프로그램은 등장성 트레이닝 프로그램 구성 원칙(강도, 횟수, 빈도, 세트)을 준수한다. 등장성 트레이닝에서 운동 부하를 8~15회 반복할 수 있는 중량이라면 밴드 트레이닝에서도 8~15회 반복 시 동일한 길이로 늘일 수 있는 밴드를 선택하여 운동한다. 운동 강도의 조정은 밴드를 짧게 잡거나 이중으로 접어 사용하며, 밴드의 종류(색상)를 바꾸게 되면 세밀한 조정이 가능하다. 탄력 밴드의 강도는 살색, 노란색, 적색, 녹색, 청색, 검정색, 은색, 금색 순으로 강도가 높다.

표 8-11 탄력 밴드의 색상별 강도

밴드의 종류			밴드를 늘린 길이		
저항력 (kg)	색상	강도	20cm	40cm	60cm
	살색	extra thin	0.5	0.7	0.9
	노랑색	thin	0.7	1.0	1.1
	적색	medium	0.9	1.6	2.0
	녹색	heavy	1.1	1.9	2.3
	청색	extra heavy	1.4	2.8	3.4
	검정색	special heavy	1.8	3.4	4.1
	은색	super heavy	2.8	4.4	5.9
	금색	max	3.4	5.9	7.6

표 8-12 튜브의 색상별 강도

튜브의 종류			튜브를 늘린 길이		
	색상	강도	20cm	40cm	60cm
저항력 (kg)	노랑색	thin	0.7	1.0	1.1
	적색	medium	0.9	1.6	2.0
	녹색	heavy	1.1	1.9	2.3
	청색	extra heavy	1.4	2.8	3.4
	검정색	special heavy	1.8	3.4	4.1
	은색	super heavy	2.8	4.4	5.9

(3) 탄력 밴드 사용과 안전

운동 중 밴드가 끊어지거나 손으로 잡은 밴드가 빠지거나 매듭이 풀리면 뜻하지 않은 사고가 발생할 수 있다. 따라서 운동 전 밴드의 색을 살피거나 조금 잡아당겨 금이 간 곳이 없는지 확인해야 한다. 밴드는 사용 후 햇볕이 들지 않는 곳에 깨끗이 보관해야 안전하게 사용할 수 있다.

3) 짐볼(Gym ball)을 이용한 트레이닝

짐볼 트레이닝은 짐볼에 신체를 지지하여 운동을 할 때 지지력의 변화를 이용하여 운동 효과를 얻는 방법이다. 짐볼 트레이닝은 운동 방법이 다양하여 흥미와 동기를 유발시킬 수 있는 장점이 있다. 짐볼 트레이닝은 운동 동작을 변화시킴으로써 운동 강도 및 난이도 조절이 가능하나 운동 강도가 주관적이다. 따라서 짐볼 트레이닝은 유아 및 여성 트레이닝 및 재활 트레이닝의 방법으로 활용 가치가 높다.

(1) 짐볼 덤벨 플라이(Gym Ball Dumbbell Fly)

가. 방법

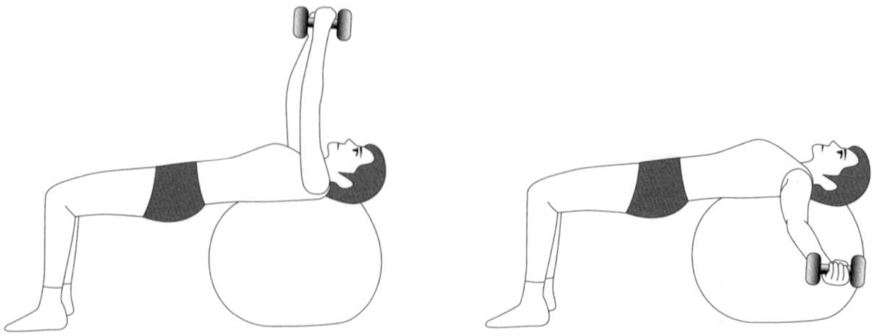

① 볼 위에서 견갑골 부위를 대고 중심을 잡은 상태로 눕는다.
② 무릎은 약 90도 정도 부리고 양손에 덤벨을 잡고 손바닥이 서로 마주보게 한다.
③ 팔꿈치를 편 상태에서 가슴 앞으로 팔을 모아주고 벌려주는 동작을 반복한다.

※ 주동근: 대흉근
협응근: 삼각근, 기립근, 복근

(2) 짐볼 인클라인 덤벨 프레스(Gym Ball Incline Dumbbell Press)

가. 방법

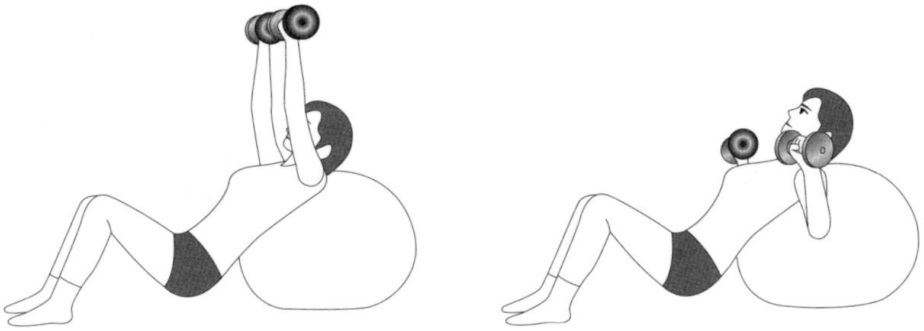

① 등을 편 상태로 볼에 대고 누워 무릎을 약 90도 구부린다.
② 상체가 약 45도 기울어지게 하고 발바닥은 바닥에 댄다.
③ 덤벨을 양손에 쥐고 수직으로 팔꿈치를 약 90도 구부리고 펴기를 반복한다.

※ 주동근: 대흉근
협응근: 삼각근, 상완삼두근, 진완근, 기립근, 복근

(3) 짐볼 덤벨 프레스(Gym Ball Dumbbell Press)

가. 방법

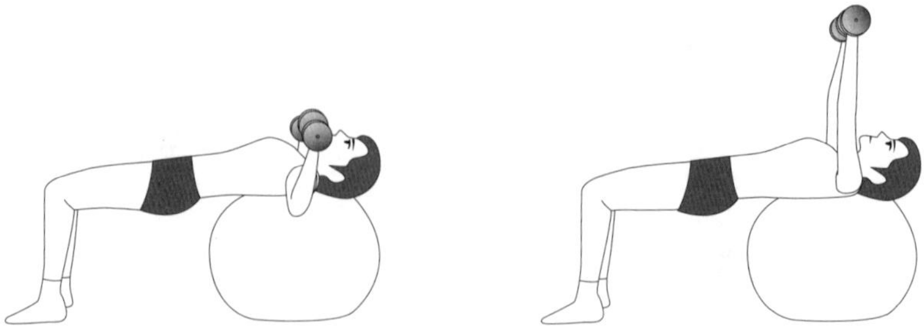

① 허리를 펴고 볼에 등을 대고 눕는다.

② 무릎은 약 90도 구부린다.

③ 양손에 덤벨을 잡고 팔꿈치를 약 90도 구부렸다 펴기를 반복한다.

※ 주동근: 대흉근

협응근: 삼각근, 상완삼두근, 전완근, 기립근, 복근

(4) 짐볼 푸쉬업(Gym Ball Push-Up)

가. 방법

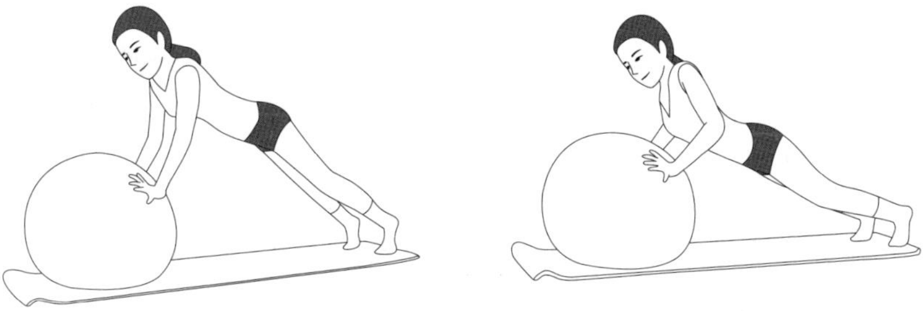

① 손으로 볼을 잡고 바닥에서 약 45도 정도 기울인 채 엎드린다.
② 팔꿈치를 약 90도 구부려 가슴이 볼 방향으로 향하도록 한다.
③ 팔꿈치를 구부렸다 펴기를 반복한다.
※ 주동근: 대흉근
협응근: 삼각근, 전완근, 기립근, 복근

(5) 푸쉬 업(Push-Up)

가. 방법

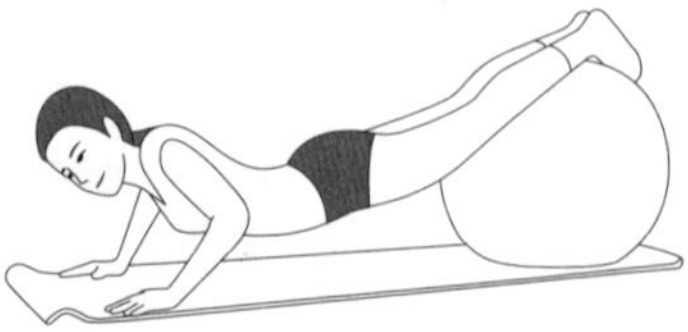

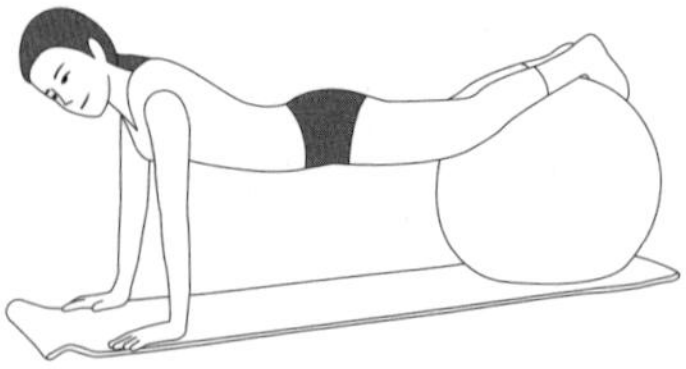

① 발끝을 볼 위에 얹고 엎드린다.
② 팔꿈치를 약 90도 구부려 상체가 바닥을 향해 내려오도록 한다.
③ 팔꿈치를 굽혔다 펴기를 반복한다.
※ 주동근: 대흉근
협응근: 삼각근, 상완삼두근, 전완근, 기립근, 복근

4) 짐스틱(Gym stick)을 이용한 운동 방법

스틱과 운동 밴드라는 두 가지 잘 알려진 피트니스 개념을 토대로 만들어진 짐스틱 운동은 스틱에 운동 밴드를 결합해 근육 컨디셔닝 운동으로 많이 사용된다.

가정에서 할 수 있는 운동 방법으로 활용할 수 있으며, 좁은 공간에서도 유용하게 운동할 수 있다.

짐스틱은 심혈관 운동과 근지구력, 근력, 유연성 운동을 간편하고도 효과적으로 함께할 수 있도록 고안된 휘트니스 기구이다. 특히 짐스틱은 전신 운동이 가능한 장점이 있으며, 중심 안정화(Core stabilization)와 근지구력, 근력, 균형감, 협응(Coordination) 능력의 향상에 도움을 준다(체육과학연구원, 2013)

중력으로 인해 하중이 아래쪽으로 쏠리는 프리웨이트와 달리 짐스틱은 어떤 방향, 어떤 자세에서도 저항을 일으킨다. 짐스틱은 몸체 무게중심 한쪽에 부착점이 몇 개씩 있어 밴드가 팽팽해질 수록 몸의 근육계에 가해지는 하중도 커져 안정적인 몸통 자세를 유지할 수 있다. 이로 인해 가장 기초적인 운동에도 몸의 핵심부는 효과적으로 반응을 한다.

짐스틱으로 어떤 동작을 효과적으로 운동을 할 때 원심성 조절이 더 필요하기 때문에 같은 근육운동 동작을 통해 가해지는 운동 부하를 프리웨이트보다 효과적으로 늘릴 수 있다. 또한 건(Tendon)에 걸리는 부담을 줄여서 부상 위험을 낮추는 효과도 있다.

(1) 짐스틱 시티드 롬보이드 레터럴
(Gym Stick Seated Romboide Lateral)

가. 방법

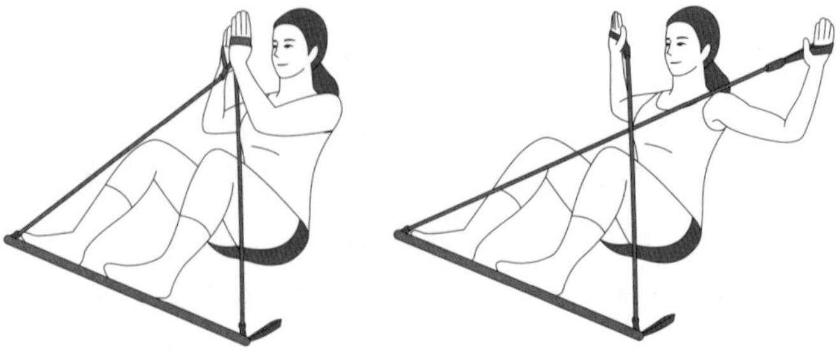

① 스틱을 발 아래 뒤꿈치에 댄다.
② 등은 곧게 펴고 무릎은 구부리고 앉는다.
③ 밴드를 교차해 잡고, 팔을 양쪽으로 넓힌다.
※ 주동근: 광배근
협응근: 삼각근, 기립근

(2) 짐스틱 벤트 오버 레터럴(Gym Stick Bent Over Lateral)

가. 방법

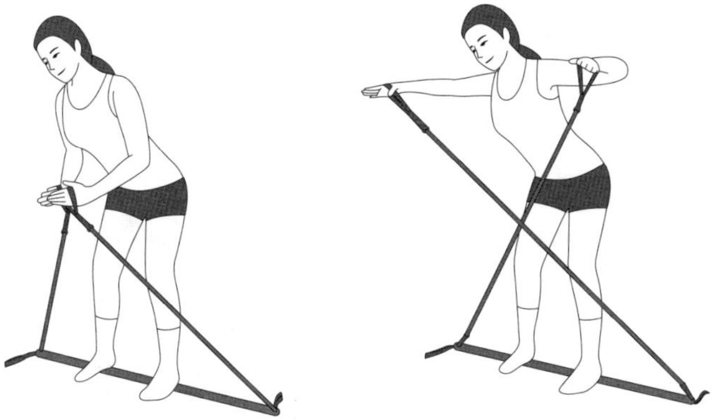

① 뒤꿈치를 스틱 위에 놓고 발바닥으로 누른다.

② 밴드를 교차해 양손에 하나씩 잡는다.

③ 무릎과 엉덩이를 구부리고 몸통을 앞으로 약간 기울인다.

④ 팔꿈치를 살짝 굽힌 채 양팔을 측면으로 들어준다.

※ 주동근: 삼각근

협응근: 기립근

(3) 짐스틱 업라이트 로우(Gym Stick Upright Row)

가. 방법

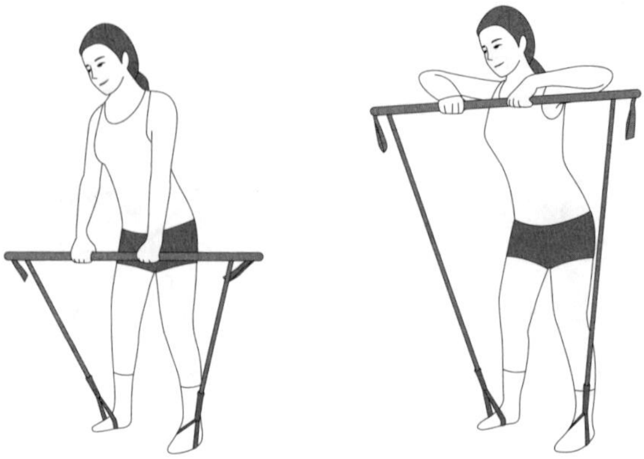

① 손등을 위로 하여 어깨너비로 스틱을 잡는다.

② 짐스틱을 몸에 가까이 붙이고, 팔꿈치가 스틱보다 약간 높이 올라가도록 잡는다.

※ 주동근: 승모근, 삼각근
　협응근: 기립근

(4) 짐스틱 숄더프레스(Gym Stick Seated Shoulder Press)

가. 방법

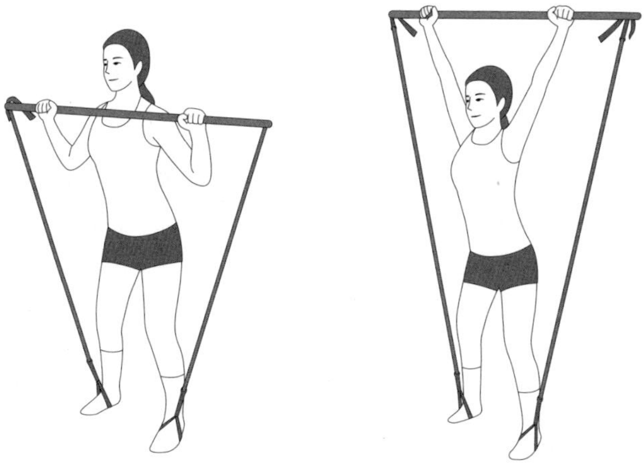

① 어깨보다 조금 넓게 잡는다.

② 등을 펴고 바른자세를 취한 후 짐스틱을 가슴이나 어깨에 둔 상태에서 시작한다

③ 팔꿈치를 펴서 스틱을 머리 위로 들어올린다.

※ 주동근: 삼각근
　협응근: 기립근

(5) 짐스틱 벤트 오버 로우(Gym Stick Bent Over Row)

가. 방법

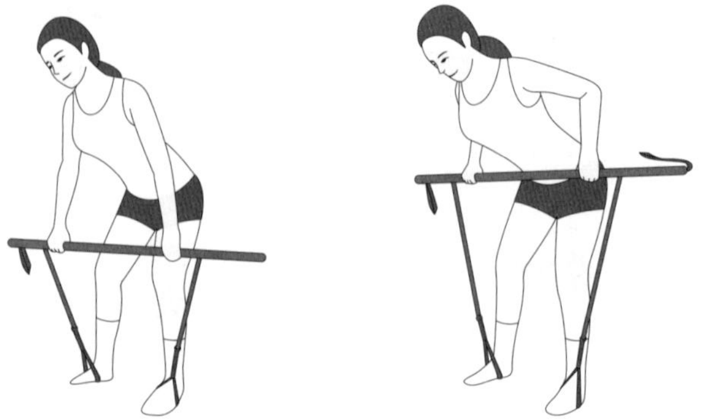

① 양 무릎을 살짝 굽혀주어 자세를 안정감 있게 해준다.

② 상체는 곧게 펴고 고관절을 살짝 앞으로 굽혀 준다.

③ 손등을 위로 하여 스틱을 잡는다.

④ 양 견갑골을 가운데로 조이면서 골반 가까이 당겨준다.

※ 주동근: 광배근

협응근: 삼각근, 기립근

(6) 짐스틱 굿모닝 엑서사이즈(Gym Stick Good Morning Exercise)

가. 방법

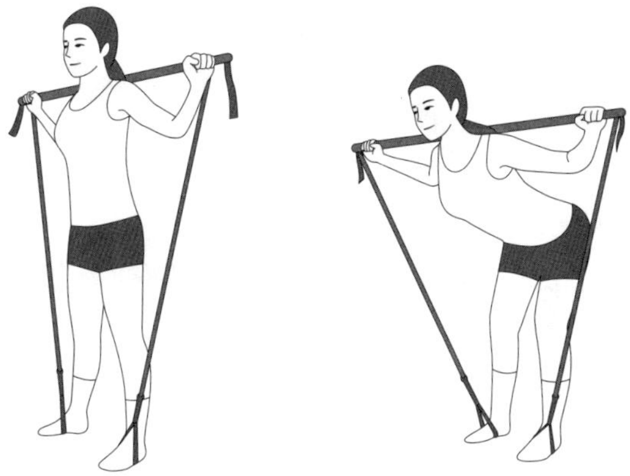

① 스틱을 어깨 위에 놓고 손을 뻗어 짐스틱의 끝을 잡는다.
② 무릎을 살짝 굽힌 상태에서 고관절을 굽혀 몸통이 바닥으로 기울어지게 한다.
③ 상체는 곧게 편 상태를 유지해야 한다.
※ 주동근: 기립근, 대퇴이두근

(7) 짐스틱 데드 리프트(Gym Stick Seated Dead Lift)

가. 방법

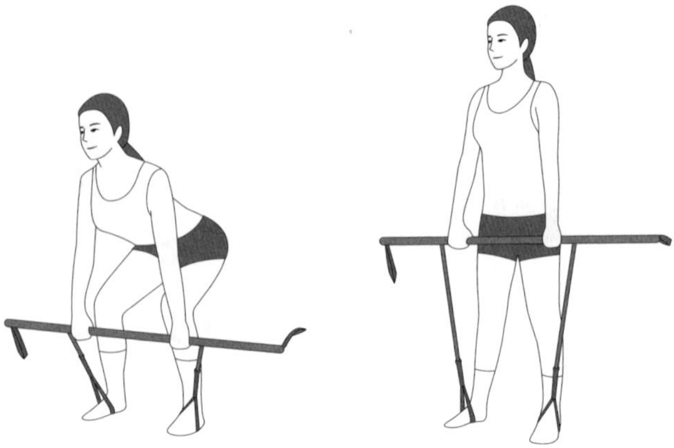

① 두 손을 어깨 너비로 하여 스틱을 잡고, 무릎을 굽힌 채 스틱을 몸 가까이 붙인다.
② 허리를 곧게 펴고 몸통을 앞으로 약간 기울이고, 견갑골을 접은 상태로 유지한다.
③ 다리와 허리를 동시에 펴면서 스틱을 당긴다.
※ 주동근: 기립근, 대퇴사두근, 대퇴이두근

(8) 짐스틱 런지(Gym Stick Lunge)

가. 방법

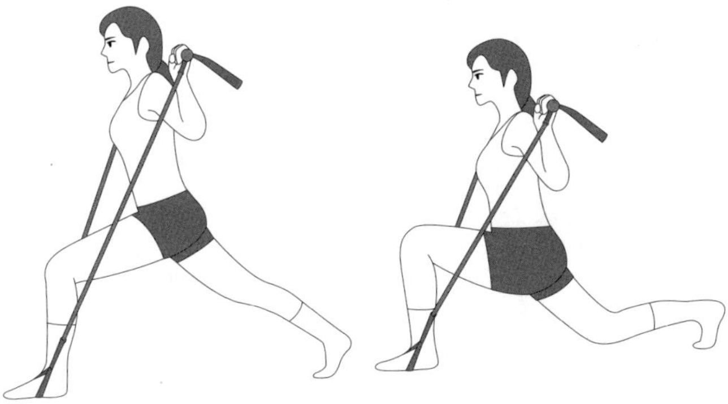

① 스틱을 어깨 위에 놓고 손을 뻗어 짐스틱의 끝을 잡는다.

② 한 쪽 다리는 앞으로 뻗어 약 90도 구부린다.

③ 뒷다리의 무릎은 바닥 쪽으로 구부린다.

※ 주동근: 대퇴사두근, 대퇴이두근
　협응근: 비복근, 기립근

(9) 짐스틱 스쿼트(Gym Stick Squart)

가. 방법

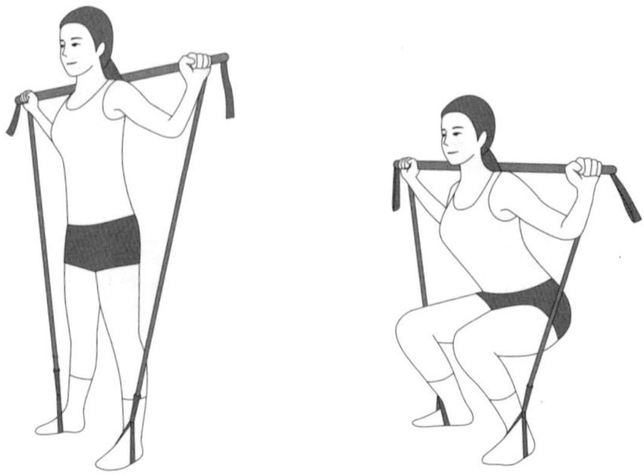

① 스틱을 어깨 위에 놓고 손을 뻗어 짐스틱의 끝을 잡는다.
② 발을 편한 위치로 둔다.
③ 몸을 곧게 편 상태로 고관절과 무릎을 최대한 굽힌다.
※ 주동근: 대퇴사두근, 대퇴이두근
  협응근: 기립근

Ⅸ 몸을 유연하게 하는 방법

적절한 수준의 유연성은 신문을 줍기 위해 신체를 굽히거나 차 뒤에서 나오려고 하는 것과 같은 일상생활의 활동의 수행과 기능의 유지를 위해 필요하다. 생활을 하다보면 자신도 모르게 근육이 상해를 받아 근육의 길이가 짧아지게 되고 그 결과 유연성이 감소하게 된다. 유연성이 감소하면 요통과 운동 상해의 원인이 되므로 꾸준히 유연성 관리에 관심을 가져야한다.

01 유연성이란

유연성이란 관절의 능력, 또는 관절의 연속성, 부상 없이 관절 가동 범위(Range of Motion: ROM)를 통해 움직일 수 있는 능력으로 건강과 관련된 중요한 체력 요인이지만 일반적으로 소홀하기 쉽고, 종종 운동에서 간과되고 있는 요소이다.

유연성 향상에 따른 여러 가지 효과에는 관절 가동 범위 증가, 효율적인 신체 움직임, 근육 부상 방지, 요통 문제 예방, 좋은 자세 등이 포함되며, 유연성은 스트레칭을 통해 증진시킬 수 있다.

유연성에 영향을 미치는 요인은 근육 온도, 신체 활동, 부상, 신체 구성, 나이, 질병 등과 관련이 있다.

- 근육 온도 – 따뜻한 근육이 차가운 근육보다 더 쉽게 스트레칭 된다.
- 신체 활동 – 좌업 생활자의 유연성은 떨어진다. 활동적인 사람은 유연성을 유지하거나 증진되는 경향이 있다. 즉 신체 활동이 부족하거나 신체 활동을 하지 않는 등 신체를 사용하지 않으면 근육의 단축(구축, contracture)이 발생하고 관절의 움직임이 제한된다.
- 부상 – 부상은 관절 가동 범위를 제한할 수 있으나 훌륭한 재활 프로그램을 통해 관절의 유연성을 전체적 또는 부분적으로 회복시킬 수 있다.
- 신체 구성 – 대부분의 근육들은 동작의 전 범위에서 트레이닝되었기 때문에 유연성이 탁월하다. 큰 근육은 동작이 제한될 수도 있지만 흔치 않은 일이다. 지방 역시 동작과 유연성을 제한할 수 있다.
- 나이 – 유연성은 나이보다 신체적 비활동에 의해 더 많이 감소한다. 즉 노화의 영향이기보다는 신체 활동의 감소와 관절염이 나이가 들어감에 따라 유연성을 감소시키는 주요 원인이 된다.
- 질병 – 관절염과 같은 질병들은 관절을 움직일 때 고통스럽고 불편하다. 관절염 환자는 운동을 통해 관절의 가동성을 증진시킬 수 있다.

02 스트레칭의 특성

관절 가동 범위는 능동적인 것과 수동적인 것으로 구분할 수 있다. 예를 들어 바로 누운 자세에서 무릎을 곧게 펴고 한 쪽 다리를 들어 올릴 때 스스로의 노력만으로 최대한 들어올릴 수 있는 정도를 말한다. 외부의 도움 없이 신체 부위를 움직이는 것을 능동적 관절가동 범위라고 하며, 수동적 관절 가동 범위는 보조자나 개인트레이너 등에 의해서 다리를 들어올릴 수 있는 정도를 말하는 것으로 보조자에 의해 신체 부위를 움직이면서 목표 부위를 이완하는 것을 말한다.

일반적으로 수동적 관절 가동 범위가 능동적 관절 가동 범위를 초과한다. 그러나 능동적인 것과 수동적인 것 두 가지의 차이가 너무 크면 관절은 상해를 입기 쉽다. 관절 가동 범위를 증진시키기 위해 사용되는 스트레칭 운동은 일반적으로 2가지로 분류된다.

표 9-1 스트레칭의 장점

- 근육의 긴장을 완화시키고 관절의 움직임을 증진시킨다.
- 혈액 순환을 증진시키고, 조직에 필요한 영양을 제공하며, 부산물을 운반한다.
- 근육의 염좌 같은 상해를 방지한다.
- 각종 스포츠의 강력한 동작 수행을 가능하게 한다.
- 노인들이 독립적이고 활동적 삶을 유지할 수 있도록 조정력과 평형성을 증진시킨다.
- 몸과 마음의 교신이 가능해짐으로써 신체의 각성 수준을 높인다.
- 자세와 외관을 보기 좋게 향상시킨다.

1) 동적 스트레칭

탄성을 이용한 동적인 스트레칭은 가장 오래된 전통적인 방법으로 근육과 결합 조직을 스트레칭하기 위해서 반동을 주거나 상하 좌우로 흔드는 동작을 사용하는 방법이다. 주동근의 반복적 수축이 길항근의 빠른 수축을 가져오기 위해 쓰여지며, 이때 비틀거나 당김을 통해 관절 가동 범위를 증가시킨다. 이 방법은 근육을 빨리 신장시킬 수 있지만 자극이 조직의 신장력보다 크면 상해가 발생하거나 근육통을 유발할 수 있다.

2) 정적 스트레칭

느리고 정적인 스트레칭 방법은 관절 가동 범위의 한 극단에서 관절 주변의 근육과 결합 조직을 정적으로 스트레칭하는 방법이다. 이 방법은 근방추의 동적 부분이 늘어난 위치에 빠르게 적응하기 때문에 근육이 본래의 상태로 되돌아오려는 강도는 감소하게 된다. 이것은 근육의 반사적 수축을 줄이고, 목표하는 근육과 조직을 서서히 스트레칭하여 약간 당기는 느낌이 나타나는 위치에서 시간을 연장하는 방법이다. 정적 방법의 가장 큰 장점은 동적인 방법에서 발생될 수 있는 조직 상해의 가능성이나 근육통의 위험성이 적다는 것이다.

표 9-2 스트레칭 방법별 특성 비교

	상해 위험	고 통	저 항	실용성	효율성	효 과
동적 스트레칭	높음	보통	높음	좋음	약함	좋음
정적 스트레칭	낮음	낮음	낮음	우수	우수	좋음

03 스트레칭 방법

❶ Low back roll back

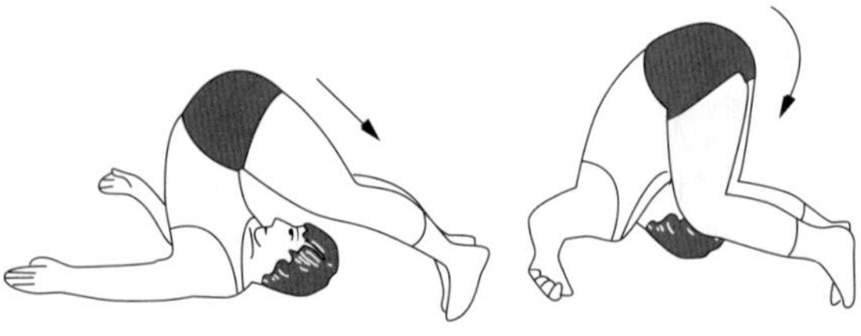

- 발끝이 바닥에 닿도록 한다.
- 양 무릎은 반쯤 굽힌 상태에서 자세를 유지한다.
- 15초간 실시하며 운동 중 호흡을 중지해서는 안 된다.

❷ Advanced groin and hamstring stretch

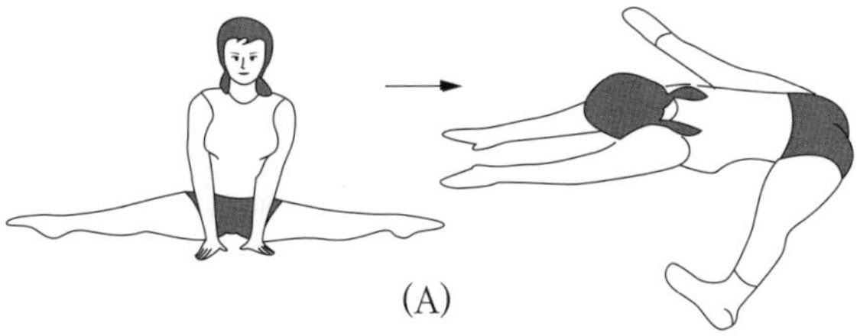

(A)

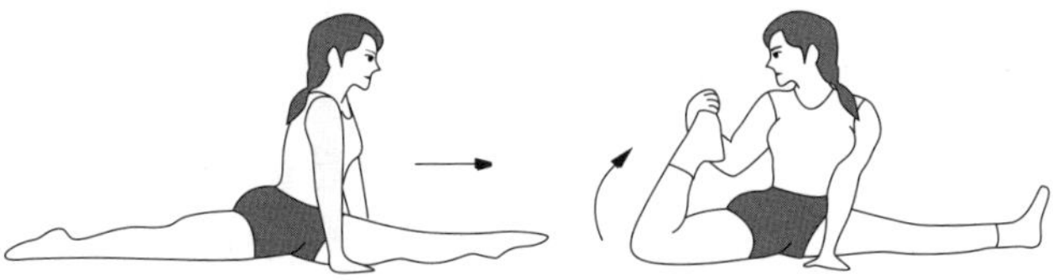

(B)

- 1회 자세를 10초간 유지한다.
- 자세(A)는 hamstring의 스트레칭이고, 자세(B)는 groin의 스트레칭이다.

❸ Rolling low back stretch

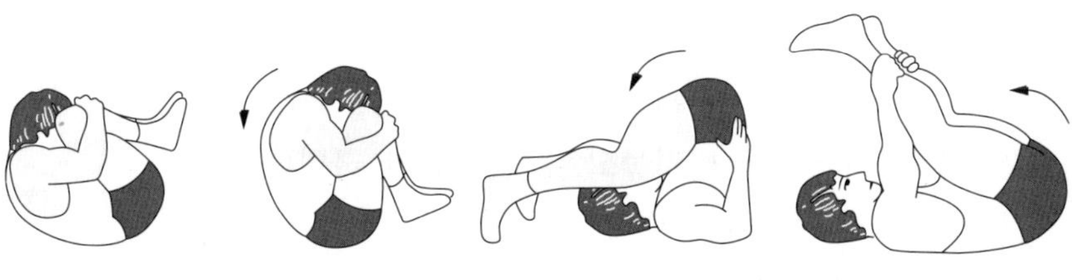

- 양 무릎을 가슴에 대고 몸을 웅크려 앞뒤로 회전한다.
- 간단히 행할 수 있고 효과적이다.

- 뒤로 회전 시에는 바닥에 발끝을 대고 손으로 허리를 잡아준다.
- 리드미컬하게 해야 한다.

❹ Deep hop flexor stretch

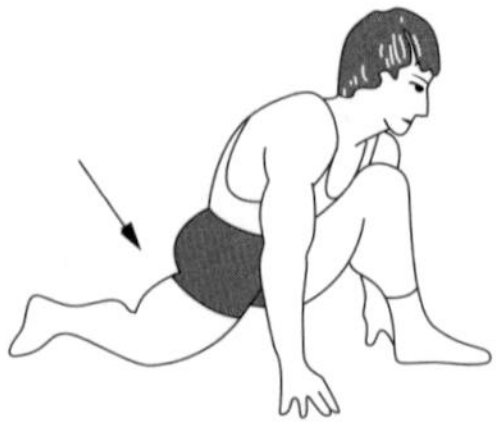

- 한 발을 지면에 바로 놓고, 무릎을 굽힌다.
- 반대 측 다리를 후방에 펴 놓는다.
- 체중을 앞으로 이동시키면서 고관절 부분을 바닥에 접근시킨다.
- 20초간 실시하고 다리를 바꿔 똑같이 실시한다.

❺ Standing low back and hamstring stretch

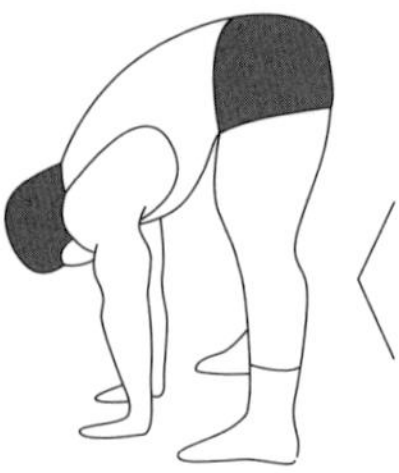

- 양 발을 어깨만큼 벌려놓고 무릎을 약간 굽힌다.
- 발 앞에 양 손바닥을 댄다.
- 굽힌 무릎을 서서히 편다.
- 20초간 자세를 유지한다.

❻ Basic low back and adductor stretch

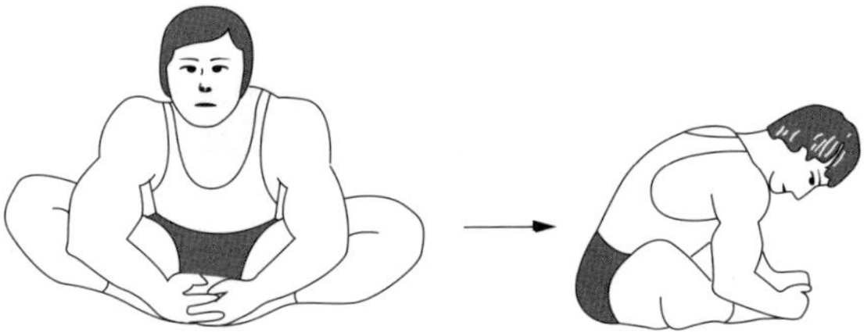

- 양 발바닥을 마주해서 양반 자세로 앉는다.
- 양 어깨를 앞으로 구부리고 양 팔꿈치로 무릎을 눌러준다.
- 자세를 5초간 실시한다.

❼ Quadriceps and hip flexor stretch

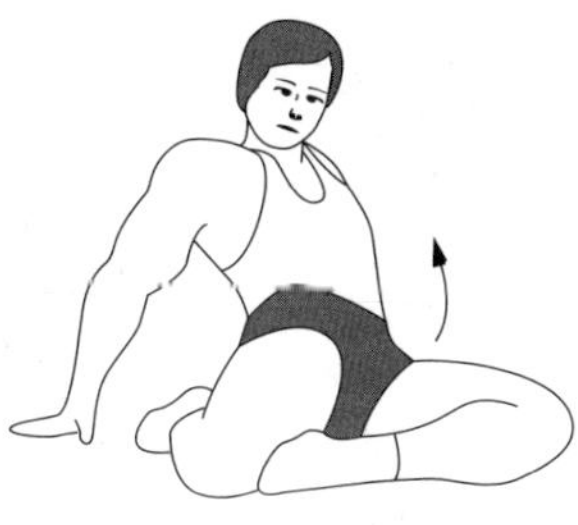

- 한 발을 몸 뒤에 놓고 반쯤 굽혀 앉는다.
- 몸을 뒤로 눕히고 허리를 앞으로 내밀며 대퇴부에 효과를 준다.
- 5~10초간 지속한다.

❽ Lying neck stretch

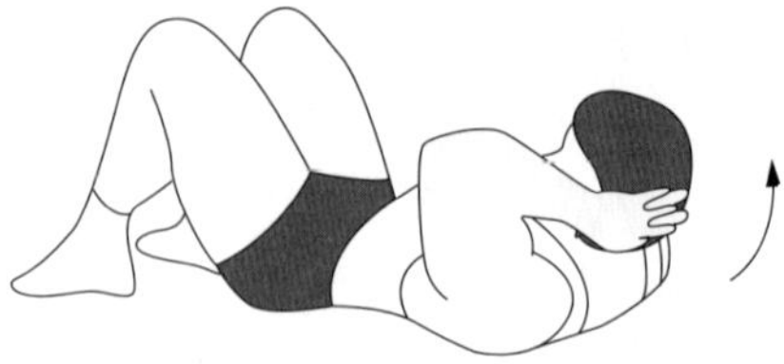

- 무릎을 세우고 바닥에 눕는다.
- 양손을 깍지 끼고 목을 받쳐 준다.
- 힘을 빼고 목을 앞으로 숙인다.
- 1회 10초간 수회 실시한다.

❾ Kneeling heel cord and dorsi flexor ankle stretch

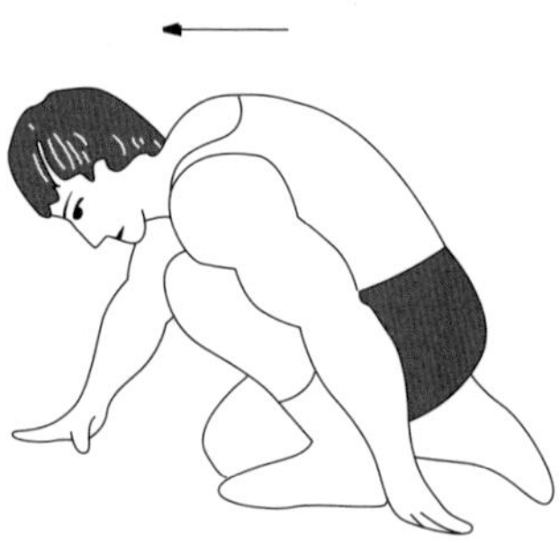

- 한쪽 발끝을 반대편 무릎과 동일 선상에 놓고 뒤꿈치에 앉는다.
- 어깨를 무릎에 고정시키고 앞으로 숙이며 발바닥을 고정시킨다.
- 10초간 지속하고 자세를 바꿔 실시한다.

⑩ Calf stretch

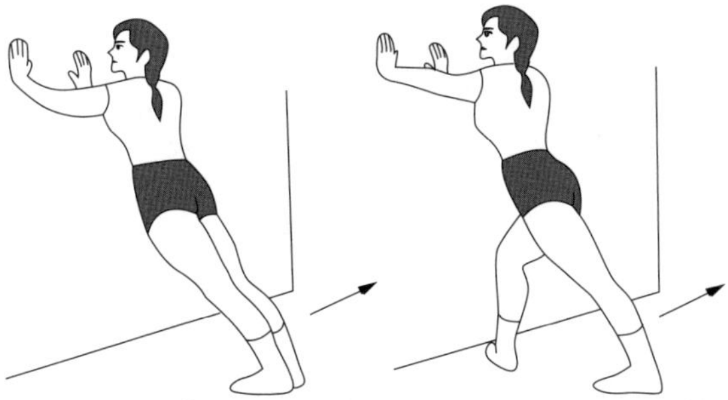

- 한쪽 발은 벽 방향에 놓고 한 발은 바닥에 놓고 무릎을 편다.
- 체중을 앞으로 이동시키면서 비복근(종아리)이 스트레칭된다.
- 20초간 실시하고 양발을 모아서 발끝을 벽 쪽으로 향하게 하고 체중을 앞으로 옮기면서 아킬레스건 조직이 이완되며 근 상해를 방지할 수 있다.
- 특히 달리기 동작에 좋은 스트레칭이다.

⑪ Upper hamstring and hip extensor stretch

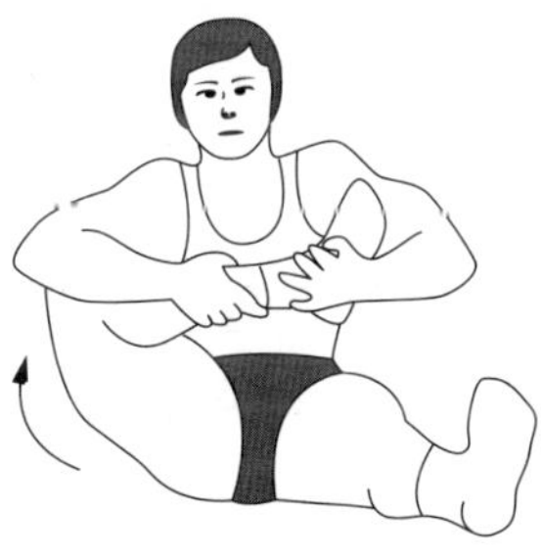

- 앉아서 한쪽 다리를 곧게 편 후 반대 쪽 다리를 굽혀서 발목을 잡는다.
- 몸 쪽으로 다리를 끌어당긴다.
- 10초간 유지하고 다리를 바꿔서 실시한다.

⓬ Low back, upper back and opposite hamstring stretch

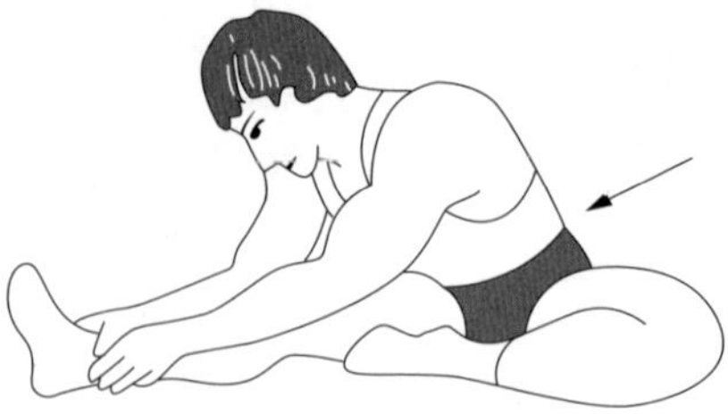

- 곧게 편 발쪽으로 상체를 앞으로 구부린다.
- 10초 이상 실시하고 다리를 바꿔서 실시한다.

⓭ Chest and shoulder stretch

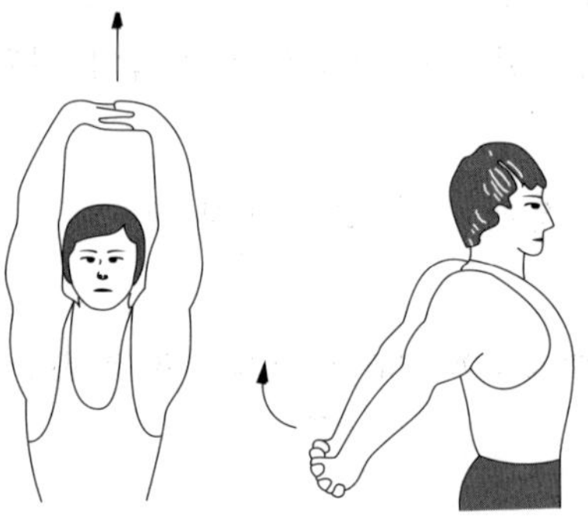

- 양손을 깍지 낀 후 머리 위로 양팔을 뻗는다.
- 등 뒤에서 깍지를 낀 후 위로 들어올린다.

⑭ Basic ankle stretch

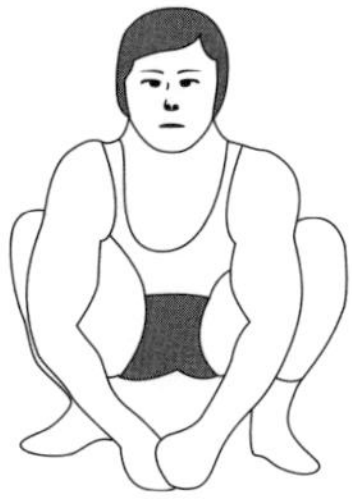

- 양발을 비교적 가깝게 해서 풀-스쿼트(full-squat) 자세로 앉는다.
- 양팔이 양발 사이에 오게 한 후 몸을 앞으로 숙인다.
- 발목의 유연성이 요구되는 종목에 적합하다.
- 20초 이상 유지한다.

⑮ Rotator cuff and front shoulder stretch

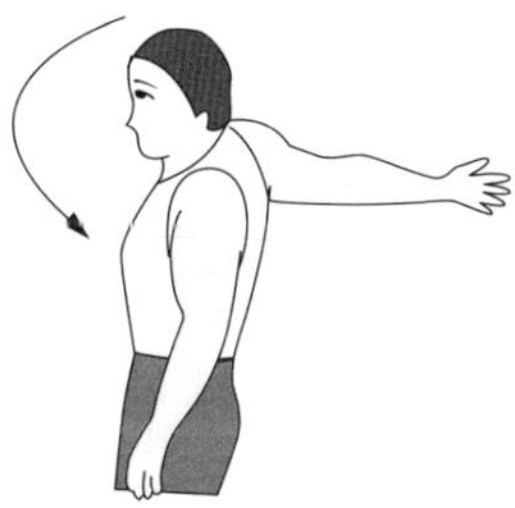

- 팔을 등뒤의 어깨 높이로 들어 올려 손바닥을 펴서 벽에 대고 서서 어깨에 압박을 가할 수 있도록 몸을 회전시킨다.
- 어깨와 상완삼두근의 근육을 스트레칭한다.
- 20초간 실시하고 반대 팔을 실시한다.

⑯ Arm, latissimus and shoulder depressor stretch

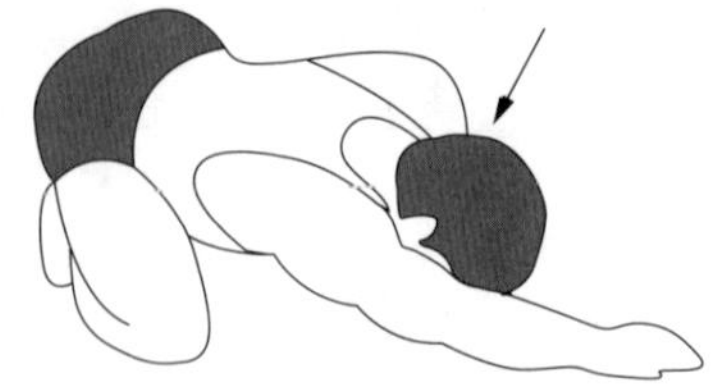

- 한쪽 팔을 펴서 바닥에 대고 무릎을 굽혀서 앉는다.
- 몸을 좌우로 이동시킨다.
- 10초간 5회 실시한다.

⑰ Forearms and wrist stretch

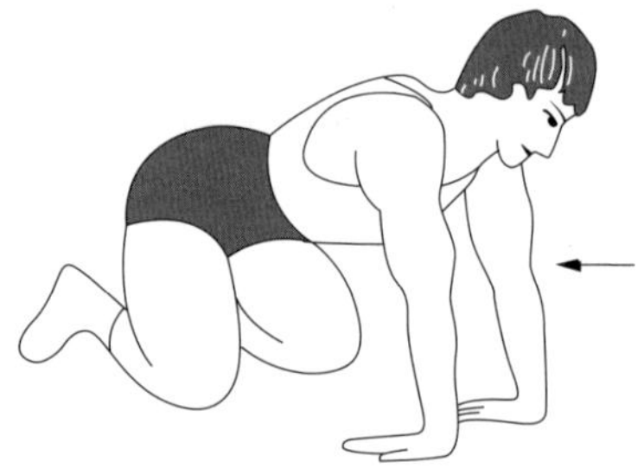

- 무릎을 굽혀 앉아 양팔을 펴서 손가락이 몸을 향하게 놓는다.
- 체중을 뒤쪽으로 이동시킨다.
- 5초간 실시한다.

⑱ Obliqe and abductor stretch in a seated position

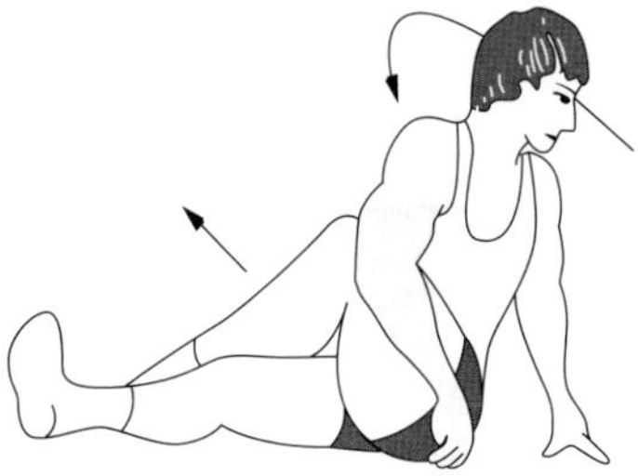

- 한쪽 다리를 곧게 펴고 다른 한쪽 다리는 구부려 편 다리 바깥쪽 위에 올려놓고 앉는다.
- 팔을 편 다리 반대쪽으로 넘겨 지지하고 몸을 회전시킨다.
- 회전 시에 압력을 가한다.
- 최대한으로 10초간 정지하고 반대쪽으로 행한다.

⑲ Pectoral, serratus, intercostal and lat stretch

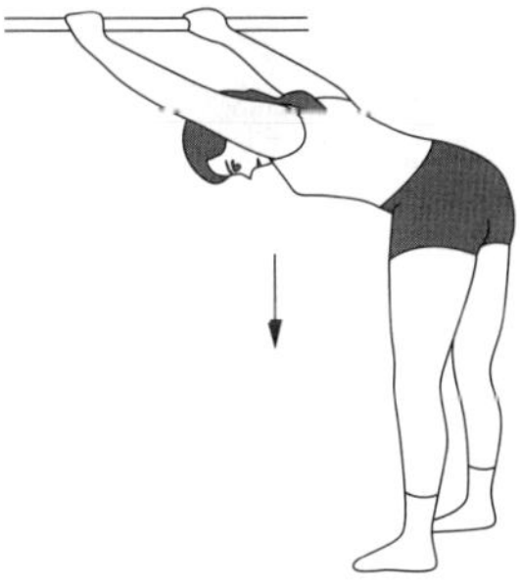

- 어깨 높이로 고정된 BAR를 잡고 스트레칭 효과가 올수 있도록 몸을 아래로 내린다.
- 20초간 실시한다.

⑳ Oblique, gluteus medius and upper lat stretch

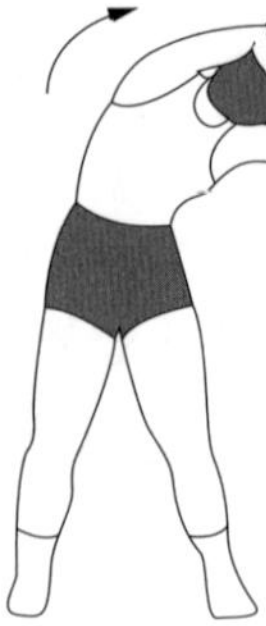

- 선 자세에서 한 팔을 올려 머리 뒤에서 구부린 후 다른 한 팔로 구부린 팔의 팔꿈치를 잡고 아래로 당긴다.
- 20초간 실시하고 팔을 바꿔서 시행한다.

㉑ Oblique, tensor and hip abductor stretch

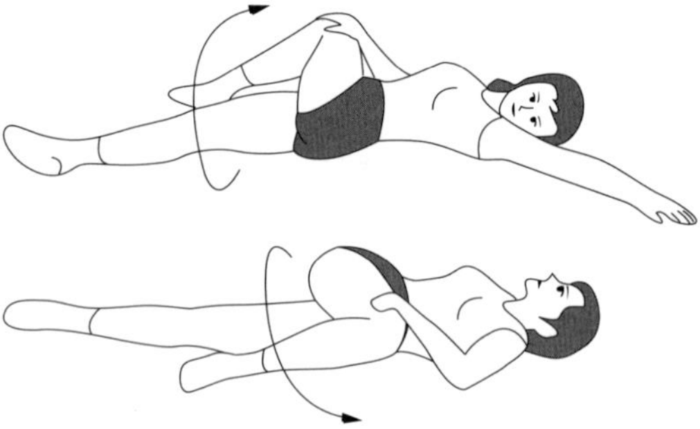

- 바닥에 누워서 팔로 다리의 윗부분을 몸에 올려놓는다.
- 올린 다리를 무릎 쪽으로 움직이는 동시에 머리 부분과 상반신은 반대쪽으로 회전시킨다.
- 손으로 무릎을 바닥 쪽으로 당긴다.
- 신체의 측면과 고관절 및 엉덩이, 허리의 유연성에 좋다.
- 20~25초간 지속한다.

㉒ Towel stretch

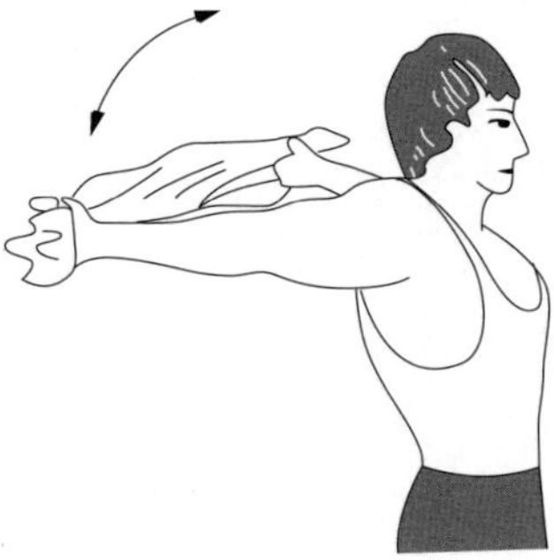

- 흉근과 상완근을 발달시킬 수 있는 스트레칭이다.
- 양팔을 머리 위로 곧게 뻗어 수건을 잡는다.
- 양팔을 편 채 몸 뒤쪽(허리까지)으로 내린다.
- 수건을 점점 좁게 잡아 어깨 넓이 정도까지 실시할 수 있도록 한다.

표 9-3 운동 종목별 권장 스트레칭

스트레칭의 종류 / 운동 종목	Low Back RollBack	Advanced Grion & Hamstring	Rolling Low Back	Deep Hip Flexor	Standing Low Back & Hamstring	Basic Low Back & Adductor	Quadriceps & Hip Flexor	Lying Neck	Kneeling Heel Cord & Dorsi Flexor	Calf	Upper Hamstring & Hip Extensor	Low Back Upper Back & Opposite Ham	CHest & Shoulder	Basic Ankle	Rotator Cuff & Shoulder Depressor	Arm Latissimus & Shoulder Depressor	Forearms & Wrist	Oblique & Abductor stretch in a seated position	Pectal Serratus Intercostal & Lat	Oblique Glutens Medius & Upper Lat	ObliqueTensor & Abductor	Towel
1. Baseball	★	★	★	★	★	★	★	★	★	★	★	★	★	★	★	★	★	★	★	★	★	★
2. Basketball	★		★	★	★	★	★	★	★	★	★	★	★	★	★		★		★	★		★
3. volleyball	★		★	★	★	★	★	★	★	★	★	★	★	★	★	★	★	★		★	★	
4. Golf					★	★	★	★	★	★		★	★	★	★	★	★	★		★	★	★
5. Soccer	★		★	★	★	★	★		★	★	★	★		★				★			★	
6. Tennis	★		★	★	★	★	★	★	★	★	★	★	★	★	★	★	★	★		★	★	
7. Swimming				★	★	★	★				★	★	★	★	★	★	★	★	★	★	★	★
8. Rugby/Football	★	★	★	★	★	★	★	★	★	★	★	★	★	★	★	★	★	★	★	★	★	★
9. Ice Hockey	★	★	★	★	★	★	★	★	★	★	★	★	★	★	★	★	★	★	★	★	★	★
10. Wresling	★	★	★	★	★	★	★	★	★	★	★	★	★	★	★	★	★	★	★	★	★	★
11. Martial Arts	★	★	★	★	★	★	★		★	★	★	★		★	★	★	★	★			★	
12. Boxing	★	★		★	★		★	★	★	★	★	★	★					★		★	★	★
13. Javelin				★	★	★	★				★	★	★		★	★	★	★	★	★	★	★
14. High Hurdles/Sprint	★	★	★	★	★	★	★	★	★	★	★		★				★	★			★	
15. 800 yards/800m	★			★	★	★	★				★	★		★				★			★	
16. Tmile Run/2 mile Run	★			★	★	★	★				★	★		★				★			★	
17. Jump	★	★	★	★	★	★	★		★	★	★	★		★				★		★	★	
18. Pole Vault	★	★	★	★	★	★	★		★	★	★	★		★				★		★	★	
19. Discuss, Short Put, Hammer	★			★		★	★				★	★	★		★	★	★	★		★	★	
20. Ski/Cross Countey	★	★	★	★	★	★	★		★	★	★	★		★				★	★	★	★	
21. Ski/Alpen	★		★	★	★	★	★		★	★	★	★		★				★		★	★	
22. Skating	★		★	★	★	★			★	★	★							★	★	★	★	
23. Gymnastics	★	★	★	★	★	★	★		★	★	★	★	★	★	★	★	★	★	★	★	★	★
24. Boat	★			★	★	★	★	★			★	★		★				★			★	
25. Surfing/Wind Surfing	★				★	★	★						★					★	★		★	
26. Cycling	★		★			★	★		★	★	★	★	★							★		
27. Diving					★		★				★	★	★			★		★	★	★	★	★
28. Badminton	★		★	★	★	★	★		★	★	★		★	★	★		★	★	★	★	★	★
29. Table Tennis			★	★		★			★			★	★		★			★	★	★	★	★
30. Fencing			★	★	★		★		★	★		★	★	★	★		★	★	★	★	★	★
31. Kendo	★		★	★	★		★		★				★		★			★	★	★	★	
32. Judo	★		★	★	★	★	★		★		★	★	★	★	★	★	★	★		★	★	★

04 유연성 증진을 위한 운동 지침

유연성을 유지하려면 규칙적으로 스트레칭을 해야만 한다. 다른 형태의 체력처럼 적절한 시간 관리가 필수적이며, 빈도와 지속 시간은 일주일에 적어도 3~5일, 그리고 하루에 10~30분 스트레칭 시간을 정해 놓고 계획대로 실행하도록 노력해야 한다. 스트레칭을 위해서는 특별한 기구가 필요하지 않기 때문에 거의 대부분의 장소에서 스트레칭을 할 수 있으므로 하루 중에 자신이 가질 수 있는 여유 시간을 활용하면서 할 수 있도록 계획한다.

1) 운동의 종류

- 근육, 인대 등에 반동을 주지 않고 천천히 펴서 얼마 동안 같은 자세를 유지하여 유연성을 높이는 스트레칭 운동을 실시한다.
- 목, 어깨, 팔, 옆구리, 허리, 등, 엉덩이, 다리, 발목 등과 같은 부위의 운동을 포함시킨다.
- 처음에는 각 주요 근육과 관절에 대해서 하나씩 6~8가지 운동을 포함시키고 점차로 익숙해지면 운동 종목의 수를 늘려나간다.

2) 운동 시간

- 천천히 움직여 충분히 신전된 자세를 약 6초 동안 유지하도록 한다. 점차적으로 10~15초간 유지토록 한다.
- 근육군에 점진적인 과부하를 주어 유연성 향상을 위해 신전된 자세를 30초 정도까지 지속하도록 한다.
- 30초간 고정된 자세를 유지할 수 있을 때 약간 더 신전시킨다.
- 근육의 약간의 통증을 느낄 정도에 이르기까지 신전시킨다.
- 근육을 따뜻한 상태로 유지하는 것이 중요하기 때문에 세트간의

휴식 시간을 1분이 넘지 않도록 한다.

- 운동에 소요되는 전체 시간은 처음에는 5분 정도로 하고 점차적으로 증가시켜 10~15분 정도로 한다.

3) 운동 빈도

- 유연성 증진을 위해서는 적어도 일주일에 3~4회, 가능하면 매일 실시한다.
- 최소한 4주 동안 운동을 지속하여야 그 효과를 기대할 수 있다.
- 달성된 유연성의 상태를 유지하기 위해서는 최소한 일주일에 1~2회의 운동을 실시해야 한다.
- 운동 전후나 일상생활에서 작업 활동 전후에 한 번씩 실시하는 것이 바람직하다.

4) 호흡 및 셈하기

- 호흡은 멈추지 말고 자연스럽게 호흡한다.
- 또한 자연스럽게 숨을 들이마시고 스트레칭 자세에 들어가 신전시키면서 숨을 내쉬는 방법도 있다.
- 일정 시간 동안 적당한 긴장을 유지할 수 있도록 각 운동마다 조용히 초를 세도록 한다.
- 셈하기가 익숙해지면 느낌에 의해 스트레칭 운동을 실시한다.

5) 주의 사항

- 지나친 고통을 참고 스트레칭하지 않도록 한다. 특히 허리 부위의 근육을 스트레칭할 때 상해의 위험이 크므로 각별히 주의해야 한다.

• 처음 2~3주간은 과도한 스트레칭을 피해야 한다.

6) 참고 사항

• 스트레칭 운동에 앞서서 빠르게 걷거나 느린 속도의 조깅을 통하여 근육의 온도를 증가시키면서 스트레칭을 안전하게 할 수 있다.
• 반동을 주는 동작은 신전뿐만 아니라 근수축을 일으킬 수 있기 때문에 스트레칭의 효율을 감소시키고 근육통을 유발할 수 있다.
• 적당한 음악의 리듬에 맞추어 실시하면 운동 효과를 상승시킬 수 있다.

X 생활 속의 건강·운동 과학 정보

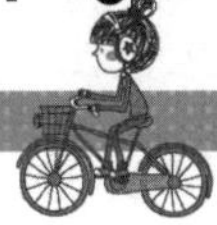

01 바람직한 습관과 건강 관련 정보

1) 신체 활동적인 생활 습관

그동안 우리는 신체 활동(Physical activity)이나 운동(Exercise)을 실시할 때 얻게 되는 건강상의 이점이나 건강 증진에 필요한 적정의 운동량에 대해서만 관심을 기울여 왔다. 그러나 10여 년 전부터 일부 운동과학자들은 신체 활동이 부족하면 나타날 수 있는 신체의 부작용이나 건강상의 문제점들을 지적하면서부터 운동 의학(Exercise medicine) 분야에서는 이러한 문제들에 관심을 가지게 되었다. 이것은 좌업적인 생활 습관(Sedentary behavior)이 만연한 현대인들에게 중요한 문제점을 시사한다.

현대 문명은 사람들을 한층 더 편리하게 만들어 놓았으며 고도의 기계문명 발달은 인체의 움직임을 최소화하도록 하였다. 통계 결과를 보면, 우리나라 국민의 신체 활동량은 점차 감소하고 있는 추세를 보이고 있다. 이러한 비활동 증가 추세는 컴퓨터 게임 산업의 발달로 인해 점차 더 늘어날 것으로 전망된다. 이와 함께 우리나라의 소아 청소년 및 성인의 비만율이 점차 증가하고 있다는 사실은 흥미롭다. TV 시청 및 비디오/컴퓨터 게임에 노출되는 시간이 증가할수록 비만과 대사증후군, 그리고 제2형 당뇨병 발생 위험성이 증가된다는 많은 연구 결과들이 있다.

2011년 하버드대학교 프랭크 후 교수팀의 연구 결과에 따르면, 하루 2시간 이상 TV 시청 시간을 갖는 사람은 그렇지 않은 사람에 비해 당뇨병 발병 위험성이 14%증가한다고 보고하였다. 또한 그들이 미국의학회지(JAMA)에 TV 시청 시간이 늘어날수록 제2형 당뇨병, 심혈관계 질환, 그리고 사망률의 위험도가 점차 높아진다는 사실을 보고하였다. TV 시청 그 자체가 만성질환의 위험성을 증가시키지는 않겠지만 대부분 소파에 편안하게 앉아서 간식을 먹으며 TV를 시청하는 경우가 많기 때문에 이러한 생활 형태가 주요한 원인일 것이다. 건강한 사람이라도 하루 종일 침상에 누워 있게 한다면 근육에서의 인슐린 작용에 의한 당 흡수율이 점차 감소하기 시작한다.

최근 한 연구에서 흥미로운 결과를 제시하였는데, 신체 활동 수준과 상관없이(권장량 하루 30분을 실시해도) 앉아 있는 시간이 많은 사람은 그렇지 않은 사람에 비해 사망의 위험도가 높았다는 사실이다. 일반적으로 건강 증진을 위해 속보와 같은 운동 형태로, 하루 30분 정도 실시할 것을 권장하고 있다. 이론적으로 하루 24시간 중 평균 수면시간 8시간 정도를 제외한다면 나머지 16시간 중 30분 운동하고 나머지 15시간 30분이 남는다. 대부분의 사람들은 나머지 15시간 30분 동안 아마도 앉아서 생활할 것이며 설령 신체 활동을 한다 해도 그 양은 매우 적을 것이다. 만일 어떤 사람이 규칙적으로 하루 30분간 운동을 한다 하더라도 나머지 시간을 대부분 앉아서 생활한다면 운동을 하지는 않지만 활발하게 신체 활동을 하는 사람(특히 직업적으로)에 비해 하루 총에너지 소비량이 오히려 적을 것이다. 따라서 연구자들은 이러한 결과를 바탕으로 "보건 건강학적인 측면에서 신체 활동의 유익성과 장시간 앉아 있는 시간의 유해성을 함께 강조해야 한다"고 제시하고 있다.

생활 습관은 하루아침에 바뀌지 않는다. 점차적으로 신체 활동적인 방향으로 생활 습관이 바뀔 수 있도록 부단히 노력해야 한다. 일상생활에서 자가용을 사용하지 말고 대중교통 수단을 이용한 출퇴근, 가급적 엘리베이터 대신 계단 이용하기, 가까운 거리는 걸어 다니기, 너무 오래 앉아 있지 않기, 서 있는 시간 늘이기, 스트레칭하기 등을 실천하는 것은 신체 활동적인 생활 습관 형성의 첫 걸음이다.

2) 운동과 두뇌 활동

최근에는 운동하면 머리가 좋아진다는 연구 결과가 속속 나오고 있다. 과학 전문지 뉴사이언티스트는 좋은 두뇌가 운동, 음식, 수면 같은 생활 습관에서 나온다는 연구 결과를 발표하고, '머리가 더 좋아지려면 책만 읽지 말고 생활 습관부터 바꿔라' 고 조언했다. 특히 뇌 활동을 촉진하는 중요한 요소로 '운동'을 지적하고 있다. 연구 결과, 1주일에 3번, 30분씩만 운동해도 학습 능력과 집중력이 15%나 좋아지는 것으로 나타났기 때문이다.

오랫동안 운동하면 뇌 활동에도 도움을 줄까? 그 단초는 미국 일리노이대 연구원인 찰스 힐먼 박사 일행들이 제공했다. 힐먼 박사는 동료들과 함께 일리노이주의 초등학교 3~5학년생 259명을 대상으로 체질량을 측정하고 그들에게 체육 시간에 하는 기초운동을 시켰다. 앉은 채 팔 뻗기, 힘차게 달리기, 팔굽혀펴기와 윗몸일으키기 등 그 다음 아이들의 운동 능력과 일리노이주 표준 시험에서 그들이 보여준 수학 · 읽기 능력을 서로 비교했다. 결과는 운동 능력이 뛰어난 아이들의 수준이 높았다.

운동과 두뇌 활동의 상관관계는 쥐 실험을 통해서도 나타났다. 미국 소프 생물학연구소의 프레즈 게이지 박사는 신경과학저널에서, 운동을 한 늙은 쥐들은 운동을 하지 않은 젊은 쥐들에 비해 새로운 뉴런 생성이 최대 50%까지 많아졌다고 전하고, 사람들도 꾸준한 운동을 하면 기억력 감퇴나 노화 현상을 늦출 수 있다고 했다.

세계적인 생명공학연구소인 솔크연구소와 컬럼비아대 메디컬센터 신경과 전문의 스콧 스몰 박사팀은 석 달간 운동을 한 건강한 성인의 뇌에 새로운 신경세포가 생겨났다는 연구 결과를 발표했다. 이는 나이가 들수록 뇌의 신경세포는 감소한다는 그간의 통념을 깬 것이다. 스몰 박사는 건강한 성인 11명을 대상으로 3개월 동안 에어로빅 운동을 시켰다. 운동 시작 전·후에 특수 자기 공명 영상(MRI)으로 뇌의 변화를 관찰한 결과, 운동을 할수록 혈류량이 늘어나면서 새로운 신경세포가 생성되고 있음을 확인할 수 있었다고 한다. 즉, 운동이 뇌의 기억 중추인 해마의 한 부분인 '치상회'에 새로운 뇌세포를 생성시킨다는 설명이다. 사람은 대부분 30세쯤부터 기억력이 저하되기 시작하는데 이와 관련된 뇌 부위가 '치상회'로 알려져 있다.

3) 미 켄터키주, 학교에서 매일 30분씩 운동하는 법안 통과

뉴스위크에 따르면, 운동은 늙은 신경세포 간에 연결된 망을 만들어내며, 뇌 세포에 혈액과 영양을 공급한다. 특히 운동을 할수록 뇌에서 생기는 뇌 유래 신경 성장 인자(BDNF)는 지적 능력을 향상시킨다고 한다.

하버드대 정신과 의사 존 래티는 "운동은 집중력과 침착성은 높이고 충동성은 낮추어 우울증 치료제인 프로작과 리탈린을 복용하는 것과 비슷한 효과가 있다"고 설명했다. 또 운동을 중간에 그만두면 신경세포가 잘 작동하지 않으며, 효과를 유지하려면 지속적으로 운동해야 한다고 말했다. 이 같은 연구에 따라 미국 교육 당국은 학생들의 운동 시간을 늘리려 하고 있다. 켄터키주 상원은 8학년(중학교 2학년에 해당)까지 매일 30분씩 운동을 하도록 하는 법안을 통과시켰다.

실제 우리 주위를 둘러보면 운동을 열심히 하면서 명문대학교에 진학하는 학생들을 많이 볼 수 있다. 위 실험 결과가 결코 빈말이 아닌 듯하다.

자, 학생들이여! 집안에만 박혀 있지 말고, 문을 박차고 나가자. 가벼운 뜀박질부터 시작해 보자. 책상 위에 오래 앉아 있는다고 반드시 능률이 오르는 것도 아니다. 줄넘기를 하든지, 축구공놀이를 하든지 한바탕 뛰고 난 후에 다시 책상에 앉자.

4) 운동과 뇌의 노화 방지

육체는 정신이 있었기에 실수를 줄이면서 더 빠르고 신속하며 정확하게 움직일 수 있게 되었고, 정신은 육체의 움직임이 있었기에 더 현명한 지혜, 창의적인 아이디어를 뽑아낼 수 있었다. 몸과 마음은 서로 상부상조한다는 이 원리는 간단한 것인데 이제야 그 깊이를 알 수 있게 된 것이다.

몸을 움직이면 머리도 좋아진다는 사실을 최근 많은 학자들이 증명하고 있다. 하버드 의대 정신과 교수인 존 레이티 교수가 대표적인데 그는 운동과 뇌에 관해 30년 이상 연구해 왔다. 근육이 성장하기 위해서는 영양분이 필요하듯이 뇌에 있는 뇌세포가 성장하기 위해서는 뇌 유래 신경 성장 인자(BDNF)가 필요하다. 물론 근육에도 근육 성장을 돕는 근육 신경 성장 인자가 있다. 이 성장 인자가 뇌에 있기에 뇌신경 성장 인자라 부르는 것이다.

이 뇌 유래 신경 성장 인자(BDNF)는 뇌를 성장시키고, 건강을 유지시키며 스트레스로부터 뇌세포를 지키는 역할을 하여 항우울제와 항불안제 역할을 함으로써 뇌 기능을 증가시키는 역할을 한다. 그런데 이 BDNF가 운동을 할 때 가장 많이 생성되며 BDNF가 많을수록 뇌 활동이 활발해져 기억과 학습에 매우 유리하게 된다는 점이다.

또한 노화와 관련하여 미국 스탠퍼드대 랠프 퍼펜버거 교수 팀은 하버드 대학교 졸업생 2만6936명을 대상으로 한 조사 연구에서 뇌의 무게와 뇌세포의 수를 조사하여 운동이 인체의 노화를 지연시킬 수 있다는 사실을 증명하였다. 그는 인간의 뇌의 무게는 약 1300G, 뇌세포는 약 140~200억 개로 일반인이 정상적인 생활을 할 경우 뇌의 무게는 1년에 1g 씩 감소되고, 뇌세포는 하루에 10만개씩 퇴화가 되나, 규칙적이고 체력에 적합한 운동을 지속적으로 하면 그 퇴화되는 뇌세포가 50% 이하로 줄어든다고 하였다. 실제로 미국치매협회에서 발표한 뇌를 지키는 10계명 가운데 가장 강조한 것이 바로 '운동'이다.

운동은 교육에서 지대한 영향을 미친다. 일리노이 주립대의 찰스 힐먼 교수는 3학년과 5학년 아이들 259명을 대상으로 한 실험에서 체력이 좋을수록 학업 성적이 좋았고 집중력도 더 뛰어났다고 밝혔다. 운동은 더 이상 시간 낭비가 아니라 더 큰 도약을 위한 준비를 하는 시간임을 보여주었다. 종합해보면 운동은 뇌의 어느 한 부분에 영향을 주는 것이 아니라 매우 광범위하게 영향을 준다. 즉, 운동은 의욕이나 의지, 의사 결정과 판단, 우울·불안 같은 감정, 기억과 학습 등 뇌의 거의 모든 부분에 긍정적인 영향을 주는 셈이다.

02 질병과 건강 관련 정보

1) 혈압 검사 시 주의할 사항

혈압은 가정에서도 쉽게 검사할 수 있지만 잘못된 검사는 평생을 고혈압 환자로 오판하여 살게 되기 때문에 주의하여야 한다. 혈압계는 수은 혈압계, 아네로이드 혈압계, 전자식 혈압계 등이 있으나 그중 수은 혈압계가 가장 정확하다. 혈압은 측정하는 시간대, 흥분, 운동, 커피, 흡연, 검사 환경 등에 민감하기 때문에 혈압을 측정하기 30분 이내에 흡연이나 커피를 삼가야 한다. 혈압 검사는 5분 이상 편안한 자세로 안정한 후 여러 번 검사하여 혈압 차가 5mmHg 이내로 안정

될 때의 검사치를 혈압치로 삼으며 양측 팔의 혈압이 차이가 나면 높은 측의 혈압을 저압치로 한다.

2) 고혈압의 증상

고혈압은 뚜렷한 증상이 없어 무언의 살인자라 하며, 합병증이 발생하여야 증상이 나타나는 경우가 대부분이다. 고혈압의 대표적인 증상은 두통, 어지럼증, 코피 등이다. 고혈압이 심하면 두통이 나타나 아침에 일어날 때 뒷머리가 아프거나 뻐근한 것이 특징이다. 그러나 오후가 되어 육체적이나 정신적으로 피곤할 때 발생하는 두통은 오랫동안 긴장 상태에 있거나 신경이 예민한 사람에게서 나타나는 긴장성 두통이 대부분이다. 어지럼증은 뇌순환 장애나 부정맥으로 나타나기도 하지만 혈압이 높은 자가 갑자기 일어서면 혈압이 일시적으로 떨어져 기립성 저혈압을 유발하여 어지럼증이 나타난다.

3) 콜레스테롤의 생성 과정

인체는 2가지 방법으로 콜레스테롤을 확보한다. 첫째는 인체 자체가 세포에 합성한다. 둘째는 음식 중에 콜레스테롤을 장에서 흡수한다. 합성되는 콜레스테롤의 양과 섭취되는 콜레스테롤의 양은 비슷하다. 세포에서 합성되는 콜레스테롤은 신체에 이상이 없는 한 항상 같기 때문에 건강인의 콜레스테롤의 변화는 섭취하는 콜레스테롤의 양에 좌우된다.

4) 콜레스테롤 수치가 높을 때의 증상

콜레스테롤은 초기에는 특별한 증상이 없다. 그래서 콜레스테롤을 침묵의 악마라 한다. 콜레스테롤 수치가 높아지면(250~300mg/dl) 피부에 콜레스테롤이 쌓여 작은 종양같이 보이는 황색종이 눈꺼풀 사이, 손등의 힘줄 위, 무릎, 팔꿈치 등에 생기며 아킬레스건이 두꺼워진다. 피부와 힘줄에 콜레스테롤이 쌓이면 당연히 혈관에도 쌓이므로 동맥경화가 심화되었다는 것을 예측할 수 있다.

5) 몸에 좋은 콜레스테롤

동물성 지방에는 포화 지방산이 다량 함유되어 있어 콜레스테롤을 나쁜 것으로 변하게 한다. 그러나 식물성 지방은 리놀산 등 불포화 지방산이 많아 콜레스테롤을 좋은 것으로 바꿔준다. 식물성 지방이 동물성 기름보다 불포화 지방산이 많다고 언제나 좋은 것은 아니다. 기름이 오래되면 불포화 지방산이 포화 지방산으로 변하기 때문에 음식은 신선할 때 먹어야 하며 튀김류는 튀기자마자 먹는 것이 좋다. 오래된 음식을 먹든지 같은 기름을 여러 번 사용하는 것은 좋지 않다.

6) 간질환의 증상

간은 충분한 예비 기능을 비축하고 있기 때문에 간세포가 파괴되어 50% 정도 간 기능이 저하되어도 정상 생활에 지장이 없다. 따라서 간질환의 증상이 나타났을 때는 이미 간질환이 상당히 진행된 후이다.

간질환의 가장 일반적인 증상은 피로감이다. 간 기능이 더욱 저하되면 탄수화물 대사에 이상이 생겨 혈당이 오르거나 심한 경우 저혈당이 생길 수 있다. 알부민 합성이 저하되면 몸이 붓거나 복강 내에 물이 고이는 복수가 발생할 수 있고, 혈액 응고인자 합성이 저하되어 코피가 잘나고, 잇몸 출혈이 나타나며, 심한 경우 위장관 출혈이 발생한다. 또한 빌리루빈 배설에 장애가 생겨 눈과 피부가 노랗게 되는 황달이 생기며, 독성 대사산물 장애가 오면 간성 혼수가 발생하여 수면 장애 및 낮에는 졸리고 말투가 어둔해지며 손이 떨리는 증상이 나타난다.

7) 당뇨병의 증상

당뇨병은 초기에는 증상이 없기 때문에 모르고 지내는 경우가 많으며 사람마다 차이가 크다. 당뇨병의 전형적인 3가지 증상은 소변의 양이 많고, 물을 많이 마시고, 음식을 많이 먹는 것이다. 그 외에도 갈증, 피로감, 체중 감소, 쇠약감, 가려움증, 신경통, 감각 이상 등 여러 증상이 나타나는데 당뇨병의 전형적인 증상이 나타나면 이미 병이 진행되었다는 증거이다. 당뇨병의 조기 발견을 위하여는 40세 이상 성인은 적어도 1년에 1번의 정기검사가 필요하며, 비만인 사람이나 가족 중 당뇨병 환자가 있는 경우는 1년에 2번 이상의 검사를 요한다.

8) 오십견(어깨병)의 처치법

오십견은 50대에 많이 발생하는 어깨 관절의 질환으로 어깨 관절 주위 근육의 석회화, 부분 파열, 주관절(팔꿈치)을 구부리는 데 사용되는 상완 이두근의 건염으로 올 수 있다. 오십견의 주 증상은 어깨 부위의 통증과 운동 장애이다. 오십견이 심하면 아픈 어깨 쪽으로 눕기가 힘들며 심한 통증으로 잠을 이루지 못한다. 오십견의 처치는 어깨 주위를 뜨겁게 하는 온열 요법을 통해 통증 부위에 혈행을 증가시켜 통증을 감소시키고, 어깨 주위 근육을 이완시킨 후 관절 운동을 하는 것이 효과적이다.

9) 치매

인체의 조직은 노화가 진행됨에 따라 위축되기 시작한다. 특히 뇌가 위축되면 뇌신경 세포수가 감소하여 정상 활동, 지적 능력이 필연적으로 저하하게 된다. 뇌신경 세포수는 연령이 증가함에 따라 자연적으로 감소하여 지적 기능의 자연 저하와 병적 저하를 구별하기는 어렵다. 따라서 생활에 지장이 있으며 타인의 도움 없이는 정상적인 생활이 어려운 지적 기능의 저하를 치매라 한다.

10) 치매 예방 운동

노년기의 유산소운동은 치매뿐만 아니라 성인병 예방에 효과적이다. 유산소운동은 치매에 영향을 주는 뇌졸중, 동맥경화, 고혈압을 예방하고, 비만을 방지하고 뇌 혈류량을 증가시키며, 대사를 활발하게 하여 뇌의 노화를 지연시킨다. 독서나 텔레비전을 보는 것은 뇌의 감각계만을 동원시키지만 운동은 운동계와 감각계의 신경 세포 양쪽을 동원시켜 뇌의 활동을 활발하게 하여 치매 예방에 효과적이다.

03 체중 관리 관련 정보

1) 윗몸일으키기는 복부 지방 제거에 효과적인가?

복부에 지방이 지나치게 축적되면 활동이 불편하고 미용에도 좋지 않아 많은 비만인들은 뱃살을 줄이고 싶어 한다. 대부분의 사람들은 윗몸일으키기 운동이 복부 지방 제거에 효과적인 운동이라고 생각하고 있다. 그러나 신체 특정 부위에 지방을 축적시키거나 제거할 수는 없다. 즉, 국부 운동으로 운동 부위의 지방을 제거할 수 없다는 것이다. 우리가 운동을 하면서 몸 전체에 저장되어 있는 지방이 분해되면서 운동에 요구되는 에너지를 생성 보급하는 것이지, 특정 부위의 지방만이 연료로 사용되는 것이 아니기 때문이다. 물론 윗몸일으키기를 열심히 해서 복부의 조직을 활성화시키고 복근을 강화시켜 복부 처짐 현상을 예방하고 복부를 탄력 있게 할 수는 있을 것이다.

2) 지방 흡입술은 체중 조절에 효과적인가?

지방 흡입술이란 지방세포의 크기를 조절하는 것이 아니라 지방세포수를 줄이는 성형 외과적 시술이다. 따라서 국부적인 피하지방의 지방세포를 파괴, 흡입, 제거하는 것이기에 근본적인 비만 치료 방법이라 할 수 없고 일시적인 효과만이 기대될 뿐이다. 또한 수술 후 지방이 제거된 피부의 수축 여부와 지방세포가 없어지면 다른 곳에 지방세포가 더 축적되는 것이 아닌가 하는 의문이 제기되고 있다.

3) 진동 테이블, 전기 근육 자극기, 롤러 머신 등은 체중 조절에 효과적인가?

결론적으로 효과가 없다. 기초대사량을 초과하는 에너지의 소모는 운동이나 신체 활동을 통해서 가능한 것이지 기계에 의존한 인위적인 움직임은 근육 활동이 소극적인 상태이므로 적극적인 칼로리 소모를 기대하기 어렵다. 이는 마치 운동을 하지 않고 체력을 증진시키려는 의도와 같다. 자동차에 비유하면 빠르게 달려야 기름이 소모되는 것이지 정지한 상태에서는 비록 시동이 걸려 있다 할지라도 기름의 소모가 적은 것과 같은 이치이다.

4) 다이어트는 체중 조절에 효과적인가?

체중 조절에 다이어트는 분명히 필요하다. 그러나 다이어트는 필요조건이지 충분조건은 될 수 없다. 이는 우리가 평생 덜 먹고 살 수 없기 때문이다. 다이어트 관련 도서만큼이나 다양하게 출판된 도서는 많지 않을 것이다. 만일 다이어트가 체중 조절에 근본적인 방법이라면 내용과 방법을 달리하는 다이어트 도서가 연속적으로 출판될 필요가 없을 것이다. 이것은 어떠한 다이어트법도 근본적인 체중 조절 방법이 될 수 없음을 간접적으로 알 수 있게 한다. 다이어트는 일시적인 효과를 초래할 뿐이다. 또한 지나친 다이어트는 근육의 질을 약화시키고 위장기능 저하, 기초대사량 저하, 체력 저하 등의 부작용을 초래하므로 주의하여야 한다.

5) 비만인은 많이 먹는가?

비만이 되는 과정에서는 분명히 활동량이 줄고 식사량이 상대적으로 증가된다는 것이 인정된다. 그러나 비만이 된 상태에서는 많이 먹는다고 말할 수 없다. 물론 소화기 계통이 나쁜 사람은 많이 먹어도 체중이 증가하지 않지만 비만인은 근육량의 감소, 활동량의 감소, 기초대사량 감소 등의 원인으로 적게 먹어도 체중을 유지하거나 증가하는 경향을 보인다.

6) 담배를 끊으면 체중이 증가하는가?

흡연자가 금연을 하면 식욕이 증가하여 체중이 증가하는 경향이 있다. 그러나 이러한 현상은 일시적이며 곧 원래의 체중으로 돌아오게 된다. 체중이 증가할까 걱정되어 담배를 못 끊는다는 것은 애연가의 핑계에 불과하다. 흡연자 중에 비만인이 많다는 것을 상기하여야 한다.

7) 운동은 식욕을 증진시키는가?

운동을 하면 소화가 잘되어 식욕이 증진된다고 믿는 사람들이 많다. 식욕이 늘어나면 운동에 의한 체중 감량이 반감되지 않을까? 하고 의문을 갖는 사람도 많다. 운동과 식욕은 양면성이 있다. 일반적으로 보통의 힘들기로 1시간 이내 운동을 하면 식욕은 오히려 감소한다. 그러나 1~5시간의 운동은 저혈당을 유발시켜 떨어진 혈당치를 보충하기 위해 식욕이 증진된다. 또한 5시간 이상의 운동은 오히려 과로로 인해 식욕이 감소된다는 연구 보고가 있다.

8) 단식은 체중 조절에 효과적인가?

단식은 일시적인 체중 감량 효과가 있을 뿐이다. 단식을 하게 되면 인체는 체내 지방의 급격한 감소를 방지하기 위하여 지방 보호 효소를 증가시키고 합병증을 유발할 수 있기 때문에 바람직하지 않다. 또한 단식을 중단하고 식사를 시작하면 체중은 단식을 시작하던 시기보다 더 증가하는 대표적인 요요 현상을 초래하게 된다.

9) 체중이 많이 나가면 비만인가?

비만과 과체중은 구별하여야 한다. 비만의 기준은 지방이 차지하는 비율(체지방률)이 정상 범위를 훨씬 초과하는 것이다. 따라서 체중이 무겁다 하여 비만으로 단정할 수 없다. 운동선수들의 경우 신장에 비하여 보통 사람보다 체중이 무거운 편인데 이는 근육이 잘 발달된 결과 때문이다. 럭비 선수들이 체중이 무겁다하여 비만으로 보이지 않을 것이다. 따라서 체중과 비만의 관계는 상관이 높지만 특별한 경우가 있음에 유의하여야 한다.

어느 미식축구팀의 선수가 신장에 비해 체중이 무거워서 코치로부터 다이어트를 통해 체중을 감량할 것을 지시받았다. 이 선수는 식사량을 줄여 결국 체중을 감량했지만 경기력은 오히려 떨어졌다. 체지방률을 검사해본 결과 6%밖에 되지 않았다. 결국 이 선수는 지나치게 지방량이 적어 미식축구 종목에 적합한 체중을 유지하지 못했고, 그 결과 경기력이 떨어졌던 것이다. 이 선수는 다시 체중을 증가시켜 원래의 경기력을 회복하였다. 체지방률은 우리가 눈으로 식별하기가 어렵다. 따라서 체지방률의 검사 결과에 따라 비만인지 과체중인지 판단한다.

10) 사우나는 체중 조절에 효과적인가?

체중 감량을 위해 사우나를 즐겨 찾는 사람이 많다. 만일 사우나를 통해 체중 감량이 가능하다면 비만을 무엇 때문에 걱정하겠는가? 사우나는 수분 손실로 인한 일시적인 감량 효과만 있을 뿐이다. 또한 운동 중에는 우리 몸에 불필요한 불순물이 땀으로 배출되지만 사우나 중에는 우리 몸에 유용한 성분이 땀으로 배출된다는 점에 유의하여야 한다.

11) 소금을 발라두면 살이 빠지나요?

부분적으로 살을 뺄 수 있다고 알려져 있는 삼투식 다이어트, 된장 다이어트, 소금 다이어트, 청주 다이어트 등이 여기에 속한다. 이 다이어트의 이론은 살을 빼고 싶은 부위에 된장이나 소금 등을 올려놓으면 그 부위의 살이 빠진다는 것이다. 된장이나 소금은 염분을 많이 함유하고 있기 때문에 삼투압이 매우 높아서 그 부위의 피하에 있던 수분을 밖으로 배출한다. 그러나 이것은 일시적으로 위축 현상이 일어나서 살이 빠진 것처럼 보이는 것일 뿐이다.

과거에 유행했던 해조류 비누, 슬라밍 크림 등도 모두 염분이 많이 포함된 물질이다. 또한 청주 목욕법은 물에 청주를 붓고 목욕하면 알코올 성분이 혈관을 확장시켜서 수분이 땀으로 배출되어 개운함을 느끼게 되는 원리를 이용한 것이다. 그러나 이러한 방법들은 모두 수분을 밖으로 배출하여 체중이 일시적으로 줄어들 뿐 지방이 분해되는 것은 아니다.

12) 다이어트를 하면 빨리 늙나요?

다이어트를 했더니 주름살이 생기고 피부가 나빠졌다고 얘기하는 경우가 종종 있다. 이런 결과가 오는 것은 무리한 다이어트가 그 원인이다. 다이어트 자체는 결코 나쁜 것이 아니다. 영양소의 균형을 제대로 유지하면서 전체적인 칼로리를 줄인다면 주름살 투성이가 되거나 건강을 해치는 일은 없다. 피부도 단백질, 비타민, 미네랄 등의 영양소를 골고루 잘 섭취해야 탄력 있고, 생기 있는 상태를 유지할 수 있기 때문이다.

13) 조금씩 자주 먹는 것이 좋은가요?

조금씩 자주 먹으면 오히려 살이 찐다. 탄수화물을 섭취하면 인슐린이라는 호르몬이 약 2시간 동안 분비되는데 이 호르몬이 분비되는 동안에는 지방 분해가 정지되고 지방 축적이 일어난다. 그러므로 지방 분해는 식후 2시간부터 이루어진다고 보면 된다. 예를 들어 2시간 간격으로 계속 음식을 먹게 되면 하루 종일 지방이 분해될 시간을 주지 않게 되는 것이다. 결과적으로 다이어트를 위해서는 식사는 하루에 3~4회만 규칙적으로 하고 가급적 간식을 금지하는 것이 좋다. 도저히 과자 같은 간식을 참을 수 없을 것 같다면 차라리 식사 후에 바로 섭취하도록 한다.

14) 장세척을 하면 살이 빠지나요?

장 속의 변이 완전히 없어져도 몸의 지방은 줄어들지는 않는다. 그런데 장세척을 하고 났더니 체중이 줄어들었다고 하는 경우가 있는

데, 이것은 대개 장세척을 하는 3일 동안 금식을 요구하기 때문이다. 즉 일시적으로 체중이 줄어든 것일 뿐 지방이 줄어든 것은 아니다.

15) 다이어트 중에 고기를 먹으면 안 되나요?

그 반대이다. 심한 다이어트 이후 생리가 없어지고 머리카락이 빠지는 경우를 흔히 볼 수 있는데 이것은 단백질이 부족해졌기 때문이다. 우리 인체의 혈액을 만드는 재료가 바로 단백질이고, 또한 인체 조직의 원료가 되는 것이 바로 단백질이다. 따라서 다이어트 중에도 고기는 가끔씩 섭취해야 한다. 다만 고기를 먹을 때 기름을 떼어내고 살코기 위주로 먹도록 한다. 고기 가운데서도 닭고기의 가슴살은 칼로리가 가장 적어서 다이어트에 적합한 단백질이라 할 수 있다.

16) 실컷 먹고 토해 버리면 살이 안 찌지 않나요?

실컷 먹고 토해 버리면 살이 안 찐다는 것은 아주 위험한 발상이다. 실컷 먹고 토해버리는 것은 신경성 과식욕증(과식증) 환자에 해당한다. 이런 행동을 반복하다 보면 육체나 정신적인 면에서 큰 문제가 발생한다. 처음에는 먹고 토하면 이것이 완벽한 다이어트 법이라고 착각할 수도 있다. 하지만 나중에는 이런 행동이 습관처럼 고착되어 자신이 그만두려고 해도 멈출 수가 없게 되는 딜레마에 빠지게 된다. 폭식증이나 과식증이 있다면 이는 병(病)이라는 사실을 인식하고 반드시 치료를 받아야 한다.

17) 과일은 아무리 먹어도 살이 안찌나요?

과일은 예상 외로 고칼로리 식품에 속한다. 채소는 비타민이나 미네랄이 풍부하고 식이섬유도 많으며 대부분 저칼로리인 반면에 과일은 여기에 당분이 더 많이 추가되어 있다. 이 당분은 체내에서 지방으로 전환되므로 과일을 지나치게 많이 먹게 되면 살은 당연히 찌는 것이다.

04 응급처치 및 운동 상해 처치 관련 정보

스포츠 현장에서는 격렬한 신체 활동이 이루어지기 때문에 빈번한 상해와 각종 사고의 발생이 일어난다. 운동에 동반되는 사고의 중요성을 인식하여 상해를 예방하고 극복하는 것은 건강 유지와 운동 효율성 측면에서 매우 중요하다.

1) 심폐 소생술(CPR, Cardio Pulmonary Resuscitation)

심폐 소생술은 심장이 마비된 상태에서도 혈액을 순환시켜 뇌의 손상을 지연시키고, 심장이 마비 상태로부터 회복하는 데 결정적인 도움을 준다. 심장마비를 목격한 사람이 즉시 심폐 소생술을 시행하게 되면 심폐 소생술을 시행하지 않은 경우에 비해 심장마비 환자의 생명을 구할 수 있는 확률이 3배 이상 높다. 그러므로 모든 사람이 심폐 소생술을 배운 후 응급 상황에서 이를 효율적으로 시행한다면 수많은 심장마비 환자의 생명을 구할 수 있을 것이다.

심장마비 환자가 발생했을 경우 목격한 사람은 119 및 응급 의료기관에 신고하여 도움을 요청한 후 즉시 심폐 소생술을 시작한다.

심폐 소생술의 순서는 "가슴 압박(Chest compression) → 기도 개방(Airway) → 인공호흡(Breathing)" 순으로 실시한다.

심장 압박 부위(젖꼭지 사이의 가상선으로 만나는 중앙 지점)를 찾아 가슴 부위에 양손을 얹어 가슴 압박(두 팔을 곧게 펴고 손꿈치로 압박한다)의 깊이는 성인에서는 최소 5cm(5~6cm) · 소아에서는 5cm를 권장하고 있으며, 가슴 압박의 속도는 성인과 소아 모두에게 분당 최저 100회(100~120회)를 유지하며 가슴을 압박한다. 이때 성인은 가슴을 30회 압박하고 2회 인공호흡을 반복해서 시행하며, 119 구급대원 및 응급 의료 요원이 현장에 도착할 때까지 반복해서 시행한다. 구조자가 너무 지친 경우에는 주변의 다른 사람과 교대로 심폐 소생술을 시행하고, 환자가 회복되어 정상 호흡을 보이는 경우에는 심폐 소생술을 중지한다. 또한 의사의 종료 지시가 있을 때, 사고 현장이 위험해서 계속할 수 없을 때 그 외엔 중단해서는 안 된다.

2) 가슴 압박 소생술(Hands only CPR)

심폐 소생술에서 인공호흡과 가슴 압박의 두 요소는 심정지가 발생한 사람에 대한 필수적인 생명 보조 방법이다. 그러나 최근 다수의 동물 실험과 임상 연구를 통하여 심정지가 발생한 후 초기 단계에서는 인공호흡을 하지 않고 가슴 압박만 하더라도 인공호흡을 병행한 심폐 소생술과 유사한 생존 효과가 있다는 사실이 알려졌다. 인공호흡은 하지 않고 가슴 압박만을 하는 심폐 소생술을 “가슴 압박 소생술(hands only CPR)”이라고 한다.

가슴 압박 소생술을 할 경우에는 심폐 소생술을 전혀 하지 않았을 경우보다 심정지 환자의 생존율을 높일 수 있는 것으로 밝혀졌다. 또한 심장 질환이 심정지의 원인으로 추정되는 심장성 심정지 환자에서는 가슴 압박 소생술만을 한 경우에도 인공호흡을 함께 한 심폐 소생술과 생존율이 유사하다.

낮은 심폐 소생술 보급률, 인공호흡에 대한 일반인들의 태도 등을 고려할 때, 가슴 압박 소생술의 권장은 목격자 심폐 소생술 시행률을 단시간에 높일 수 있는 심폐 소생술 보급 전략이 될 수 있다. 가슴 압박 소생술을 하면 심폐 소생술의 모든 과정을 심정지 확인 → 신고 → 가슴 압박의 세 단계로 단순화할 수 있기 때문에 심폐 소생술에 대한 국민들의 수용 가능성을 높일 것이다.

3) 운동 중의 타박상 처치

보통의 타박상은 RICE법으로 처치한다. RICE법이란 Rest(안정), Ice(냉각), Compression(압박), Elevation(거상)을 의미한다.

- Rest(안정 및 휴식): 신체를 움직이는 것은 혈액순환을 증가시킨다. 적어도 손상 후에는 24~48시간 정도는 안정 및 휴식을 취한다. 의사의 특별한 지시가 있을 때를 제외하고는 완전한 휴식은 불필요하며, 상해 발생 3~4일 후 근조직은 회복 단계에 들어서나 불필요한 상처의 부산물이 모여든다. 따라서 적당한 회복 운동이 필요하다.
- Ice(얼음찜질 & 냉각): 부기와 염증 감소 및 통증을 감소하기 위한 목적으로 실시한다. 얼음찜질은 국소적인 혈관 수축을 촉진시켜 출혈과 삼출을 조절한다. 방법은 24~48시간 동안은 2~3시간 마다 20~30분씩 실시한다. 이때 피부는 차가움, 뜨거움, 통증, 무감각의 네 단계를 거치게 된다.
- Compression(압박): 손상 부위에 압력을 주어 기계적으로 부종이 일어날 공간을 감소시킨다. 상처 부위 압박은 부종을 억제함과 동시에 통증을 감소시킨다. 주의 사항으로 혈액순환을 자주 확인한다. 부종 조절의 중요성은 환부의 출혈, 관절액의 생성 과다, 염증성 부산물의 축적, 삼출액 또는 이러한 것들의 복합 작용으로 인해 손상된 조직에 압력이 증가하면 통증을 유발시키게 되고 신경근 전달의 억제, 근수축력의 약화를 초래하며, 치유 과정이 상당히 둔화되기 때문이다.
- Elevation(거상, 높임): 손상 부위 특히 사지 부위에 중력으로 울혈되는 현상을 예방하기 위해 실시한다. 환부로의 혈액순환을 제한

하여 신체 내의 출혈을 감소시키고 부기를 최소화할 수 있어서 불순물의 생성을 억제하는 효과가 있다. 수면 시에도 상처 부위를 계속 높인 상태로 유지한다.

- 금기 사항: 손상을 입은 후 하루나 이틀 동안은 열 치료나 열 마찰, 알코올 소독, 중등도 이상의 활동, 강도 높은 마사지 등은 피하도록 한다.

4) 운동 중 발생된 물집의 처치

물집은 피부 표피와 진피 사이 일부에 수분이 모여 생긴 것으로 피부가 장시간에 걸쳐 스친 결과로 생긴 것이다. 연구 보고에 따르면 물집은 환부의 수분을 빼는 것이 치유가 빠르므로 우선 환부를 알콜로 소독한 후 바늘을 불에 살균 소독하여 물집의 끝을 찔러 정점 부분을 손가락으로 눌러 수분을 뺀다. 이때 물집을 덮고 있는 피부를 벗겨내면 상처가 노출되어 감염되기 쉽기 때문에 주의를 요한다.

5) 코피의 처치

환자를 앉히고 머리를 약간 앞으로 숙이게 하고, 옷을 느슨하게 풀어주어 호흡을 편하게 해준다. 입으로 숨을 쉬게 하고 콧방울 약간 위쪽을 엄지와 검지로 꽉 잡아준다. 혈액이 목으로 들어가지 않도록 턱을 앞으로 조금 당기고 입으로 숨 쉬도록 하며, 콧등에 얼음주머니를 대어준다. 10분 후에도 계속 피가 나면 다시 10분 정도 잡아주며 입에 있는 피는 삼키지 말고 뱉도록 유도한다. 응급처치 실시 30분이 경과해도 멈추지 않으면 병원으로 간다.

6) 특수한 상황(Special Situations)의 처치

- 신체 부분 절단 시 그 부분을 찾아서 수건과 같은 무균 거즈나 깨끗한 것으로 감싸서 비닐봉지에 담은 뒤 담아서 신선함을 유지한다. 가능하다면 얼리지는 않는 것이 좋다.
- 칼, 유리, 금속 조각 같은 이물질이 상처 안에 박혀 있다면 함부로 제거하지 않고 상태를 유지하는 것이 좋다.
- 치아가 빠졌다면 출혈을 조절한 후 치아를 잘 거두어 둔다. 출혈을 조절하기 위해 구멍에 치아를 넣거나 무균 드레싱으로 둘둘 말아 보관한다. 그리고 환자가 의식이 있고 협조할 수 있다면 치아가 빠진 자리에 무균 드레싱을 넣어준다. 그리고 압박을 유지하기 위해 환자에게 부드럽게 물도록 한다.

7) 운동 중 다리를 삐었을 때(염좌)의 처치

운동 중 다리를 삐었을 경우는 손상된 쪽에 무게를 주지 않도록 하여야 하며, RICE법으로 처치한다. 골질이 의심되면 부목을 댄 다음 병원으로 이송 치료한다.

8) 운동 중 옆구리 통증 발생 시 처치

준비운동이 충분하지 않은 상태에서 심한 운동을 하면 옆구리 통증을 경험하게 된다. 옆구리 통증은 횡경막 혹은 늑골 사이의 늑간근의 국소적 산소 부족이 원인으로 알려져 있다. 옆구리 통증은 운동을 중단하고 스트레칭을 하거나 옆구리를 주무르면 치료될 수 있다.

9) 열사병과 일사병의 처치

- 열사병이란 외부의 높은 기온과 습도에 의해 체내에서 생산된 열을 적절히 발산시키는 체온 조절 기능이 적절하지 못해 체온이 40~42도 정도가 되는 체내 열 조절 부전 상태를 말한다. 열사병의 증상과 증후로는 39도 이상의 고열, 체온의 급격한 상승, 뜨겁고 건조한 피부(땀이 흐르지 않음), 두통, 구토, 현기증, 저혈압, 빈맥, 발한은 오히려 적고 의식불명의 혼수상태, 전신경련, 열이 나고 피부가 붉어짐 등이 있다.
- 응급처치 : 시원한 곳으로 즉시 옮긴 후, 응급 의료 기관에 연락한다. 환자의 머리, 어깨를 약간 높인다. 미지근한 물에 적신 수건으로 가슴, 등, 머리, 목, 팔다리를 닦아준다. 그래도 열이 내리지 않으면 가능한 방법을 동원하여 열을 식힌다(차가운 물로 닦아주고 바람을 쏘인다, 얼음주머니를 수건에 싸서 이용한다). 환자에게 물을 포함한 어떤 음식물도 주면 안 된다. 신속히 응급실로 이송하는 것이 가장 중요하다.
- 일사병의 원인은 뜨거운 햇볕에 오래 노출돼 몸의 자율 조절 시스템의 오작동으로 여름철 무더운 환경에서 일이나 운동을 했을 때 흔히 일어난다. 일사병의 증상과 증후로는 두통, 식욕감퇴, 어지럼증, 발한, 땀이 많이 흐르고, 얼굴 창백, 축축한 피부, 사지나 복부에 경련, 빠르고 약한 맥박과 호흡, 구토, 설사, 의식 혼탁 등이 있다.
- 응급처치 : 서늘한 그늘로 옮긴 다음에 응급 의료 기관 신속하게 연락한다. 의복을 느슨하게 하고, 다리를 높여준다. 이마에 찬 물 수건이나 얼음주머니를 대어준다. 차갑고 젖은 옷감을 이용하여 열을 식힌다. 10분 간격으로 호흡, 맥박 등을 확인하며, 의식이 있다면 후에 냉수를 마시게 한다.

10) 테니스 엘보의 증상과 처치

테니스 엘보는 테니스 경기자의 잘못된 스트로크 기술이 원인이 될 수 있다. 즉, 잘못된 백핸드 기술과 포핸드 기술은 외측 테니스 엘보와 내측 테니스 엘보를 발생시킨다. 또한 트위스트 서브 구사 시 경기자의 팔꿈치 내측과 후방에 상해를 일으키기도 한다.

테니스 경기 중 시속 50km 전후의 속도로 비행하는 테니스볼을 맞추는 것은 이론적으로 25kg의 무게가 경기자의 몸에 전달되는 것과 같기 때문에 백핸드 스트로크 시 손목을 견고히 하여 팔과 어깨로 스트로크하지 않고 손목만으로 볼을 맞추면 테니스 엘보가 발생한다. 따라서 충격을 최소화시키기 위하여 테니스 스트로크는 어깨와 몸통을 이용하여 힘과 진동을 가능하면 넓게 분배되게 하는 것이 바람직하다.

테니스 엘보의 발생 부위는 손과 손목에 가는 근육의 기시 부위로 팔꿈치 외측의 작은 돌출된 뼈(외상과) 부위이며, 침범되는 근육은 장요측수근신근, 척추수근신근, 단요측수근신근 등이다. 테니스 엘보의 증상과 진단, 예방법, 치료, 재활 트레이닝 방법, 치유 등은 다음과 같다.

(1) 증상과 진단

① 통증은 주로 팔꿈치의 외측면에 나타나며 상완을 따라 상방으로, 전완의 외측을 따라 하방으로 방사한다.

② 손목이 약화되어 손목에 의한 동작을 어렵게 한다.

③ 뚜렷한 압통이 외측 상과를 압박하거나 타진 시 느껴진다.

④ 손목을 뒤로 구부리려고 힘을 가할 때 외측 상과에 통증을 느낀다.

⑤ 구부린 손가락을 펼치려 힘을 가할 때 팔꿈치 외측에 통증을 느낀다.

(2) 예방법

▷ 일반 사항

① 올바른 운동과 작업 기술이 가장 중요한 예방법이다.

② 전완 브레이스로 상과에 가는 힘을 분산시킨다.

③ 무리한 운동을 피한다.

▷ 테니스 경기 시

① 볼과 정확한 거리를 유지하여 스트로크한다.

② 볼을 라켓에 정확히 맞춘다.

③ 어깨와 몸 전체로 스트로크하며 손목을 견고하게 한다.

④ 가능한 볼의 속도가 느린 코트를 이용한다. 잔디나 콘크리트는 볼의 속도를 증가시켜 팔에 걸리는 부하를 크게 한다.

⑤ 무거운 볼(젖은 볼) 사용을 금한다.

⑥ 올바른 장비를 사용한다. 라켓은 개인의 경기 수준을 고려하여 선택해야 한다. 무거운 라켓은 과부하를 일으키기에 가능한 가벼운 라켓을 이용해야 하며, 무게의 균형이 잘 맞고 기술 구사에 용이한 형태이어야 한다.

⑦ 심하게 팽팽한 라켓은 임팩트 시 반발력을 크게 하므로 라켓줄의 텐션은 개인에 따라 조정되어야 한다. 테니스 엘보로 고생하거나 발생 가능성이 높은 사람의 경우는 특히 라켓줄의 텐션을 약하게 해야 한다.

⑧ 라켓의 그립 크기는 손에 맞아야 하고 편안해야 한다. 중지의 끝에서 손바닥 가운데 손금까지의 거리와 라켓 둘레가 같은 것이 가장 이상적이다.

⑨ Sweet spot이 큰 라켓을 사용한다. Sweet spot 외에 공이 맞으면 진동과 충격이 증가한다.

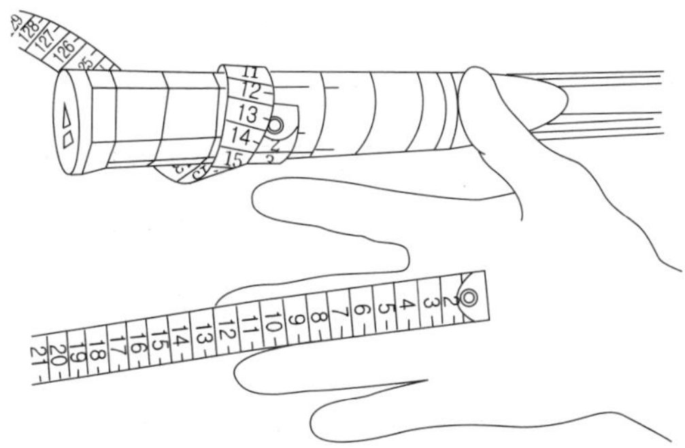

그림 10-1 올바른 테니스 라켓 그립 크기

(3) 치 료

① 급성기의 이틀은 쿨링시켜 통증과 염증을 가라앉힌다.

② 상해 부위를 안정하고 통증을 유발하는 동작을 피하며 달리기나 싸이클링 같은 컨디션 조절 운동을 지속한다.

③ 테니스를 지속하되 통증을 일으키는 스트로크는 피한다.

④ 급성기가 지나면 국소에 열 치료를 한다.

⑤ 열 치료와 얼음 치료를 교대로 실시한다.

⑥ 손목에 테이핑을 한다.

⑦ 손목 신전근에 부하를 줄이기 위해 브레이스를 한다.

⑧ 의사의 처방에 따라 소염제를 복용하고, 초음파 치료, 전기 치료 등을 할 수 있다.

(4) 재활 트레이닝

통증과 염증을 조절하면서 근력, 근지구력, 유연성을 개선한다. 악수를 할 때 통증이 없으면 운동을 재개할 수 있다. 테니스 엘보의 재활 트레이닝 방법은 다음과 같다.

▷ 근력 운동

① 등척성 운동

㉮ 전완을 손이 책상 모서리 밖으로 나가게 하여 편하게 놓는다.
㉯ 손목을 아래로 구부리고 10초간 수축시킨다. 이어서 안정한다.
㉰ 손목을 똑바로 펴고 10초간 수축시킨다. 이어서 안정한다.
㉱ 손목을 위로 구부리고 10초간 수축시킨다. 이어서 안정한다.

② 등장성 운동
㉮ 고무줄을 손가락 끝에 걸치고 저항에 대해 손가락을 편다.
㉯ 악력기를 이용하여 1~2kg의 부하로 손목 신전 굴곡 운동을 1일 20회 실시한다.

▷ 유연성 운동
① 상해를 입은 팔의 손목을 위로 구부리고 반대편 손으로 4~7초 동안 저항을 준다. 이어서 2초간 이완시킨다. 이 동작을 3~5회 반복한다.
② 다친 팔꿈치를 완전히 펴서 유지한 후 전완을 회내(몸 쪽으로 돌림)시켜 손목을 위로 구부려 스트레칭한다. 4~6초간 유지하고 2초간 안정 후 다시 6~8초간 스트레칭한다. 이 동작을 3~5회 반복한다.

(5) 치 유

테니스 엘보는 가끔 자연 치유되며 예후도 일반적으로 좋다. 그러나 증상이 지속될 수도 있으므로 힘든 활동의 재개는 통증이 없고 근력과 유연성을 회복한 후에 실시해야 한다. 수술 후 테니스를 재개하려면 8~10주가 경과해야 한다.

11) 던지기 엘보의 증상과 처치

던지기 엘보(Thrower's elbow)는 선수나 일반인 모두에게 발생 빈도가 높은 운동 상해로 성장기 아동들에게 많은 고통을 주고 있다. 공을

던질 때는 손목과 손가락이 심하게 회내된다. 그 결과 던지기 동작을 담당하는 전완의 내측 구역 중 약한 내측 상과가 상해를 받게 된다. 던지기 엘보는 야구, 축구, 라켓 스포츠(테니스, 배드민턴, 스쿼시) 외에 오버헤드 동작을 취하는 수영과 배구 등의 스포츠에서도 발생된다. 던지기 단계에 따른 운동 상해와 던지기 엘보의 증상과 진단 치료에 대하여 알아본다.

(1) 증상과 진단

① 팔꿈치의 통증은 가끔 점진적으로 나타난다. 만일 통증이 갑자기 사라지면 골단이 찢어진 것일 수 있고 수술이 필요할 수 있다. 팔꿈치를 구부릴 때 통증이 유발될 수 있다.

② 팔꿈치의 뻑뻑함.

③ 내측 상과의 국소 압통.

④ 양 팔꿈치의 X선을 촬영해야 한다. 성장판(골단)에 금이 보일 수 있다.

(2) 치 료

① 안정한다.

② 통증이 해결될 때까지(보통 8~9주) 던지는 동작을 완전히 포기한다.

③ 컨디션 조절 운동과 전신 근력 훈련은 계속한다.

④ 의사는 안정을 처방하고 지지대로 팔꿈치를 고정한다. 성장판(골단)에 금이 있으면 캐스트를 한다.

⑤ 전위가 심하면 수술하고, 성장기 아이들에게는 스테로이드나 소염제를 써서는 안 된다.

(3) 치유

만일 성장판(골단)이 다치면 던지는 동작은 상해 후 8주가 경과해야 재개할 수 있다. 그 전에 주의 깊은 재활로 근육 기능 유지에 도움을 주어야 한다.

12) 골퍼 엘보의 증상과 처치

골퍼 엘보(Golfer's elbow)는 팔꿈치 내측 상과 부위에 발생한다는 것 외에 전반적 증상은 테니스 엘보와 비슷하다. 일반적으로 오른손을 쓰는 골퍼의 경우 스윙을 리드하는 왼팔꿈치에는 테니스 엘보가, 따라가는 오른팔꿈치에는 골퍼 엘보가 발생되기 쉽다. 또한 테니스 기술이 우수한 경기자에게도 골퍼 엘보가 발생될 수 있는데 이는 스윙 동작 시 전완이 무리하게 내측으로 회전하면서 손목이 굴곡 되기 때문이며 지나친 탑스핀을 구사하기 위한 전완의 심한 내회전(회내)이 골퍼 엘보의 주원인이 되기도 한다.

(1) 증상

① 테니스 엘보와 거의 유사함.
② 통증은 주로 팔꿈치 내측면에 나타남.
③ 내측 상과를 압박하면 현저한 압통이 있음.
④ 손목을 아래로 구부리고 힘을 가하면 통증이 유발됨.

(2) 치료

테니스 엘보와 동일.

05 운동과 환경 관련 정보

1) 덥고 습기가 많은 날 운동을 하면?

대기 중 습도가 높으면 운동 중 피부에서의 땀의 발산이 원활하지 못하고 그 결과 체온이 증가하게 된다. 따라서 덥고 습기가 많은 날의 운동은 적합하지 않다.

2) 대기 오염 상태에서의 운동은 인체에 어떤 영향을 미치는가?

근래 들어 대도시의 대기 오염이 심각한 실정이다. 그럼에도 불구 운동에 참여하고 있는 인구가 대도시에 집중되고 있어 이에 대한 문제에 대해 알아야 한다. 인체의 악영향을 미치는 대기 중 오염 물질은 오존(O_3), 이산화유황(SO_2), 일산화탄소(CO) 등이다.

오존 0.3ppm 이하는 기도를 흥분시키며, 0.5ppm의 조건하에서 2시간 운동을 하면 폐 기능이 저하되며, 1.0ppm 이상에서는 폐내 수종(물집)이 생겨 위험하게 된다.

이산화유황은 동일한 농도 하에서 폐 기능에 관한 영향은 적은 편이다. 오존의 0.1ppm 수준에서 나타난 부작용이 이산화유황에서는 1~2ppm에서 나타난다.

0.5ppm 수준 조건하에서 5분간 운동을 하면 천식 환자의 기도 저항이 현저히 상승되므로 주의를 요한다. 일산화탄소는 산소보다 240배나 헤모글로빈과 친화력이 높기 때문에 헤모글로빈의 산소 운반을 방해하여 산소 섭취량을 감소시킨다. 산소 섭취량이 부족해지면 인체의 유산소 능력이 저하된다.

대기 오염 상태에서 운동 시 생리적 부작용은 고온 하에서는 더욱 가중되므로 이런 환경에서의 격한 운동은 삼가야 한다.

3) 겨울철에 실외 운동을 할 때 차가운 공기는 폐에 나쁠까?

나쁘지 않다. 차가운 기온에서 운동하는 것은 공기가 매우 건조하므로 공기가 기관지를 통과하면서 기관지의 수분을 흡수하기 때문에 목안이 건조해져서 답답함을 느끼게 된다. 그러나 아주 차가운 공기라 할지라도 폐에 도달되기 전에 코와 목안에서 따뜻해지므로 폐에 나쁘지 않다.

4) 추운 날씨에 운동을 할 때는 두꺼운 옷을 입어야 하는가?

두꺼운 옷을 입는 것보다 얇은 옷을 여러 겹 입어 공기층을 형성하는 것이 원칙이다. 체온이 상승함에 따라 옷을 벗는 것이 좋으며 땀으로 옷이 젖으면 갈아입는다. 속옷은 땀 흡수가 좋은 면제품이 좋으며, 겉옷은 체열을 유지시키는 울 제품이 좋다.

5) 운동에 적합한 기온은?

체온의 균형 유지가 용이하여 근활동과 반사 활동을 신속히 행할수 있는 18~20℃의 기온이 적합하다.

6) 추울 때의 운동 방법은?

추운 환경에서는 체열의 발산이 커서 체온의 균형을 유지하기가 어렵다. 그 결과 무의식적으로 근의 긴장이 높아지고 몸의 활동도 둔해져 기능이 제한된다. 따라서 추운 환경에서 운동할 때는 충분한 준비운동을 하여 체온을 높여 신경과 근육의 긴장을 푼 후 운동을 시작하여야 한다. 운동이 시작되면 운동 강도를 단계적으로 높여 가고 휴식을 짧게 갖는다.

7) 더울 때의 운동 방법은?

더운 환경 하에서의 운동은 체열의 발산 때문에 다량의 땀이 배출된다. 이는 체내 수분의 균형을 무너뜨려 인체 내부 환경에 영향을 미치고 피로를 발생시킨다. 따라서 더울 때는 운동을 아침, 저녁의 서늘한 시간에 충분한 휴식을 두고, 운동 시간을 요령 있게 단축하여야 한다.

06 운동과 음료 관련 정보

1) 운동 중에 물을 마셔도 되는가?

운동 중 체액이 2~3ℓ 손실된다면 체내 수분 보유를 위한 인체 반응 기구가 작동하여 땀 분비가 감소되며, 그 결과 체온이 상승하게 된다. 그러므로 발한을 계속 지속시키고 체온을 낮은 수준으로 유지하기 위해서는 체액의 보충이 필수적이다.

수분의 손실은 혈액의 순환량을 감소시켜 인체의 기능을 저하시키고 탈수증을 유발한다. 따라서 운동 중 수분의 제한은 잘못된 생각이며 오히려 적극적으로 운동 전 또는 운동 중에 물을 조금씩 나누어 마시는 것이 좋다. 따라서 충분한 수분 상태를 유지하기 위해서는 운동 30분 전에 500㎖의 물을 마시고, 운동 중 수분 손실에 대처하기 위해 규칙적으로 수분 보충한다. 이때 대기 온도보다 차가운 물을 마신다. 또한 1시간미만의 운동 중에는 물이나 스포츠 음료 어느 것이든 상관이 없다. 운동 중 갈증을 느낀다면 1~2%의 탈수가 된 것이다.

2) 탈수 상태를 확인하는 방법은?

탈수 상태가 되면 일반적으로 식욕이 저하되고 운동 능력이 떨어진다. 또한 운동 중 심박수와 체온이 쉽게 상승한다. 체수분량이 3% 정도 손실되면 운동 능력이 저하되며, 5%가 손실되면 피로가 현저해지고, 7%가 손실되면 위험한 상태로 열사병 증상이 나타난다. 이때의 증세는 체온이 상승하고, 땀이 나지 않고, 소변이 나오지 않으며, 경련을 일으킨다. 이 같은 상황에서 응급 처치를 하지 않으면 생명이 위험하다.

3) 운동 중에는 스포츠 음료를 마셔야 하는가?

시중에 많은 종류의 스포츠 음료가 시판되고 있다. 또 많은 사람들이 운동 중 또는 운동 후에 마시고 있다. 스포츠 음료는 땀으로 손실된 미네랄과 당분, 유기산류, 비타민류 등이 포함되어 있고 물보다 위장에서의 흡수 속도가 빠른 것이 특징이다. 따라서 신속히 대량의 수분을 보충하여야 할 때 스포츠 음료가 적격이다. 마라톤 경기나 스포츠 경기 중에는 대량의 땀이 손실되므로 신속히 수분을 보충하여야 한다. 이런 경우 스포츠 음료는 유용하게 활용된다. 그러나 일반인들이 가볍거나 다소 힘든 운동 후에 스포츠 음료를 마셔야 하는가? 라는 질문에는 의문이다. 사실상 일반인의 운동은 신속히 보충해야 할 만큼 수분이 손실되지 않기 때문이다.

4) 더운 날 운동 전후에 소금을 섭취하여야 하는가?

여름철 심한 운동이나 훈련 전후에 소금을 인위적으로 섭취하는 것이 옳다고 생각하는 사람들이 많다. 그러나 땀을 흘려 소모된 염분은 음식을 약간 짜게 먹는 정도로 충분히 보충된다. 또한 체내의 저장된 염분의 양도 충분하기 때문에 정상적인 식사가 가능하다면 별도의 염분 섭취를 하지 않아도 된다. 염분 섭취가 과다하면 오히려 혈압 상승, 위장 장애, 체내 수분 배분 불균형 등의 부작용이 발생될 수 있다.

07 운동과 피로 회복 관련 정보

1) 운동 중에는 어떤 영양소가 주 에너지원이 되는가?

운동 시 가장 많이 이용되는 에너지원은 탄수화물과 지방이다. 탄수화물은 산소 공급이 충분치 않은 짧고 격렬한 운동의 에너지로 쓰이며, 지방은 산소 공급이 충분한 지구성 운동의 에너지로 사용된다.

2) 운동 후 나타나는 피로의 원인은?

운동 후 나타나는 근육의 피로는 탄수화물의 연료 형태로 근육에 저장되어 있는 근글리코겐이 운동에 의해 고갈되고 피로 물질인 젖산의 축적이 원인이다.

3) 운동 후 피로를 회복하는 데 소요되는 시간은?

수행한 운동의 종류에 따라 다르다. 짧고 격렬한 운동은 약 1시간 정도의 휴식으로 다음 운동을 충분히 수행할 수 있다. 그러나 오랜 지구성 운동은 며칠간의 휴식이 요구된다. 피로 회복의 중요 요인은 근육 내 글리코겐의 재공급, 혈액과 근육의 신속한 젖산 제거이다.

4) 운동 후 에너지의 연료를 재충전 하는 데 소요되는 시간은?

지구성 운동을 수행한 후의 글리코겐의 재충전은 탄수화물을 섭취할 경우 46시간이 소요되며, 이중 10시간 이내에 60%의 재충전이 이루어진다. 짧고 격렬한 운동 후의 글리코겐의 재충전은 24시간이 소요되며, 이중 45%는 5시간 이내에 이루어진다.

5) 정리운동은 피로 회복에 도움을 주는가?

운동 후의 정리운동은 축적된 젖산을 에너지로 사용하기 때문에 근육과 혈액내의 젖산을 신속히 제거한다. 만약 정리운동을 실시하지 않으면 젖산 제거 속도는 2배 정도 더 소요된다. 따라서 피로 회복을 위해 정리운동은 반드시 실시하여야 한다.

6) 효율적인 피로 회복 방법은?

운동 후 피로 회복의 가장 근본적인 방법은 정리운동과 고탄수화물 식사이다. 그 밖의 방법으로 가장 널리 이용되는 방법은 수면, 마사지, 사우나, 목욕 등이 있는데 수면의 경우는 규칙적인 생활 주기 상태에서 실시되어야 한다. 마사지는 노폐물 제거, 말초 순환 활성화, 근 긴장 해소 등의 효과를 가져 오며 샤워나 사우나 등을 실시한 직후의 마사지가 가장 효과적이다.

목욕의 경우는 36~40℃의 욕탕에서 10분 정도 입욕하는 것이 근육이완 및 혈액순환 촉진에 효과적이며, 사우나는 70~80℃ 온도에서 10분 이내 실시하는 것이 좋다. 10분 이상의 사우나는 오히려 피로를 가중시키므로 주의하여야 한다.

08 운동과 연령 관련 정보

1) 유아기 운동

운동은 인간 누구에게나 필요하다. 병원에서 갓 태어난 신생아나 유아들에게도 운동은 필수적이다. 왜냐하면 인간은 태어나면서부터 활동을 전제로 하는 동물이기 때문이다. 유아기에 중요한 두 가지는 바로 발육과 질병 예방이다. 어쩌면 인간의 전 생애를 결정하는 것이 바로 이 두 가지일지도 모른다. 결국 인간은 태어나서 죽을 때까지 질병과 싸움을 벌이고 있다고 해도 과언이 아닐 것이다. 그러므로 유아기의 건강은 무엇보다 중요하다. 밖으로는 나쁜 환경으로부터 오는 감염성 질환을 예방해야 할 뿐만 아니라 안으로는 꾸준한 영양 섭취와 발육, 체력 증진이 동시에 이루어져야 하기 때문이다.

유아와 함께 집안에서나 놀이터, 학교 운동장이나 야외에서 놀이나 운동을 실시한다면 유아의 건강 증진과 체력을 향상시키는 데 더 바랄 나위가 없을 것이다. 유아들에게 운동은 정서를 순화시키고 신체 활동에 대한 욕구를 채워줌으로써, 건강한 몸과 마음으로 성장하도록 도와준다. 또한 또래 집단 내에서의 놀이를 통해, 어렸을 때부터 사회라는 새로운 공간에 적응하는 능력을 배울 수 있다. 따라서 유아들에게 운동은 신체 발육 촉진, 운동 기능 발달, 사회성 향상, 정서 함양 등에 매우 긍정적인 영향을 끼친다.

유아기의 운동은 무엇보다 신나고 즐거워야 한다. 이때는 호기심과 창의력이 풍부하여 정신적인 수준은 비교적 발달하지만, 활동에 있어 기본적인 심폐지구력이나 근력 등은 발달이 느리게 진행된다. 그러므로 처음부터 체력 소모가 많거나 쉽게 지치는 무리한 운동은 피하는 것이 좋다. 그러한 운동보다는 쉽고 간단한 운동으로 흥미를 유발시킨 다음에 점점 난이도가 높은 운동을 실시하는 것이 효과적이다.

운동으로는 신체 모든 부위가 균형적으로 고르게 발달할 수 있는 전신 운동이 바람직하다. 또한 온 가족이 함께 즐길 수 있는 놀이를 통해 운동 효과를 얻는 것도 좋은 방법이다.

2) 소년기 운동

소년기는 일생 가운데 운동 능력을 발달시키기에 가장 적절하고 이상적인 시기이다. 왜냐하면 이 시기는 아직 근육이나 골격 구조가 완전히 틀을 잡기 이전 단계이므로 자연히 몸이 유연하고 탄력적이기 때문이다. 그러므로 대부분의 유명 스포츠 선수들은 이 시기부터 체계적으로 기술을 연마하고 꾸준한 체력과 훈련을 쌓은 결과 성공할 수 있었다. 가장 대표적인 예를 동유럽의 체조 선수들에게서 찾을 수 있다.

소년기는 그 어느 때보다 호기심과 모험심으로 충만한 시기이다. 미국의 소설가 마크 트웨인의 〈톰 소여의 모험〉이나 〈허클 베리핀의 모험〉 같은 소설을 보라.

이 시기에 아이들 대부분은 학교에서 오자마자 가방을 팽개치고 마음껏 뛰어놀기 위해 밖으로 나간다. 물론 성별에 따라 차이는 있다. 여자아이들은 다소 소극적이고 내성적인 경향을 보이는 반면, 남자아이들은 상대적으로 적극적이고 외향적인 경향을 보인다. 그러므로 운동을 함에 있어서도 아이의 성격이나 취향이 고려되어야 한다. 야외에서 또래 친구들과 함께 즐겁게 뛰어놀거나, 캠프나 자연 학습을 통해 자연과 친숙해지는 것도 아이의 체력 향상에는 물론 정서 순화에도 크게 도움을 줄 수 있다.

소년기에는 아직 근육과 뼈대가 발달하지 못해 운동 중에 쉽게 피로를 느낀다. 그러므로 자주 쉬어 주는 것이 좋다. 소년기에는 피로도 빨리 오지만 회복하는 것도 빠르기 때문이다. 무엇보다 이 시기에는 다양한 놀이 운동을 통해 신체의 균형 있는 발달을 이루어야 한다. 달리기나 수영, 롤러스케이트나 자전거, 축구나 야구 등을 규칙적으로 한다면 어릴 때부터 스포츠에 대해 자신감과 흥미를 갖게 되고, 심폐기능과 운동 능력이 향상되어 신체의 고른 성장을 가져올 수 있다. 특히 체조는 어렸을 때부터 항상 올바른 자세를 가질 수 있게 유도한다. 그러나 지나치게 심한 운동으로 골절상이나 타박상 등을 입지 않도록 주의해야 한다.

3) 청소년기 운동

사람의 일생을 통틀어 청소년기만큼 변화가 심한 시기도 없을 것이다. 이때는 육체적 · 정신적으로 커다란 격변을 보인다. 우선 육체적으로 근육과 골격이 풍부해지고, 남자와 여자로서의 생리적 특징과 성적 차이가 뚜렷하게 나타나기 시작한다. 정신적으로는 사춘기의 방황을 경험하게 되고, 자아의식과 가치관을 형성하게 된다. 또한 사회화 과정을 통해 성인으로서 사회에 진출하기 전에 갖추어야 할 지식과 사회 적응력을 학습하게 된다. 무엇보다 중요한 것은 청소년기에 쌓은 기초 체력이 평생 건강의 토대가 된다는 점이다. 청소년기에 체력을 다져 놓지 못한 사람은 중년 이후 성인병에 걸릴 확률이 매우 높게 나타난다. 그러므로 이 시기에는 규칙적인 생활과 꾸준한 운동을 해야 한다. 더구나 입시 지옥이라는 한국적 교육 여건에 비추어 본다면 운동은 더욱 더 중요할 수밖에 없다.

최근 들어 운동은 하지 않으면서 영양만 과다 섭취한 결과, 비만증을 보이는 청소년들이 몇 년 전에 비해 크게 늘어났다는 소식을 자주 접하게 된다. 결국 운동은 영양 섭취만큼이나 중요한 것이다.

청소년기의 규칙적인 운동은 한창 진행 중인 근육과 골격 형성에 크게 기여한다. 특히 유산소운동은 심폐 지구력과 근지구력을 향상시켜주는 모든 운동의 출발점이다. 달리기, 수영, 등산, 줄넘기, 자전거 타기 등은 언제 어디서나 할 수 있는 대중적인 유산소운동들이다. 구기 종목으로는 농구, 축구, 야구, 테니스 등 자신이 좋아하는 운동을 골라 친구들과 함께 실시하는 것이 좋다. 이렇게 하면 사회성과 협동심을 함께 기를 수 있고, 자신의 운동 능력을 친구들과 비교함으로써 자신감과 경쟁의식, 도전적이고 진취적인 사고방식을 키울 수 있기 때문이다. 또한 청소년기의 운동은 일상생활과 학교 수업에서 오는 정신적 스트레스를 해소하고 정서적인 안정감을 가져다줌으로써, 자칫 빠져들기 쉬운 청소년 탈선 위험을 예방하는 데도 매우 효과적이다.

4) 갱년기 운동

사람이 장년기에서 노년기로 접어드는 40~50대 시기를 보통 갱년기(更年期)라고 부른다. 이 시기의 신체적 특징으로는 우선 흰 머리가 늘어나고 얼굴에는 주름이 많이 생기는 등 서서히 노화가 시작된다는 것이다. 또한 30대와 비교해 보면, 체지방량에 비해 근육량이 감소하여 고혈압이나 당뇨병에 걸리기 쉽고, 골의 밀도가 현저히 떨어져 요통이나 골다공증 등의 질환이 주로 발생하게 된다. 특히 여성들은 폐경과 함께 여성 호르몬이 급속히 감소하는 등 신체적인 변화와 심리적 불안이나 우울증과 같은 정신적 변화를 동시에 경험하게 된다.

우리나라 중년 남성 사망률은 세계 1위에 해당된다. 가장 큰 원인은 과다한 업무로 인한 정신적 · 육체적 스트레스, 청년기 이후의 운동부족, 과다한 흡연과 음주, 그로 인한 불규칙한 식생활 습관 등이다. 그러므로 이 시기에는 무엇보다 건강을 지키기 위한 노력이 절실하다. 특히 20~30대의 왕성한 체력과 사회적인 성취감을 지속적으로 유지하고 강화시키기 위해서는 규칙적인 운동이 무엇보다 중요하다. 따라서 전문가의 조언을 구해 과학적인 운동 프로그램을 짜서 실천하는 것도 한 방법이다. 이 시기의 운동은 생활의 압박감에서 벗어나 여유와 활력을 갖게 해준다. 또한 직장 동료와 함께 한다면 폭 넓은 대인관계 형성에도 도움을 줄 것이다. 그러나 무엇보다 가장 중요한 것은 성인병을 예방하고 치료할 수 있다는 사실이다.

갱년기의 운동으로는 체력 수준이나 시작적인 여건을 고려해 볼 때, 전문적인 스포츠 활동보다는 일상생활에서 누구나 쉽게 할 수 있는 운동을 실시하는 것이 바람직하다. 조깅, 등산, 수영, 배드민턴 등의 유산소운동은 심폐 지구력을 향상시켜 성인병의 위험 인자를 제거하는 데 큰 도움을 준다. 하루에 30~40분 이상 주 3회 이상 낮은 강도로 실시하여야 한다. 특히 여성들은 골다공증 예방을 위해, 아령이나 모래주머니 또는 웨이트 기구를 이용한 근력 보강 운동을 꾸준히 실시하면 효과적이다. 이때는 반드시 유산소운동을 병행하여 실시하여야 한다. 또한 집안에서 쉽게 할 수 있는 스트레칭이나 맨손 체조, 팔굽혀펴기, 윗몸일으키기 등과 직장에 출퇴근하면서 할 수 있는 걷기나 계단 오르기 등은 저하되는 신체의 유연성과 심폐 기능 향상을 위한 효과적인 생활 운동법이 될 수 있을 것이다.

5) 노인 운동

인간은 죽음을 피해 갈 수 없다. 특히 자연사(自然死)인 경우 누구나 한번은 늙음이라는 터널을 통과해야 한다. 생로병사(生老病死)가 인간의 필연적 운명이라면, 늙음은 아주 작은 일부분에 지나지 않는다. 그러한 늙음을 근본적으로 막을 수는 없지만 개인의 노력 여하에 따라서는 어느 정도까지 지연시킬 수는 있다. 즉, 자신에게 맞는 규칙적인 운동을 생활화한다면 병에 대한 인체의 면역력을 훨씬 높일 수 있고, 유해 산소로부터도 세포를 보호하여 노화 현상을 늦출 수 있다.

노년기는 신체적으로나 정신적으로 쇠약해지기 쉽다. 우선 육체적으로는 만성적인 피로와 활동력 저하, 여러 신체 기관들의 잦은 질병과 기능의 퇴화가 이뤄진다. 또한 정신적으로는 가족과의 대화 단절로 인한 소외감이나 친구나 배우자의 죽음으로 인한 고독감, 다가오는 임종에 대한 두려움 등을 느끼기 쉽다. 그러므로 이러한 사회적 고립과 육체적인 노화를 극복하고 남은 생애를 더욱 나은 삶을 추구하기 위해선 규칙적인 운동이 절실히 요구된다.

일상에서 가장 손쉽게 할 수 있는 노년기의 운동으로는 스트레칭과 가벼운 산책, 걷기 등이 있다. 특히 스트레칭은 평소 운동을 하지 않던 노인들에게 매우 효과적인 운동이다. 왜냐하면 노화로 경직된 근육을 유연하고 활력 있게 유지해 주는 최상의 운동이기 때문이다. 그 밖에 신선한 대기와 더불어 자연을 호흡할 수 있는 등산이나 여행, 혈액순환과 심폐 기능 향상 및 관절염 치료에 도움을 주는 가벼운 수영이나 아쿠아로빅, 추운 계절 실내에서 음악을 들으며 할 수 있는 러닝머신이나 고정식 자전거 타기 등도 추천할 만한 운동이다.

노년기의 운동은 다른 연령대의 그것에 비해 더욱 더 각별한 주의를 요한다. 운동 전엔 반드시 충분한 준비운동을 하도록 하고, 운동 중 몸에 이상이 생기면 신속히 대처해야 한다. 운동은 약간 힘들다는 느낌으로, 약 30~40분 정도를 1주일에 3회 이상 꾸준히 하는 것이 효과적인 방법이다. 나이가 많을수록 운동 강도는 점점 약하게, 운동 시간은 점점 길게 실시하는 것이 바람직하다.

09 운동과 생활 관련 정보

1) 여성과 운동

육체적으로 여성은 남성보다 훨씬 많은 생리적 변화를 경험하게 된다. 월경이나 임신 등은 여성만이 가지는 고유한 생리 현상으로, 대부분 여성들의 사회 진출의 걸림돌로 작용하기도 한다. 사춘기 전(12~14세)까지는 남성들과 신장, 체중, 신체 부위 둘레, 뼈의 굵기, 피하 지방 두께, 체지방 체중 등의 체격과 신체 조성 차이는 별로 없으나, 성인으로 갈수록 여성이 남성보다 체지방률이 높아진다.

여성은 대체로 20대 이후부터 남성에 비해 체력이 급격히 떨어지는데, 출산 후에는 그 속도가 더욱 빨라진다. 근력은 근육량이 적어 남성보다 약하나, 동일한 근육량에 대한 남녀 차이는 없다. 남성에 비해 작은 좌심실로 인해 혈액량과 1회 심박출량이 적으며, 최대하 수준에서 높은 심박수를 가진다. 또한 환기량이 적고, 낮은 헤모글로빈 함량으로 동정맥 산소차가 증가하지 않는다. 최대 산소 섭취량은 남성의 70~75% 수준이며, 이러한 차이는 생활 형태와 체지방량에 기인한다.

여성에게 가장 필요한 운동은 유산소운동과 근력 운동이다. 유산소

운동은 인간의 호흡 기능을 최대한 지속적으로 발휘하는 운동으로, 심폐 지구력 향상과 전신의 균형있는 발달을 동시에 가져온다. 걷기, 달리기, 수영, 에어로빅, 자전거 타기, 등산, 테니스, 배드민턴, 줄넘기 등이 모두 여기에 해당되는 운동들이다. 매일 30~40분 정도, 자신의 체력 수준보다 약간 높은 강도로 주 3~4회 실시하는 것이 바람직하다. 물론 처음 운동을 시작하는 여성은 전문가에게 조언을 구하는 것도 유익한 방법이다.

대개 여성의 근육량은 남성의 60% 수준으로 일상에서 쉽게 피로를 느낀다. 특히 40대 이후엔 급격히 근지구력이 떨어져 활동량이 줄어든 결과, 비만이나 골다공증에 걸리는 경우가 많다. 그러므로 심폐 지구력 향상 운동과 함께 근력 향상 운동도 아울러 요구된다. 근력 운동을 통해 20~40% 정도 근력 증가를 볼 수 있으나, 남성들의 형태처럼 근비대는 나타나지 않는다. 팔굽혀펴기나 윗몸일으키기 등 체중을 이용한 등장성 운동은 실내에서 간편하게 할 수 있는 근력 운동이다. 또한 아령, 모래주머니, 배낭을 이용한 운동이나, 헬스 기구를 이용한 웨이트트레이닝도 매우 효과적이다. 이러한 근력 운동은 근력 및 근지구력 강화뿐만 아니라 골다공증을 예방하는 데에도 큰 도움을 준다. 그밖에 유연성 향상을 위한 스트레칭도 빼놓을 수 없다.

2) 임신과 운동

(1) 임신 중 운동의 필요성

결혼을 한 대부분의 여성들은 임신을 한다. 임신은 질병이 아니며 자연적이고 정상적인 신체 변화이다. 임신은 새로운 생명 탄생의 예비 과정이자, 출산 이후에 펼쳐질 새로운 삶을 준비하는 기간이라고 볼 수 있다. 그럼에도 불구하고 임신 중에는 태아에게 영향을 미칠까 염려되어 운동을 회피하는 경우가 대부분이다. 그 결과 임신은 여성들에게 여러 가지 신체적인 제약과 기능 약화를 가져온다. 이를테면 체중 증가, 근관절의 불안정과 이완 현상, 심박수와 혈액량의 급격한 증가, 질병에 대한 면역력 감소, 저혈당증, 폐 기능 저하로 인한 과호흡, 요통, 변비 등을 들 수 있다. 운동은 이러한 문제들을 해결하는 가장 빠른 방법이다.

(2) 임신 중의 운동 방법

임산부에게 가장 좋은 운동은 역시 모든 여성들에게 권장되는 유산소운동이다. 유산소운동은 임산부나 태아 모두에게 긍정적인 영향을 미친다. 걷기나 가벼운 조깅은 어디서나 간편하게 할 수 있으며, 심혈관계와 호흡계에 좋은 운동이다. 다만 무리한 조깅은 무릎 부위의 통증과 상해 위험을 가져올 수 있으므로 피하는 것이 바람직하다.

수중 운동도 몸무게의 부담을 덜어줄 뿐만 아니라 정신적 육체적인 스트레스의 해소에도 효과적이다. 또한 상해에 대한 위험 부담이 적으므로 비교적 안전한 운동 방법이다. 유산소운동 외에도 근력 강화 운동으로 고정식 자전거 타기나 가벼운 웨이트트레이닝을 함께 실시하면 효과적이다.

임신 초기에는 운동을 해온 정상적이고 건강한 임산부는 과로하지 (낮은 강도로) 않는 조건 하에서 현재까지 해온 운동을 지속해도 무방하다. 그러나 운동 경험이 없는 임산부는 1일 20분~30분 정도의 걷기를 일주일에 3~4일 실시하는 것이 무난하다. 임신 5~6개월부터는 체중이 급격히 증가하여 운동 중 관절 및 허리에 충격을 줄 수 있기 때문에 걷기, 수영, 고정식 자전거 등의 운동을 권장한다. 출산이 가까울수록 운동량을 줄여 피로가 발생하지 않도록 주의하여야 한다.

다음은 운동 시 특히 주의하여야 한다.

① 임산부는 운동으로 인해 심박수가 140회/분을 초과해서는 안 된다.

② 힘든 운동은 15분 이상 하지 않는다.

③ 임신 4개월부터는 누운 자세에서 운동하지 않는다.

④ 호흡을 정지하여 흉곽에 압박을 주는 운동을 삼가 한다.
⑤ 임산부의 체온이 높으면 운동을 삼가 한다.
⑥ 충격적인 운동은 삼가 한다.
⑦ 날씨가 너무 덥거나 추울 때에는 운동을 삼가 한다.
⑧ 운동 전 충분한 양의 음료를 섭취한다.

(3) 산후 운동 방법

정상적인 출산이었다면 출산 다음날 병원에서 걷는 것을 권장하며, 퇴원 후에도 규칙적으로 천천히 걷는 것이 회복을 빠르게 한다.

정상적인 운동은 호르몬과 출산 중 풀어진 관절이 회복되는 6~16주 후부터 실시하는 것이 이상적이다. 정상적인 운동 프로그램에는 복부 운동을 편성하여 늘어난 복부근을 회복시키고 허리 주변의 근육을 강화시켜 요통을 예방하는 것이 중요하다. 운동 전에 아이에게 젖을 먹여 몸을 가볍게 하고 피로와 탈수가 되는 것을 조심하여 모유가 줄어드는 것을 방지하여야 한다.

3) 흡연과 운동

담배는 인체 유해성분인 니코틴(Nicotine)과 타르(Tar), 일산화탄소(CO) 등 그 외에도 수많은 물질이 포함되어 있으며, 담배 연기 속에는 약 4,000여종이나 되는 많은 독성 화학물질이 들어있는 것으로 추정되고 있다. 담배는 불에 탈 때 그 중심 온도가 섭씨 900도에 이르게 되는데 이러한 고온에서 유기물질이 열분해, 열합성, 증류, 승화, 수소화, 산화, 탈수화 등의 과정을 거쳐 여러 종류의 화학물질이 생성된다.

사람에게 있어 흡연은 해롭기 그지없다. 대부분의 의학적 연구 결과에 따르면 흡연은 인체에 백해무익하다는 것이 지배적인 의견이다. 특히 흡연은 폐암이나 기관지염, 관상동맥 질환 등 성인병을 일으키는 주요 위험 인자이다.

우선 담배를 피우면 인체의 맥박이 빨라지고 심박출량이 급격히 늘어나며 혈압이 상승하게 된다. 이것은 담배 연기에 함유된 니코틴 성분이 인체의 말초 혈관을 수축시키는 작용을 하기 때문에 일어나는 현상이다. 이처럼 니코틴은 혈소판의 응집력을 높여 혈액을 응고시키는 작용을 한다. 결국 혈관 내에 혈전(피가 굳어서 형성된 응어리)을 생성시켜, 관상동맥에 심근경색을 일으키는 악역을 담당하는 것이다. 또한 흡연은 혈중 일산화탄소(CO)의 양을 증가시켜 혈관 벽을 파괴하기도 한다. 한 연구 보고서에 따르면 흡연자는 비흡연자보다 관상동맥 질환에 걸릴 위험성이 70% 이상이나 높다고 한다.

흡연은 인체의 폐를 손상시키고 폐 기능의 저하를 초래한다. 일반적으로 폐 기능의 약화는 운동 능력의 약화와 직접적으로 관련되는 중요한 사항이다. 담배를 피운 직후 경기에 임한 선수들의 폐 기능은 그렇지 않은 선수보다 현저하게 떨어진다. 운동 중에는 평소보다 많은 에너지가 필요하므로 산소가 전신에 골고루 원활하게 공급되어야 한다. 그러나 흡연은 폐 속의 일산화탄소를 증가시켜 혈액 내 산소의 흐름을 방해한다. 그러므로 결국 운동 능력과 심폐 지구력의 지속적인 저하를 가져올 수밖에 없는 것이다. 그러나 흡연을 중단하거나 흡연량을 줄일 경우 사정은 달라진다. 폐의 기능의 크게 호전될 뿐만 아니라 원 상태에 가깝게 회복될 수 있기 때문이다.

운동선수가 흡연을 하는 경우 흡연 시 발생하는 일산화탄소는 산소를 운반하는 헤모글로빈과 쉽게 결합한다. 그리고 이 헤모글로빈은 산소와는 결합하지 않기 때문에 산소 운반 능력이 저하된다. 또한 심한 운동 중에 기도에서 폐에 이르는 공기 통로의 저항이 흡연을 함으로써 높아진다. 이와 같이 공기가 드나드는 저항이 증가하는 것은 활동하는 근육에 산소 공급의 감소를 가져오며, 결과적으로 지구성 종목의 운동 능력이 떨어지게 된다. 따라서 운동선수가 흡연을 하는 경우 즉시 중단하거나 양을 줄여나가는 것이 바람직하다.

최근 남자들의 금연이 늘고 있는데 비해 여성들의 흡연이 늘고 있는 추세이다. 특히, 여성들은 임신 중 약물 복용을 두려워하지만 각종 유해한 독성 물질을 포함하고 있는 담배를 피우는 여성들이 늘고 있는 것은 피부 미용이나 육아에 큰 피해를 준다. 임신 중 어머니가 흡연하면 태아 발육이 저하되어 출생아의 체중이 줄고 미숙아를 출산하는 비율도 비흡연자 보다 2~3배 많다. 그 밖에도 흡연으로 인해 유산, 사산 그리고 출생 후 24시간 이내에 사망하는 비율이 높으며, 여성의 흡연은 난소의 기능이 약화되고 폐경도 일찍 도래한다. 또한 담배를 많이 피우는 여성에게 나타나는 일반적인 증세로는 ① 눈의 흰자위가 탁하다. ② 피부가 갈색에 가깝다. ③ 입술 색이 검고 숨 쉴 때 냄새가 난다. ④ 피부에 탄력이 없다. ⑤ 머리카락에 윤기가 적다. 이밖에도 비타민 B_{12}가 담배에 함유된 탄산가스를 해독시키기 위해 사용되면 적혈구를 만드는 힘을 미치지 못해 결국 악성빈혈을 일으킨다.

주위의 담배 연기에 단시간 노출되는 간접 흡연자는 담배 연기의 독특하고 지속적인 냄새에 의해 눈, 코, 목 등에 자극을 받아 감기, 두통, 근육통 등을 초래하게 되며 그 증상은 흡연자보다 더 민감하다. 주위의 담배 연기에 장시간 노출되는 간접 흡연자는 폐의 악성 종양과 심장 혈관계통의 질병 발생률이 높아지며, 현저한 폐 기능 저하를 가져온다. 간접 흡연은 직접 흡연의 거의 1/2에 해당하는 피해를 받게 되며, 여성이 간접 흡연을 하게 되면 유방암에 걸릴 확률이 높아진다.

4) 음주와 운동

음주는 흡연과는 달리 무익하지만은 않다. 경우에 따라서 적당한 알코올 섭취는 몸에 긍정적인 영향을 미친다. 일단 술을 마시면, 몸속에서는 위액 분비가 활발하게 진행되고 식욕을 자극하게 된다. 또한 혈액순환과 신진대사가 촉진되고 피로 회복에도 상당한 도움을 준다. 술을 마시면 몸이 따뜻하게 느껴지는 것은 피부 혈관이 팽창하면서 많은 혈액이 피부 주위로 모여들기 때문이다.

술은 위에서 20%, 소장에서 80% 흡수되어 세포 외액 및 세포 내액에 고루 분포된다. 흡수된 술은 주로 간에서 90~98% 산화되어 아세트알데히드 및 초산을 거쳐 최종적으로 물과 탄산가스로 분해된다. 술이 인체에 미치는 생리학적 작용으로는 음주 초기에는 뇌 중추에 대한 흥분으로 즐거움을 준다. 음주는 신경 기능을 억제하며 과음 시에는 판단력이 손상되어 자신감이 증가되며 착각을 일으켜 저능한 사람이 된다. 음주를 하면 혈관이 확장되어 피부가 붉어지고 열 손실이 증가한다. 음주는 간과 뇌의 기능을 파괴한다. 음주는 식욕부진, 위의 불쾌감, 구토증, 변비와 같은 위장 장애를 일으킨다. 음주는 신경 기능의 저하, 피로, 조바심을 유발한다. 음주는 두통을 일으키고 눈의 조절 기능을 저하시킨다. 음주는 귀가 멍멍하고 어지러움을 일으킨다.

적은 양의 알코올은 중추 신경 억제 작용을 하여 신경 전달이 해이해지고 판단력이 흐려진다. 또한 신체 근육 조정 능력을 떨어뜨려 반사 감각이 느려진다. 혈중 알코올 농도가 0.3%에 이르면 만취 상태로, 기억 장애가 나타나고 몸의 제어와 조절이 어렵게 된다. 또한 알코올 농도가 0.6%에 이르면 치사량에 해당되며, 이때는 거의 수면 상태에 빠져 간신히 호흡만 지탱하는 상태가 된다. 그러므로 술을 마실 때는 알코올 농도가 0.05% 이하를 유지하도록 천천히 조절하면서 마시는 것이 가장 좋은 음주법이다. 운동선수들에게 있어서 알코올은 치명적이다. 그것은 개인의 운동 능력과 체력 수준을 떨어뜨리고 상해의 위험을 줄 수 있기 때문이다. 개인에 따라 유연성과 순발력을 떨어뜨리는 악영향을 미친다. 또한 반사 신경의 둔화로 인해 세밀한 기술을 요하는 운동에도 좋지 않다.

알코올을 다량 섭취하거나 장기간 습관적으로 섭취하였을 때에는 알코올 중독 증상이 나타난다. 이때에는 손발이 떨리거나 보행에 곤란을 느끼게 되고, 심리적인 불안정 상태가 지속되어 쉽게 흥분하게 된다. 여기서 발전하면 뇌혈관의 수축과 말초 신경 장애, 간경화 등의 질환에 걸리기가 쉽고, 더 나아가 뇌세포의 파괴와 뇌 기능 상실을 초래한다.

부록 A

A-1 생활 습관 평가

생활 습관 평가

흡연 습관

1. 담배, 시가, 파이프와 같은 흡연 경험이 있나요? □예 □아니오
2. 최근에 흡연 경험이 있나요? □예 □아니오

담 배__________하루/개비
시 가__________하루/개비
파이프__________하루/개비

3. 흡연을 시작한 나이는? __________세 부터
4. 금연을 했다면 금연한 시기는? __________

음주 습관

1. 지난달에 알코올 음료를 얼마나 자주 마셨나요? __________일
2. 지난달에 5잔 이상 마신 횟수가 얼마나 되나요? __________회
3. 일주일에 맥주, 와인 하이볼을 얼마나 많이 마시나요?

맥주__________ 잔 또는 캔
와인__________ 잔
하이볼__________ 잔
기타__________ 잔

운동 습관

1. 규칙적으로 고강도의 운동을 하나요? □예 □아니오
2. 규칙적으로 어떤 활동을 하나요?
3. 만일 걷거나 뛰거나 조깅할 때 거리를 평균 얼마나 이동하나요? __________마일
4. 각 운동을 할 때마다 평균 몇 분 동안 하나요? __________분
5. 평균 운동을 몇 회 하나요? __________회

6. 당신의 직업은?
□활동하지 않음(예: 무직)
□가벼운 일(예: 집안일, 가벼운 목수일)
□힘든 일(예: 힘든 목수일, 짐꾼)

7. 당신 스스로 운동을 할 경우 좋아하는 활동들을 체크한다.

____________ 걷기, 뛰기 또는 조깅
____________ 고정식 기구(예: 트레드밀)에서 뛰기
____________ 줄넘기
____________ 자전거 타기
____________ 고정식 자전거 타기
____________ 스텝 에어로빅
____________ 핸드볼, 라켓볼, 또는 스쿼시
____________ 농구
____________ 수영
____________ 테니스
____________ 에어로빅 댄스
____________ 기타(명기하시오)

식이요법 습관

1. 현재 당신의 몸무게는? ________cm________kg

2. 희망하는 몸무게는? ____________kg

3.성인이 된 후 최고의 몸무게는? ____________kg

4.성인이 된 후 최저의 몸무게는? ____________kg

5.체중 감량을 위해 당신이 한 것은?

____

6. 다음 중 규칙적으로 먹는 것은?
□ 아침 □ 오후 간식
□ 오전 간식 □ 저녁
□ 점심 □ 야식

7. 일주일에 얼마나 자주 외식을 하나요? ____________번

8. 음식은 보통 어느 정도의 양을 섭취하나요?

□ 조금 □ 보통 □ 많이 □ 아주 많이 □ 불확실

9. 얼마나 자주 추가 음식을 먹나요?

□ 항상 □ 가끔씩 □ 때때로 □ 전혀 안 먹음

10. 식사 시간은 보통 얼마나 걸리나요? ____________________번

11. 밥 먹으면서 다른 활동도 함께 하나요?(예를 들면 TV시청, 독서, 일하기)

____

____

12. 언제 간식을 먹으며, 다음의 간식을 일주일에 얼마나 자주 먹나요?

쿠키, 케이크, 파이_______ 사탕_______ 다이어트 음료_______
일반 음료(콜라, 사이다)_______ 도넛_______ 과일_______
우유 또는 유제품_______ 감자칩, 프레첼 등_______
땅콩 또는 견과류_______ 아이스크림_______
치즈 또는 크래커_______ 가타_______

13. 디저트를 얼마나 자주 먹나요? 하루에 __________번 일주일에 __________번

14. 보통 어떤 디저트를 먹나요? ____

15. 얼마나 자주 구운 음식을 먹나요? 주당________________회

16. 식탁에서 음식에 소금을 넣나요? □예 □아니오

□맛을 보기 전에 □맛을 본 후에

A-2 흡연 생활 습관

흡연 생활 습관 (보건복지부, 2011)
본인에게 해당하는 항목을 찾아 ✔표를 하십시오.

1. 앞으로 1개월 이내에 담배를 끊을 계획이 있으십니까?

□ ① 1개월 안에 금연할 계획이 있다.
□ ② 6개월 안에 금연할 계획이 있다.
□ ③ 6개월 이내는 아니지만 언젠가는 금연할 생각이 있다.
□ ④ 현재로서는 전혀 금연할 생각이 없다.

2. 만약 오늘 당장 금연을 하신다면 금연 성공을 얼마나 확신하십니까?

□ 0 □ 1 □ 2 □ 3 □ 4 □ 5 □ 6 □ 7
(전혀 아님) (매우 확신)

3. 아침에 일어나서 얼마 만에 첫 번째 담배를 피우십니까?

□ 5분 이내(3점) □ 6~30분 사이(2점)
□ 31~60분 사이(1점) □ 60분 이후(0점)

4. 당신은 금연 구역, 예를 들면 교회, 극장, 도서관 등에서 흡연을 참기가 어렵습니까?

□ 예(1점) □ 아니오(0점)

5. 어떤 경우의 담배가 가장 포기하기 싫으시겠습니까?

□ 아침 첫 담배(1점) □ 다른 나머지(0점)

6. 하루에 담배를 몇 개비나 피우십니까?

□ 10개비 이하(0점) □ 11~20개비(1점)
□ 21~30개비(2점) □ 31개비 이상(3점)

7. 아침에 일어나서 첫 몇 시간 동안에, 하루 중 다른 시간보다 더 자주 담배를 피우십니까?

□ 예(1점) □ 아니오(0점)

8. 하루 중 대부분을 누워 지낼 만큼 몹시 아프다면 담배를 피우시겠습니까?

□ 예(1점) □ 아니오(0점)

합계	

① 흡연	- 니코틴 의존도 평가 : FIND-K 설문 3~8번 문항 점수 합산한다. 1 낮음(0~3점) 2 중간(4~6점) 3 높음(7~10점)

A-3 음주 생활 습관

음주 생활 습관 (보건복지부, 2011)

본인에게 해당하는 항목을 찾아 ✔표를 하십시오.

1.술을 마시는 횟수는 어느 정도입니까?
□ 전혀 안 마신다(0점) □ 한 달에 1번 이하(1점) □ 한 달에 2~4번(2점)
□ 일주일에 2~3번(3점) □ 일주일에 4번 이상(4점)

2. 술을 마시는 날은 보통 몇 잔을 마십니까?
소주, 양주, 와인 구분 없이 각각의 술잔으로 계산을 하십시오. 단, 맥주는 캔 맥주 하나 또는 생맥주 350cc를 막걸리는 한 대접을 한 잔으로 계산하십시오.
□ 1~2잔(0점) □ 3~4잔(1점) □ 5~6잔(2점)
□ 7~9잔(3점) □ 10잔 이상(4점)

3. 한 번의 술좌석에서 6잔(또는 맥주 2,000cc) 이상을 마시는 횟수는 어느 정도입니까?
□ 전혀 없다(0점) □ 한 달에 한 번 이하(1점) □ 한 달에 한 번 정도(2점)
□ 일주일에 한 번 정도(3점) □ 거의 매일(4점)

4. 지난 1년간, 일단 술을 마시기 시작하여 자제가 안 된 적이 있습니까?
□ 전혀 없다(0점) □ 한 달에 한 번 이하(1점) □ 한 달에 한 번 정도(2점)
□ 일주일에 한 번 정도(3점) □ 거의 매일(4점)

5. 지난 1년간, 음주 때문에 일상생활에 지장을 받은 적이 있습니까?
□ 전혀 없다(0점) □ 한 달에 한 번 이하(1점) □ 한 달에 한 번 정도(2점)
□ 일주일에 한 번 정도(3점) □ 거의 매일(4점)

6. 지난 1년간, 과음 후 다음날 아침 정신을 차리기 위해 해장술을 마신 적이 있습니까?
□ 전혀 없다(0점) □ 한 달에 한 번 이하(1점) □ 한 달에 한 번 정도(2점)
□ 일주일에 한 번 정도(3점) □ 거의 매일(4점)

7. 지난 1년간, 음주 후 술을 마신 것에 대해 후회한 적이 있습니까?
□ 전혀 없다(0점) □ 한 달에 한 번 이하(1점) □ 한 달에 한 번 정도(2점)
□ 일주일에 한 번 정도(3점) □ 거의 매일(4점)

8. 지난 1년간, 술이 깬 후에 취중의 일을 기억할 수 없었던 적이 있습니까?
□ 전혀 없다(0점) □ 한 달에 한 번 이하(1점) □ 한 달에 한 번 정도(2점)
□ 일주일에 한 번 정도(3점) □ 거의 매일(4점)

9. 당신의 음주로 인해 본인이 다치거나, 또는 가족이나 타인이 다친 적이 있습니까?
□ 전혀 없었다(0점) □ 과거에는 있었지만, 지난 1년 동안에는 없었다(2점)

□ 지난 1년 동안에 있었다(4점)

10. 가족이나 의사가 당신의 음주에 대해 걱정을 하거나, 또는 '술을 끊거나 줄이라'는 권고를 한 적이 있습니까?
□ 전혀 없었다(0점) □ 과거에는 있었지만, 지난 1년 동안에는 없었다(2점)
□ 지난 1년 동안에 있었다(4점)

합계	

② 음주	- 평가 : AUDIT-K 설문 1~10번 문항 점수 합산한다. 1 적정(0~11점) 2 위험(12~14점) 3 고위험(알코올 남용(15~25점), 알코올 의존(26점 이상)) - 처방 : 금주, 절주에 대한 개인 맞춤식 처방 내역을 기록한다.

③ 운동 생활 습관(보건복지부, 2011)

본인은 해당 생활 습관 평가를 원합니다. □

본인에게 해당하는 항목을 찾아 ✔표를 하십시오.

1. 당신은 20분 이상 땀이 나거나 심장이 뛰는 격렬한 강도의 운동을 1주일에 보통 몇 회나 하고 계십니까?
(예: 무거운 짐 운반, 땅파기, 조깅, 에어로빅, 자전거 빨리 타기)
□0 □1 □2 □3 □4 □5 □6 □7+

2. 당신은 30분 이상 걷기를 1주일에 보통 몇 회나 하고 계십니까?
(예: 운동이나 여가로 걷기)
□0 □1 □2 □3 □4 □5 □6 □7+

3. 당신은 30분 이상 심장박동이 증가하고 평상시보다 숨이 찬 중간 강도의 운동을 1주일에 보통 몇 회나 하고 계십니까?
(예: 빠르게 걷기, 가벼운 짐 운반, 자전거 타기, 복식 테니스 치기)
□0 □1 □2 □3 □4 □5 □6 □7+

합계	

③ 운동	- 평가 : 운동 평가 설문 1~3문항 점수 합산한다. 1 부족(0~1점) 2 기본(2~4점) 3 충분(5점) 이상

A-4 영양 생활 습관

영양 생활 습관(보건복지부, 2011)
본인에게 해당하는 항목을 찾아 ✔표를 하십시오.
1. 우유나 칼슘강화두유, 기타 유제품(요구르트 등)을 매일 1컵(200㎖) 이상 마신다. □ 항상 그런 편이다(5점) □ 보통이다(3점) □ 아닌 편이다(1점) **2. 육류, 생선, 달걀, 콩, 두부 등으로 된 음식을 매일 3회 이상 먹는다.** □ 항상 그런 편이다(5점) □ 보통이다(3점) □ 아닌 편이다(1점) **3. 김치 이외의 채소를 식사할 때마다 먹는다.** □ 항상 그런 편이다(5점) □ 보통이다(3점) □ 아닌 편이다(1점) **4. 과일(1개)이나 과일주스(1잔)를 매일 먹는다.** □ 항상 그런 편이다(5점) □ 보통이다(3점) □ 아닌 편이다(1점) **5. 튀김이나 볶음 요리를 얼마나 자주 먹습니까?** □ 주 4회 이상(1점) □ 주 2~3회(3점) □ 주 1회 이하(5점) **6. 콜레스테롤이 많은 식품(삼겹살, 달걀노른자, 오징어 등)을 얼마나 자주 먹습니까?** □ 주 4회 이상(1점) □ 주 2~3회(3점) □ 주 1회 이하(5점) **7. 아이스크림, 케이크, 과자, 음료수(커피, 콜라, 식혜 등) 중 1가지를 매일 먹는다.** □ 항상 그런 편이다(1점) □ 보통이다(3점) □ 아닌 편이다(5점) **8. 젓갈, 장아찌, 자반 등을 매일 먹는다.** □ 항상 그런 편이다(1점) □ 보통이다(3점) □ 아닌 편이다(5점) **9. 식사를 매일 정해진 시간에 한다.** □ 항상 그런 편이다(5점) □ 보통이다(3점) □ 아닌 편이다(1점) **10. 곡류(밥, 빵류), 단백질류(고기 · 생선 · 달걀 · 콩류, 채소류, 과일류, 우유 류 등 총 5 종류 식품 중에서 하루에 보통 몇 종류의 식품을 드십니까?** □ 5종류(5점) □ 4종류(3점) □ 3종류 이하(1점) **11. 외식(직장에서 제공되는 식사 제외)을 얼마나 자주 하십니까?** □ 주 5회 이상(1점) □ 주 2~4회 (3점) □ 주 1회 이하(5점) 합계

④ 영양	- 평가 : 영양 평가 설문 1~ 11문항 점수 합산한다. 1 나쁨(28점 미만) 2 보통(28~38점) 3 양호(39점 이상)

A-5 만 40세 이하 우울증 검사

<table>
<tr><td colspan="5">만 40세 이하 우울증 검사(보건복지부, 2011)</td></tr>
<tr><td colspan="5">아래에 있는 항목들은 지난 일주일 동안의 당신의 상태에 대한 질문입니다.
이와 같은 일들이 지난 일주일 동안 얼마나 자주 일어났었는지 답변해 주십시오.</td></tr>
<tr><td colspan="5">지난 1주일간 나는
① 극히 드물었다 (일주일 동안 1일 이하) ② 가끔 있었다 (일주일 동안 1~2일간)
③ 종종 있었다 (일주일 동안 3~4일간) ④ 대부분 그랬다 (일주일 동안 5일 이상)</td></tr>
<tr><td>1. 평소에는 아무렇지도 않던 일들이 괴롭고 귀찮게 느껴졌다.</td><td>①</td><td>②</td><td>③</td><td>④</td></tr>
<tr><td>2. 먹고 싶지 않고, 식욕이 없었다.</td><td>①</td><td>②</td><td>③</td><td>④</td></tr>
<tr><td>3. 어느 누가 도와준다 하더라도, 나의 울적한 기분을 떨쳐 버릴 수 없을 것 같았다.</td><td>①</td><td>②</td><td>③</td><td>④</td></tr>
<tr><td>4. 무슨 일을 하던 정신을 집중하기가 힘들었다.</td><td>①</td><td>②</td><td>③</td><td>④</td></tr>
<tr><td>5. 비교적 잘 지냈다.</td><td>①</td><td>②</td><td>③</td><td>④</td></tr>
<tr><td>6. 상당히 우울했다.</td><td>①</td><td>②</td><td>③</td><td>④</td></tr>
<tr><td>7. 모든 일들이 힘들게 느껴졌다.</td><td>①</td><td>②</td><td>③</td><td>④</td></tr>
<tr><td>8. 앞일이 암담하게 느껴졌다.</td><td>①</td><td>②</td><td>③</td><td>④</td></tr>
<tr><td>9. 지금까지의 내 인생은 실패작이라는 생각이 들었다.</td><td>①</td><td>②</td><td>③</td><td>④</td></tr>
<tr><td>10. 적어도 보통 사람들만큼의 능력은 있었다고 생각한다.</td><td>①</td><td>②</td><td>③</td><td>④</td></tr>
<tr><td>11. 잠을 설쳤다(잠을 잘 이루지 못했다).</td><td>①</td><td>②</td><td>③</td><td>④</td></tr>
<tr><td>12. 두려움을 느꼈다.</td><td>①</td><td>②</td><td>③</td><td>④</td></tr>
<tr><td>13. 평소에 비해 말수가 적었다.</td><td>①</td><td>②</td><td>③</td><td>④</td></tr>
<tr><td>14. 세상에 홀로 있는 듯한 외로움을 느꼈다.</td><td>①</td><td>②</td><td>③</td><td>④</td></tr>
<tr><td>15. 큰 불만 없이 생활했다.</td><td>①</td><td>②</td><td>③</td><td>④</td></tr>
<tr><td>16. 사람들이 나에게 차갑게 대하는 것 같았다.</td><td>①</td><td>②</td><td>③</td><td>④</td></tr>
<tr><td>17. 갑자기 울음이 나왔다.</td><td>①</td><td>②</td><td>③</td><td>④</td></tr>
<tr><td>18. 마음이 슬펐다.</td><td>①</td><td>②</td><td>③</td><td>④</td></tr>
<tr><td>19. 사람들이 나를 싫어하는 것 같았다.</td><td>①</td><td>②</td><td>③</td><td>④</td></tr>
<tr><td>20. 도무지 뭘 해 나갈 엄두가 나지 않았다.</td><td>①</td><td>②</td><td>③</td><td>④</td></tr>
<tr><td colspan="5">※채점 : ①번(0점), ②번(1점), ③번(2점) ④번(3점) / 총점 60점
(단, 5번, 10번, 15번 문항은 역점수)
1 특이소견 없음(0~20점) 2 경계 상태(21~24점) 3 우울증 의심(25~60점)</td></tr>
</table>

A-6 만 66세 우울증 평가

만 66세 우울증 평가(보건복지부, 2011)

다음의 문항을 읽고 자신의 현재 상태에 해당하는 답에 표시해 주십시오.

문항		
1. 현재의 생활에 대체적으로 만족하십니까?	예	아니오
2. 요즈음 들어 활동량이나 의욕이 많이 떨어지셨습니까?	예	아니오
3. 자신이 헛되이 살고 있다고 느끼십니까?	예	아니오
4. 생활이 지루하게 느껴질 때가 많습니까?	예	아니오
5. 평소에 기분은 상쾌한 편이십니까?	예	아니오
6. 자신에게 불길한 일이 닥칠 것 같아 불안하십니까?	예	아니오
7. 대체로 마음이 즐거운 편이십니까?	예	아니오
8. 절망적이라는 느낌이 자주 드십니까?	예	아니오
9. 바깥에 나가기가 싫고 집에만 있고 싶으십니까?	예	아니오
10. 비슷한 나이의 다른 노인들보다 기억력이 더 나쁘다고 느끼십니까?	예	아니오
11. 현재 살아 있다는 것이 즐겁게 생각되십니까?	예	아니오
12. 지금의 내 자신이 아무 쓸모없는 사람이라고 느끼십니까?	예	아니오
13. 기력이 좋은 편이십니까?	예	아니오
14. 지금 자신의 처지가 아무런 희망도 없다고 느끼십니까?	예	아니오
15. 자신이 다른 사람들의 처지보다 더 못하다고 생각하십니까?	예	아니오
총 점 수		

※ 채점 : 예(1점) 아니오(0점) 총점 15점(**단, 1, 5, 7, 11, 13번은 역점수**)

1 특이 소견 없음(0~9점) 2 경계 상태(10~11점) 3 우울증 의심(12~15점)

부록 B

B-1 Physical Activity Readiness Questionnaire(PAR-Q)

Physical Activity Readiness
Questionnaire-PAR-Q
(revised 2002)

PAR-Q & YOU

[A Questionnaire for People Aged 15 to 69]

Regular physical activity is fun and healthy, and increasingly more people are starting to become more active every day. Being more active is very safe for most people. However, some people should check with their doctor before they start becoming much more physically active.
If vov are planing to bcome much more physically active than you are now, start by answering the seven questions in the box below. If you are between the ages of 15 and 69, the PAR-Q will tell you if you should check with you doctor before you start. If you are over 69 years of age, and you are not used to being very active, check with your doctor
Common sense is your best guide when you answer these questions. Please read the questions carfully and answer each one honestly: check YES or NO

YES	NO	
□	□	1. Has your doctor ever said that you have a heart conditon and that you should only do physical activity recommended by doctor?
□	□	2. Do you feel pain in your chest when you do physical activity?
□	□	3. In the past month, have you had chest pain when you were
□	□	4. Do you lose your balance because of dizziness or do you ever lose consciousness?
□	□	5. Do you have a bone or joint problem (for example, back, knee or hip) that could be made worse by a change in your physical activity?
□	□	6. Is your doctor currently prescribing drugs (for example, water pills) for your blood pressure or heart condition?
□	□	7. Do you know of any other reason why you should not do physical activity?

If you answered

YES to one or more questions

Talk with your doctor by phone or in person BEFORE you start becoming much more physically active r Before you have a fitness appraisal. Tell your doctor about the PAR-Q and which questions you answered YES.
- You may be able to do any activity you want ---- as long as you start slowly and build up gradually. Or, you may need to restrict your activities to those which are safe for you, Talk with your doctor about the kinds of activities you wish to participate in and follow his/her advice.
- Find out which community programs are safe and helpful for you.

NO to all questions

If you answered No honestly to all PAR-Q questions, you can be reasonably sure that you can:
- start becoming much ore physicaly active - begin slowly and build up gradually. This is the safest and easiest way to go.
- take part in a fitness appraisal - this is an excellent way to determine your basic fitness so that you can plan the best way for you to live actively. It is also highly recommended that you have your blood pressure evaluated. If your reading is over 144/94, talk with your doctor before you start becoming much more physically active.

DELAY BECOMING MUCH MORE ACTIVE:
- if you are not feeling well because of a temporary illness such as a cold or a fever - wait until you feel better; or
- if you are or may be pregnate - talk to your doctor before you start becoming more active

PLEASE NOTE: If your health changes so that you then answer YES to any of the above questions, tell your fitness or health professional.
Ask whether you shouldchange your physical activity plan.

Intormed Use of the PAR-Q: The Canadian Society for Exercise Physiology, Health Canada, and their agents assume no liability for persons who undertake physical activity, and it in doubt after completing this questionnaire, consult your doctor prior to physical activity

NO changes permitted. You are encouraged to photocopy the PAR-Q but only if you use the entire form

NOTE: If the PAR-Q is being given to aperson before he or she participates in a physical activity program or a fitness appraisal, this section may be used for legal or administrative purposes.

"I have read, understood and completed this questionnaire. Any question I had were answered to my full satisfaction."

NAME

SIGNATURE DATE

SIGNATURE OF PARENT ______________________ WITNESS ______________________
or GUARDIAN (for participants under th age of majority)

Note: This physical activity clearance is valid for a maximum of 12 months from the date it is completed and becomes invalid if your condition changes so that you would answer YES any of the seven questions

Physical activity Readiness
Questionnaire-PAR-Q
(revised2002)

.continued from other side

PAR-Q & YOU

Physical activity improve healthy.

Every little bit counts,but more is even better-everyone can do it!

Get active your way-
build physical activity
into your life...
- at home
- at school
- at work
- at play
- on the way

...that's
active living !

Increase
Endurance
Activities

Increase
Flexibity
Activities

Increase
Strengtli
Activities

Reduce
siting for
tong periods

Choose a variety of activirs from these three groups:

Eudurance

4-7 *days a week*
Continuous activities for your heart, Jungs and circulatory sysstem.

Flexibitity

4-7 *days a week*
Gentle reaching, bending and stretching activities to keep your muscies relaxed and joints mobile

Strength

2-4 *days a week*
Activities againsst resistance
to strengthen muscles and bones and improve posture.

Starting stowly is very safe for most people.
Not sure? Consult your health professional.

for a copy of the Guide Hondbook and more information:1-888-334-9769, or www.paguide.com

Eating well is also important. Follow canada's Food Guide to Healthy Eating to make wise food choices.

Get Active Your Way, Every Day-For Life !
Scientists say accumulate 60 minutes of physical activity every day to stay healthy or improve your health. As you progress to moderate activities you can cut down to 30 minutes,4 days a week. Add-up your activities in periods of at least 10 minutes each.Start slowly... and build up.

Time needed depends on effort

Very Light Effort	Light Effort *60minutes*	Moderate Effort *30-60minutes*	Vigorous Effort *20-30minutes*	Maximum Effort
• Strolling • Dusting	• Light walking • Volleyball • Easy gardening • stretching	• Brisk walking • Biking • Raking leaves • swimming • Dancing • Water serobics	• Aerobics • Jogging • Hockey • Basketball • Fast swimming • Fast dancing	• Sprinting • Racing

Range needed to stay healthy

You Can Do It-Getting started is easier than you think

Physical activity doesn't have to be very hard. Build physical activities into daily routine.

- Walk whenever you can-get off the bus early, use the stairs instead of the elevator.
- Reduce inactivity for long periods, like watching TV.
- Get up from the couch and stretch and bend for a few minutes every hour.
- Play actively with your kids.
- Choose to walk, wheel or cycle for short trips.
- Start with a 10 minute walk-gradually increase the time.
- Find out about walking and cycling paths nearby and use them.
- Observe a Physical activityclass to see if you want to try it.
- Try one class to start- you don't have to make a long-term conumitment.
- Do the activities you are doing now,more often.

Benefits of regutar activity:	Health risks of inactivity
• better health • improved fitness • better posture and balance • better self-esteeru • weight control • stronger muscles and bones • feeling more encrgetic • relaxation and reduced stress • continued independent living in fater life	• premature death • heart discasc • obesity • high blood pressure • adult-onset diabetes • osteoporosis • stroke • depression • colon cancer

Source: Canada's Physical Activity Guide to Healthy Active Living, Health Canada, 1998 *http://www.hc-sc.gc.ca/hppb/paguide/pdf/guideEng.pdf*

FITNESS AND HEALTH PROFESSIONALS MAY BE INTERESTED IN THE INFORMATION BELOW:

The following companion forms are available for doctorf' use by contacting the Canadian Society for Exercise Physiology(address below):

The **Physical Activity Readiness Medical Examination (PARmed-X)**-to be used by doctors with people who answer YES to one or more questions on the PAR-Q.

The **Physical Activity Readiness Medical Examination for Pregnancy (PARmed-X for Pregnancy)** - to be used by doctors with pregnant patients who wish to become more active.

References:

Arraix,G.A.,Wigle,D.T., Mao,Y.(1992).Ri나 Assessment of Physical Activity and Physical Fitness in the Canada Health Survey Follow-Up Study. **j.Clin.Epidemiol.** 45:4 419-428.

Mottola, M., Wolfe,L.A.(1994).Active Living and Pregnancy,In:A.Quinney,L.Gauvin.T.Wall(eds.), **Toward Active Living:Proceedings of the International Conference on Physical Activity,Fitness and Health.** Champaign.IL:Human Kinetics.

PAR-Q Validation Report, BritishColumbia Ministry of Health,1978.

Thomas,S.,Reading,J.,Shephard,R.J.(1992).Revision of the Physical Activity Readiness Questionnaire(PAR-Q). **Can.J.Spt.Sci.** 17:4 338-345.

To order multiple printed copies of the PAR-Q,please contact the:
Canadian Society for Exercise Physiology
202-185 Somerset Street West
Ottawa,ON K2P OJ2
Tel. 1-877-651-3755 · FAX(613)234-3565
Online:www.csep.ca

The original PAR-Q was developed by the British Columbia Ministry of Health.It has been revised by an Expert Advisory Committee of the Canadian Society for Exercise Physiology chaired by Dr.N.Gledhill(2002).

Disponible en francais sous le titre《Questionnaire sur l'aptitude a l'activite physique-Q-AAP(revise2002)》

Source:Physical Activity Readiness Questionnaire(PAR-Q) ⓒ 2002.Reprinted with permission from the Canadian Society for Exercise Physiology. ttp://www.csep.ca.tonna.asp

B-2 병력 질문지

병력 질문지

인구통계학적 정보

이 름	성별
생년월일	핸드폰 번호
직장주소	전화번호
집전화	우편번호

A 부분

1. 가장 최근에 신체검사를 한 적이 언제입니까?
2. 만약 어떤 약이나 음식, 다른 물질에 알레르기가 있다면, 그 이름을 적어주십시오.
3. 만약 당신이 만성병 또는 중증질환이 있다면 적어주십시오.
4. 가장 최근에 세 번의 병원에 갔던 정보에 대해 적어주십시오.
   주의: 여성, 정상적인 임산부는 적지 마십시오.

	입원 1	입원 2	입원 3
치료 내용이나 병명	________	________	________
입원 날짜	________	________	________
입원 병원명	________	________	________
주소	________	________	________

B 부분

지난 일년 사이에

1. 주치의의 약 처방을 받은 적이 있나요?	□ 예	□ 아니오
2. 약간의 체중 변화가 있었나요?	□ 예	□ 아니오
3. 체중 변화를 위해 음식 조절 또는 운동을 시도한 적이 있나요?	□ 예	□ 아니오
4. 충격 또는 일시적 의식상실 또는 어지럼증을 경험한 적이 있나요?	□ 예	□ 아니오
5. 이따금씩 불면증을 느끼나요?	□ 예	□ 아니오
6. 시야가 흐려지는 것을 경험한 적이 있나요?	□ 예	□ 아니오
7. 격렬한 두통을 경험한 적이 있나요?	□ 예	□ 아니오
8. 만성적인 아침 기침을 경험한 적이 있나요?	□ 예	□ 아니오
9. 흘려 말하거나 또는 단어를 잊어버리는 것과 같은 말투의 일시적인 변화를 경험한 적이 있나요?	□ 예	□ 아니오
10. 가끔씩 뚜렷한 이유 없이 긴장되거나 초조함을 경험한 적이 있나요?	□ 예	□ 아니오
11. 가끔씩 부정맥 또는 두근거림과 같은 심장박동 이상에 대하여 경험한 적이 있나요?	□ 예	□ 아니오
12. 뚜렷한 이유 없이 자동차 운전 중에 심장 이상을 경험한 적이 있나요?	□ 예	□ 아니오

현재

1. 당신 또래와 달리 걷는 도중에 호흡이 짧게 혹은 끊긴 적이 있나요? □ 예 □ 아니오
2. 당신의 팔, 손, 다리, 발 또는 얼굴에 갑작스런 저림 현상 또는 감각 상실을 경험한 적이 있나요? □ 예 □ 아니오
3. 가끔 손 또는 발이 다른 신체 부분과 비교해서 차가운 것을 느낀 적이 있나요? □ 예 □ 아니오
4. 발 또는 발목이 부어 오르는 경험을 한 적이 있나요? □ 예 □ 아니오
5. 당신의 다리에 통증이나 경련이 일어난 적이 있나요? □ 예 □ 아니오
6. 가슴에 통증 또는 불편함을 느낀 적이 있나요? □ 예 □ 아니오
7. 답답함이나 압박감을 느낀 적이 있나요? □ 예 □ 아니오
8. 당신의 혈압이 비정상적이라는 이야기를 들어본 적이 있나요? □ 예 □ 아니오
9. 혈중 콜레스테롤이나 중성 지방 수치가 높다는 이야기를 들어본 적이 있나요? □ 예 □ 아니오
10. 당뇨병이 있나요. 만약 있다면 어떻게 조절하나요?
    있다면 어떻게 하고 계십니까?
    □ 식이요법 □ 인슐린 주사
    □ 경구약 □ 조절하지 않음
11. 얼마나 자주 당신의 스트레스 지수가 높아지나요?
    □ 가끔 □ 종종(자주) □ 항상
12. 다음의 질병에 걸린 적이 있나요? □ 예 □ 아니오
    □ 심근경색증 □ 동맥경화증 □ 심장병 □ 갑상성 질환
    □ 관상동맥혈전증 □ 류마티스성 심장질환 □ 심장발작 □ 심장판막증
    □ 관상동맥폐색증 □ 심부전 □ 심잡음
    □ 심차단 □ 동맥류 □ 협심증
13. 다음의 의학적 수술을 받은 적이 있나요? □ 예 □ 아니오
    □ 심장 수술 □ 심장박동 조절장치 삽입술
    □ 심혈관조영술 □ 제세동기
    □ 관상동맥 성형술 □ 심장이식술

C 부분

당신의 직계 가족 중 다음에 대한 증상이 있거나 치료를 받은 사람이 있나요? 당신과의 관계를 적어주십시오(아버지, 어머니, 누나, 동생, 등등)

A. 당뇨병

B. 심장병

C. 뇌졸중

D. 고혈압

B-3 질병에 대한 증상 및 징후에 대한 체크리스트

질병에 대한 증상 및 증후에 대한 체크리스트

설명: 당신의 고객에게 다음 사항에 대한 위험 요인에 대하여 물어보십시오. 그렇다면 체력 테스트 또한 운동참가 하기 전 의사에게 의학적 허가를 받으십시오.

이름 ______________________ 날짜 ______________

상태	있음	없음	비고
심혈관			
고혈압			
고콜레스테롤혈증			
폐질환			
천식			
기관지염			
폐기흉			
신진대사			
당뇨병			
비만			

상태	있음	없음	비고
신진대사(계속)			
비만			
포도당 과민			
mcArde's 증후군			
저혈당증			
갑상선 질환			
간경화			
근육골격계통			
골다공증			
뼈관절염			
요통			
보철(인공삽입물)			
근위축증			
관절 부어오름			
정형술에 의한 통증			
인공 관절			
위험 인자*			
45세 이상의 남성,			
55세 이상의 여성 자궁 절제술의 경험이나 폐경 후 여성 혹은 폐경			
흡연 또는 6개월 이전의 금연			
140/90mmHg 이상의 혈압			
혈압을 모름			
혈중 콜레스테롤 〉200mg cl^{-1}			
콜레스테롤 수치 모름			
가족들 중 55세 이전(아버지, 남자 형제) 또는 65세 이전(어머니, 여자 자매가) 심장마비나 심장 수술의 경험이 있는 친족이 있음			
신체적 비활동성(일주일에 4일 이상 30분 미만의 신체적 활동을 함)			
정상보다 9kg 이상 몸무게가 더 나감			

*만약 당신이 두 가지 또는 그 이상의 위험 인자에 해당된다면, 운동을 시작하기 전 당신의 의사에게 상담을 받아본다.
From Vivian H. Heyward, 2010, Advanced Fitness Assessment and Exercise Prescription, 6th ed. (Champaign,)

B-4 검사 동의서

검사 동의서

심혈관 기능과 신체 조성, 기타 체성분을 평가하기 위해서는 다음의 검사 중 한 가지 이상을 받겠다는 자발적인 동의의 의미로 서명을 받아야 한다(적합한 박스에 체크).

□ 점증적 운동부하 검사
□ 신체 조성검사
□ 근력 검사
□ 유연성 검사
□ 평형성 검사

검사에 대한 설명

점증적 운동부하 검사는 자전거 에르고 미터 또는 모터로 가동하는 트레드밀 위에서 시행합니다. 운동부하는 지치거나 검사를 종료해야 하는 다른 증상이 보일 때까지 몇 분마다 증가시킵니다. 피곤하거나 불편함이 느껴지면 언제라도 검사를 중단할 수 있습니다. 수중에서 체중을 측정하는 절차는 폐로부터 공기를 내쉰 후 욕조에 완전히 잠기는 것을 말합니다. 피검사자는 수중에서 체중을 측저하는 동안 3~5초 잠기게 됩니다. 이 검사는 신체 조성을 정확하게 평가합니다. 근력 검사에서는 바벨이나 운동기구를 이용하여 반복적으로 웨이트를 들어 올립니다. 이 검사는 신체의 주요 근육군의 근력과 지구력을 평가합니다. 유연성 평가를 위해서는 많은 검사를 받아야 하는데, 이 검사 동안에는 관절 가동 범위를 측정합니다. 평형성 검사에서는 피검사자가 균형을 잃지 않고 특정 자세나 거리를 유지할 수 있는 시간을 검사자가 측정합니다.

위험과 불편함

점증적 운동부하 검사 시에는 어떤 변화들이 일어날 수도 있습니다. 이 변화로는 비정상적 혈압 반응, 현기증, 불규칙한 박동, 심장마비가 있습니다. 이 발생을 최소화하기 위해 모든 노력을 기울일 것입니다. 이런 상황이 일어나면 응급 장비와 훈련받은 요원이 활용될 수 있습니다. 수중에서 체중을 측정하는 동안, 특히 폐에서 공기를 내쉰 후 어떤 불편감을 경험할 수도 있습니다. 그러나 이 불편감은 순간적으로 3~5초만 지속됩니다. 이 검사가 피검사자에게 상당한 불편을 준다면 신체 구성을 평가하는 데 대체 방법(예: 피하지방 두께 측정 검사나 생체 전기 임피던스 검사)를 이용합니다. 근력 및 유연성 검사 시에는 근육이 당겨지거나 인대가 삘 가능성이 약간 있습니다. 이외에도 검사 후에 24시간 또는 48시간 근육의 고통을 경험할 수도 있습니다. 이런 위험은 검사를 받기 전에 준비운동을 해서 최소한으로 줄일 수 있습니다. 근육에 통증이 발생할 때 적절한 스트레칭을 하면 이 통증이 완화될 것입니다.

검사로 예상되는 이점

이 검사는 신체적 운동 능력과 체력 상태 평가를 가능하게 합니다. 이 결과는 안전하고 확실한 운동 프로그램을 처방하는 데 이용됩니다. 이 정보가 유출되지 않기를 바란다면 비밀사항을 꼭 기록해 주십시오.

질문

체력 검사에 이용되는 절차에 대해 질문해 주십시오. 어떤 궁금증이 있거나 부가적인 정보가 필요하다면 더 자세히 설명해 달라고 하시면 됩니다.

동의의 자유

이 체력 검사에 대한 고객의 허용 의사는 엄밀히 자발적인 것입니다. 원한다면 어떤 시점이라도 검사를 중단하셔도 좋습니다.

저는 이 내용을 주의 깊게 읽고 제가 해야 할 이 검사 절차와 위험과 불편함에 대해 충분히 이해했습니다. 그 위험성을 알고 만족스럽게 답했던 내용에 대해 질문할 기회가 있으니 이 검사를 받는 데 동의합니다.

날짜	환자 서명
날짜	증인 서명
날짜	검사 감독관 서명

종합 진단 및 운동 처방표

의 학 검 사

검사 항목 ＼ 결 과			검사 결과				참고치(정상 범위)
			측정치	높음	정상	낮음	
혈 압		수축기	110		*		100~140mmHg
		이완기	70		*		60~90mmHg
폐기능 검 사	FVC	폐활량	2940			*	M>4.0L F>3.0L
	FEV	1초율	77.4		*		M>60% F>70%
시력 검사	좌/우	맨 눈	1.0/0.8		청력 검사(좌/우)		/ (dB) 30 미만
		교 정	/		(1,000Hz)		

검 사 항 목			측정치	높음	정상	낮음	참 고 치	검사 의의
요검사	ph	산 도	5.0		*		4.5~8.0	요로 감염 급성 및 만성 신장염 신증후군, 요, 황달 간기능 장애 출혈성 방광염 요로결석 용혈성 빈혈 폐색성 황달, 신우염, 방광염 등 비뇨기 계통의 이상 유무
	Protein	요 단 백	-		*		음 성(-)	
	Glucose	요 당	-		*		음 성(-)	
	Ketones	케톤체	-		*		음 성(-)	
	Billrubin	빌리루빈	-		*		음 성(-)	
	Occult Blood	잠 혈	-		*		음 성(-)	
	Urobilinogen	유로빌리노겐	-		*		약양성(±)	
	Nitrite	아질산염	-		*		음 성(-)	
	WBC	백 혈 구	-		*		음 성(-)	
	Nucriscouc /Exan	요침사 현미경 검사	RBC: Others:			WBC:		요로 질환이나 기타 질환의 진단 및 경과 판정에 이용
혈액학적 검사	WBC	백 혈 구 수	9.7		*		4.5~10($10^3/mm^3$)	염증성 질환 백혈병 질핵 등 만성 감염 악성 빈혈 재생 불량성 빈혈 철결핍성 빈혈 진성 다혈증 등
	Lymphocyte%	임 파 구 수	21.0		*		20.2~53.0(%)	
	RBC	적 혈 구 수	4.36		*		M:4.3-6.3, F:12-16(g/dl)	
	Hb	헤모글로빈	15.8		*		M:12-18, F:12-16(g/dl)	
	HCT	혈구 용적치	45		*		M:41-53, F:36-47(Vol%)	
	MCV	평균 적혈구 용적	103.3	*			82.2~97.4(fL)	
	MCH	평균 적혈구 혈색소	36.2	*			27.6~33.3(pg)	
	MCHC	평균 적혈구 혈색소 농도					31~37(g/dl)	
	PLT	혈 소 판 수	311		*		150~400($10^3/mm^3$)	
	Serum Iron	혈 청 철	70		*		50~165(μg/dl)	
	TIL.B.C	철 결 합 능	280		*		250~410(μg/dl)	
간기능 검사	Total Protein	혈청 총단백	7.0		*		6.7~8.7(g/dl)	장의 흡수 장애 영양 실조, 지방간 간경변, 간암 급만성 간염 심근 경색, 담석 등 간 관계 질환 암, 간발성 골수증
	Albumin	알 부 민	4.7		*		3.8~5.1(g/dl)	
	Total Dillrubin	총 빌리루빈	0.91		*		0~1.20(mg/dl)	
	Direct Billrubin	직접 빌리루빈	0.18		*		0~0.25(mg/dl)	
	ALP	알카리포스파타제	145		*		65~306(U/L)	
	AST(GOT)	혈청 GOT	41	*			10~35(U/L)	
	ALT(GPT)	혈청 GPT	49	*			9~43(U/L)	

<table>
<tr><td>검 진 기 간</td><td colspan="2">2014. 8. 14</td><td>등 록 번 호</td><td colspan="2">9708-0009</td></tr>
<tr><td>성 명</td><td colspan="2">홍 길 동</td><td>주민등록번호</td><td colspan="2">XXXXXX-XXXXXXX</td></tr>
<tr><td>성 별</td><td>남</td><td>연 령</td><td>40</td><td>검사 유형</td><td>C</td></tr>
<tr><td>최초 측정일</td><td>2012년 5월 4일</td><td>전회 측정일</td><td>2013년 8월 27일</td><td>금회 측정일</td><td>2014년 8월 14일</td></tr>
</table>

<table>
<tr><th colspan="5">검 사 항 목</th><th>측정치</th><th>높음</th><th>정상</th><th>낮음</th><th>참 고 치</th><th>검사 의의</th></tr>
<tr><td rowspan="4">간기능검사</td><td colspan="2">γ-GTP</td><td colspan="2">감마 GTP</td><td>128.0</td><td>*</td><td></td><td></td><td>M↓50, F↓32.8(U.L)</td><td rowspan="4"></td></tr>
<tr><td colspan="2">α-feto protein</td><td colspan="2">알파 휘토프로테인</td><td>-</td><td></td><td>*</td><td></td><td>움 성(-)</td></tr>
<tr><td>B형</td><td>HBsAg</td><td colspan="2">표 면 항 원</td><td>-</td><td></td><td>*</td><td></td><td>음 성(-)</td></tr>
<tr><td>간염</td><td>HBsAb</td><td colspan="2">표 면 항 체</td><td>+</td><td></td><td>*</td><td></td><td>음 성(-)</td></tr>
<tr><td rowspan="7">심장 및 지질검사</td><td colspan="2">CPK</td><td colspan="2">크레아틴인산효소</td><td>99</td><td></td><td>*</td><td></td><td>M〈190, F〉65(U/L)</td><td rowspan="7">알콜성 지방간
심근 경색증
다발성 근염
고지혈증, 비만
동맥 경화
갑상선 기능 이상</td></tr>
<tr><td colspan="2">LDH</td><td colspan="2">혈청젖산탈수효소</td><td>430</td><td></td><td>*</td><td></td><td>150~450(U/L)</td></tr>
<tr><td colspan="2">T-Cholesterol</td><td colspan="2">총 콜레스테롤</td><td>156</td><td></td><td>*</td><td></td><td>130~220(mg/dl)</td></tr>
<tr><td colspan="2">Triglycerides</td><td colspan="2">중 성 지 방</td><td>149</td><td></td><td>*</td><td></td><td>35~150(mg/dl)</td></tr>
<tr><td colspan="2">HDL-Cholesterol</td><td colspan="2">HDL-콜레스테롤</td><td>35</td><td></td><td>*</td><td></td><td>30~70(mg/dl)</td></tr>
<tr><td colspan="2">HDL-C/T.C</td><td colspan="2">HDL/총콜레스테롤비</td><td>23</td><td></td><td>*</td><td></td><td>M:15~25,f:18~27(%)</td></tr>
<tr><td colspan="2">LDL-Cholesterol</td><td colspan="2">LDL-콜레스테롤</td><td>50</td><td></td><td>*</td><td></td><td>65~175(mg/dl)</td></tr>
<tr><td rowspan="5">신장검사</td><td colspan="2">BUN</td><td colspan="2">요 소 질 소</td><td>9</td><td></td><td>*</td><td></td><td>8~20(mg/dl)</td><td rowspan="5">요독증
당뇨병성 신중
만성 신염, 신부전증
신기능 장애
통풍, 근 Dystrophy</td></tr>
<tr><td colspan="2">creatinine</td><td colspan="2">크레아티닌</td><td>2.13</td><td></td><td>*</td><td></td><td>0.60~1.20(mg/l)</td></tr>
<tr><td colspan="2">Uric Acid</td><td colspan="2">요 산</td><td>4.7</td><td></td><td>*</td><td></td><td>2.4~7.0(mg/dl)</td></tr>
<tr><td colspan="2">Total Protein</td><td colspan="2">총 단 백</td><td>7.0</td><td></td><td>*</td><td></td><td>6.7~8.7(g/dl)</td></tr>
<tr><td colspan="2">Albumin</td><td colspan="2">알 부 민</td><td>4.7</td><td></td><td>*</td><td></td><td>3.8~5.1(g/dl)</td></tr>
<tr><td rowspan="5">당뇨검사</td><td rowspan="2">Glucose</td><td>Fasting</td><td rowspan="2">혈당검사</td><td>식 전</td><td>111</td><td></td><td>*</td><td></td><td>75~115(mg/dl)</td><td rowspan="5">당뇨병 및 합병증</td></tr>
<tr><td>pp2hrs</td><td>식후2시간</td><td>0</td><td></td><td>*</td><td></td><td>75~130(mg/dl)</td></tr>
<tr><td colspan="2">Glucose, Urine</td><td colspan="2">요 당</td><td>-</td><td></td><td>*</td><td></td><td>음 성(-)</td></tr>
<tr><td colspan="2">Hbalc</td><td colspan="2">헤모글로빈 Alc</td><td>0</td><td></td><td>*</td><td></td><td>7~9*(%)</td></tr>
<tr><td colspan="2">Funduscopy</td><td colspan="2">정 밀 안 저</td><td>좌:</td><td></td><td>우:</td><td></td><td></td></tr>
</table>

<table>
<tr><td>심전도검사</td><td>심박수 : 76 (회/분)
소 견 : 정상 범주</td></tr>
</table>

<table>
<tr><td>X선검사</td><td>1 흉부직접촬영 2. 흉부간접촬영 3. 요추 4. 흉추 5. 경추 6. 슬관절
7. 견관절 8. KUB 9. 기타( )
소견: 정상</td></tr>
</table>

<table>
<tr><td>종합판정 및 주의사항</td><td>귀하는 혈액 검사상 GOT, GPT가 약간 높고 감마 GPT가 높아 알콜성 지방간 또는 간장 질환을 의심할 수 있으므로 절대적인 금주 후 재검사가 필요합니다.

면허번호: 의사: (인)</td></tr>
</table>

*참고 사항: 검사 결과가 비정상적으로 판정된 경우라도 반드시 병적이라고는 볼 수 없습니다.
이상이 있을 때는 전문의의 진찰을 받으시기 바랍니다.

B-6 기초 체력 및 비만도 검사표

기초 체력 및 비만도 검사

체 력 검 사

	체력 요인	측정 항목	최초 측정치	전회 측정치	금회 측정치	요인별 평가
건강체력	심폐 지구력	스텝 테스트	61 지수	지수	61 지수	양
		최대 산소 섭취량	36.2ml/kg/min	ml/kg/min	36.2ml/kg/min	양
	근지구력	팔굽혀 펴기(남) 무릎대고 팔굽혀 펴기(여)	20 회	회	20 회	미
		윗몸 일으키기	37 회	회	37 회	수
	근 력	악 력(좌)(우)	/56.7 kg	/ kg	/56.7 kg	수
		각근력(좌)(우)	253/292 kg	/	253/292 kg	수
	유연성	앉아 윗몸 앞으로 굽히기	6.5 cm	cm	6.5 cm	양
운동체력	순 발 력	제자리 높이뛰기	48 cm	cm	48 cm	미
	평 형 성	눈감고 외발서기	33 초	초	33 초	양
	민 첩 성	사이드 스텝	30 회	회	30 회	가
		전신 반응 시간	0.402 초	초	0.402 초	양

체격 및 비만도 검사

측 정 항 목		연령별 평균치	최초 측정치	전회 측정치	금회 측정치
신 장		168.2 cm	168 cm	cm	168 cm
체 중		67.5 kg	65.4 kg	kg	65.4 kg
흉 위		91.4 cm	cm	cm	cm
요 위		82.0 cm	85.3 cm	cm	85.3 cm
둔 위		cm	89.3 cm	cm	89.3 cm
피하 지방 두께	가 슴(남) 상완삼두(여)	mm	21.4 mm	mm	26.0 mm
	복 부(남) 측 복 부(여)	mm	26.0 mm	mm	26.0 mm
	대 퇴	mm	8.9 mm	mm	8.9 mm
비만도	%FAT	16.8	18.0		18.0
	BMI		23.2		23.2

비만평가	마 름	조금 마름	적 정	조금 비대	비 대	♣ : 최초 ♠ : 전회 ★ : 금회
			★			

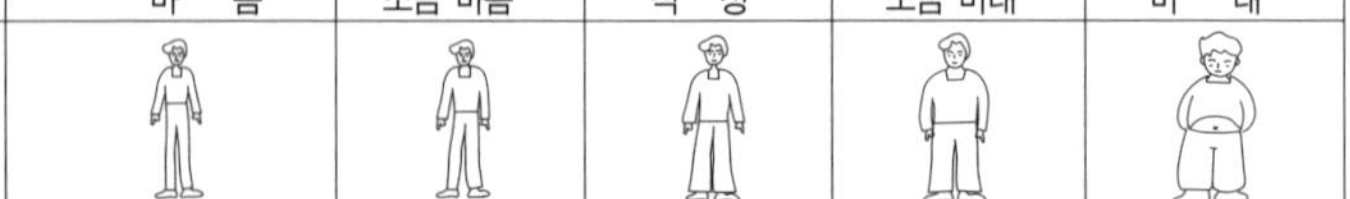

체지방률	18.0%	지방량	11.8 kg	목표 체중	63.5kg	감·중량	-1.9kg

평가	귀하의 체지방률은 18%로서 정상 수준입니다. 지금까지 체중 관리를 잘해 오셨습니다. 따라서 귀하는 현재의 체중을 유지하시면 되겠습니다. 만일 귀하가 규칙적인 운동을 해오셨다면 계속해서 실천하시고 그렇지 않다면 이상적인 체중을 유지하기 위하여 운동을 하셔야 겠습니다. 체중은 잠깐만 안일하면 쉽게 증가한다는 것에 유념하십시오.

체 력 평 가 도

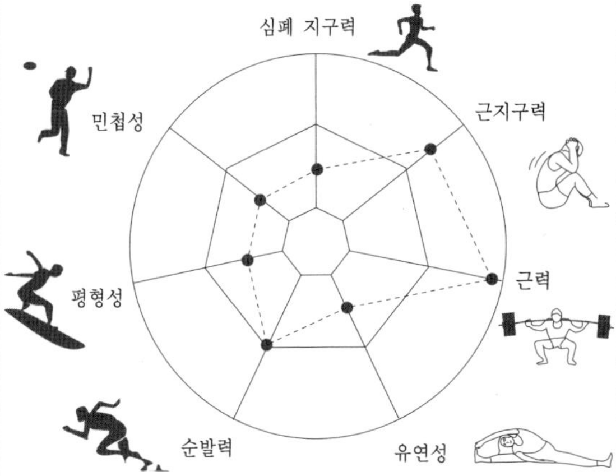

건강 체력 점수 환산도

체 력 평 가

귀하는 건강과 관련된 체력 요인 중 심장병을 비롯한 순환기 질환과 밀접한 관계가 있는 심폐 지구력이 떨어져 있으며, 또한 유연성이 부족한 상태로 특히 허리 부위의 유연성이 떨어져 요통이 발생할 수 있습니다. 현재보다 심폐 지구력 및 유연성을 향상시키기 위한 노력이 요구됩니다.

B-7 정밀 체력 검사표

정밀 체력 검사

운동 부하 검사

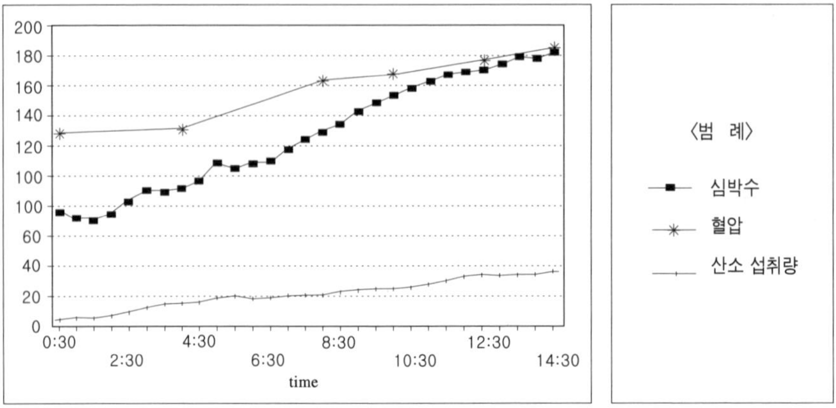

운동 부하 기구	트레드밀	부하 검사 방법	브르스 프로토콜	운동 중단 사유	최대
무산소성 역치	55.5 % $\mathring{V}O_2max$	적정 운동 강도	129 회/분(조금힘들게)	운동 지속 기간	12분 25초

검 사 항 목	최 초 측정치	전 회 측정치	금 회 측정치	평 가
최대 심박수(회/분)	185		185	귀하의 최대 심박수는 우수한 수준입니다.
최대산소섭취량(ml/kg/min)	36.2		36.2	귀하의 운동 중 산소 섭취 능력은 보통의 수준입니다.
운동중 심전도(ST 변화)	±1.0		±1.0	귀하의 운동 중 심전도는 정상 범주 입니다.
운동 혈압	185		185	귀하의 운동 중 혈압은 정상 범주 입니다.

종합 평가	귀하의 심장의 예비력은 우수하나 운동 중 산소 섭취 능력은 보통의 수준으로 평가됩니다. 최대 운동 중 심전도와 혈압은 정상이므로 적극적으로 운동에 참여하셔도 안전하겠습니다. 운동 처방을 참고하여 심폐 기능을 향상시키기 바랍니다. 귀하는 심박수가 1분에 129회(조금 힘들게) 뛰는 힘들기로 운동을 하는 것이 효과적이겠습니다.

근관절 기능 검사

구 분	측정 부위	전 회		금 회		평 가				
		절대치	상대치	절대치	상대치	좋음	조금 좋음	보통	조금 나쁨	나쁨
대퇴신근	좌	Nm	%	165 Nm	253 %	*				
	우	Nm	%	190 Nm	292 %	*				
대퇴굴근	좌	Nm	%	99 Nm	152 %	*				
	우	Nm	%	90 Nm	152 %	*				

근 력 비 율 평 가						
구 분		전 회	금 회	평 가		
				정 상	다소 나쁨	나 쁨
왼 발 : 오른발	대퇴신근	%	87 %		*	
	대퇴굴근	%	91 %	*		
대퇴신근력 : 대퇴굴근력	왼 발	%	60 %	*		
	오 른 발	%	52 %	*		

좌·우 균형비

신근결손율

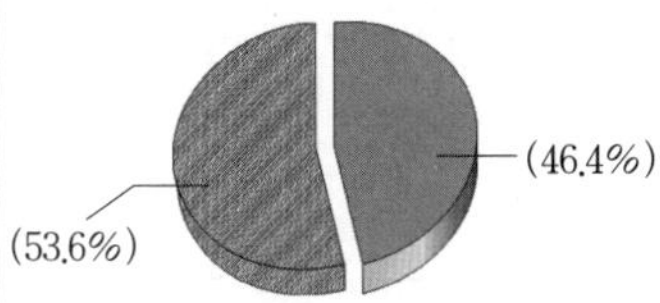

굴근결손율

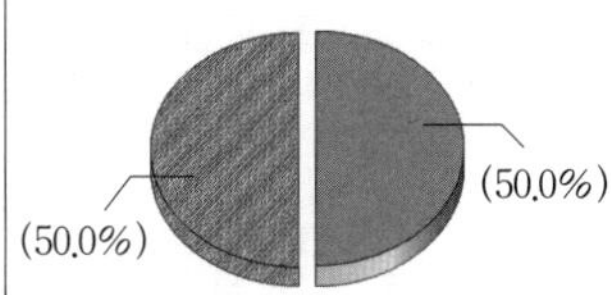

신·굴근 균형비

좌측근력비

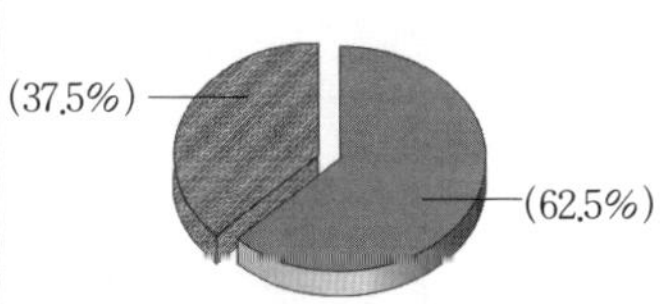

우측근력비

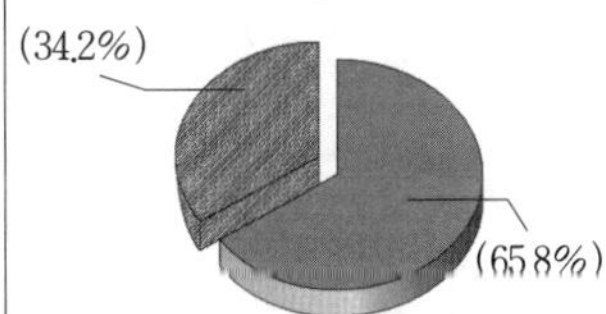

종합평가	귀하는 무릎 관절의 상해 가능성이 있습니다. 양발 대퇴 신근의 각근력 보강 훈련을 통해 예방하는 것이 바람직하겠습니다.

B-8 운동 처방표

운 동 처 방

운동 프로그램

종 목	계단 오르기, 조깅

*계단 오르내리기 운동 프로그램

주	적정 높이 (cm)	적정 운율 (회/분)	운동 시간 (분,초)	하루 운동 횟수(회)	운동 일수 (일/주)
1주	30	25	2분10초	3	3
2주	30	25	2분20초	3	3
3주	30	25	2분40초	3	3
4주	30	25	3분 0초	3	3
5주	30	30	2분50초	3	3
6주	30	30	3분20초	3	3

* 조깅 운동 프로그램

주	적정 속도 (m/분)	조깅 거리 (m)	운동 시간 (분:초)	운동 일수 (일/주)
1주	112	2000	17:50~18:30	3
2주	114	2300	19:40~20:20	3
3주	118	2600	21:20~22:20	3
4주	124	2900	23:00~24:00	3
5주	130	3300	24:50~25:50	3
6주	138	3800	26:40~27:40	3

권장 종목 및 운동 방법

종목	등산 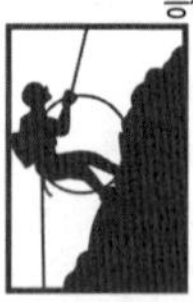	배드민턴 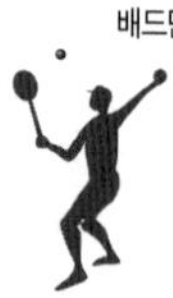	수영 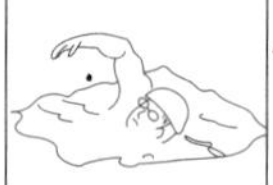	검도 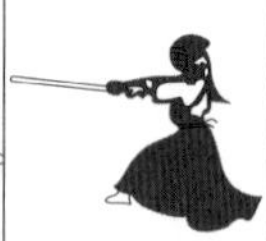	스트레칭 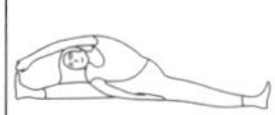	체조 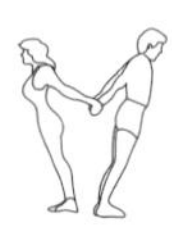
강도	129회/분 조금 힘들게	129회/분 조금 힘들게	129회/분 조금 힘들게	129회/분 조금 힘들게	129회/분 조금 힘들게	129회/분 조금 힘들게
시간	40분	40분	40분	40분	20분	20분
빈도	3일/주	3일/주	4일/주	3일/주	4일/주	3일/주

B-9 유연성 운동(스트레칭)프로그램

종 목	스트레칭

유연성 운동(스트레칭) 프로그램

1	2	3	4
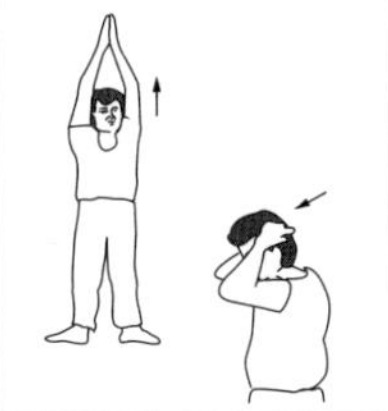	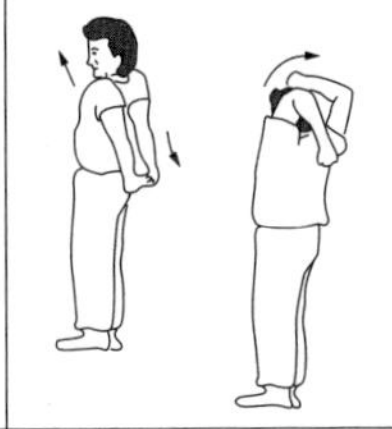	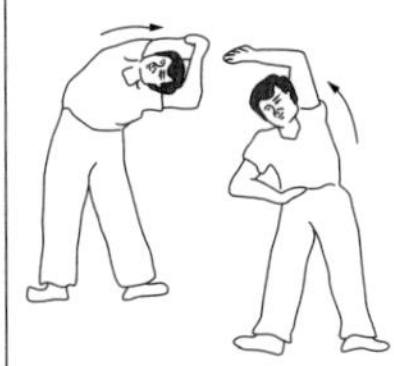	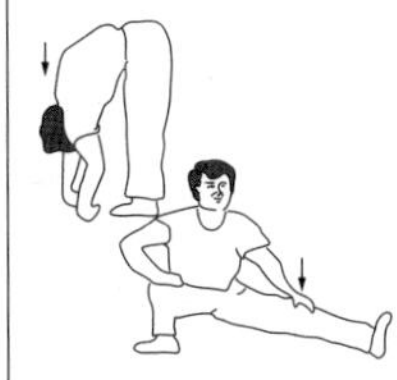
5	6	7	8
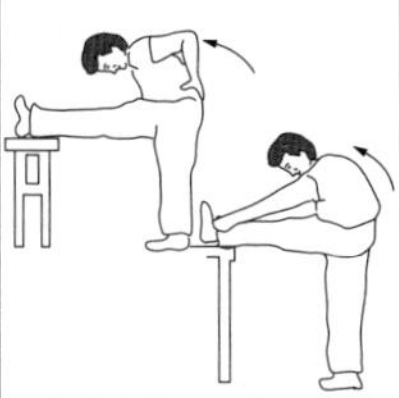	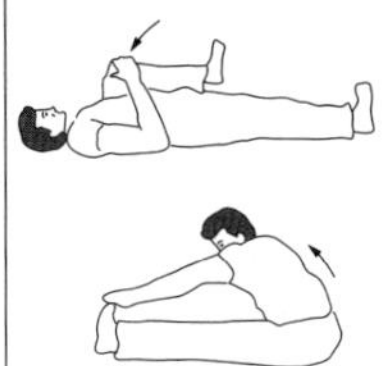	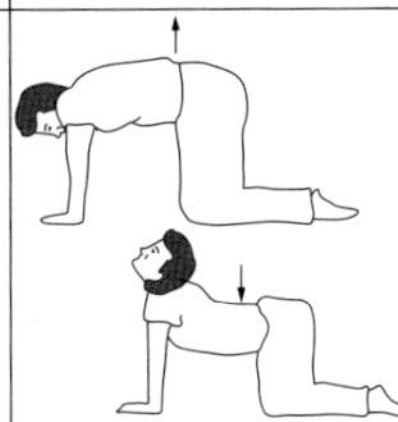	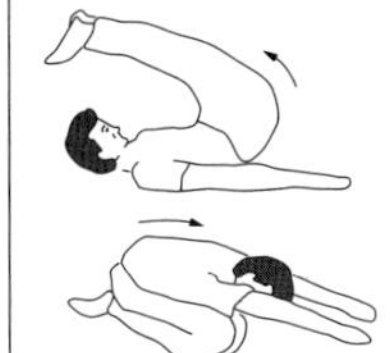

〈참고 사항〉	〈운동 방법〉
ㅇ아픔을 느끼기 직전까지 펴서 초기 단계에서는 6초간, 점진적으로 20~30초까지 지속한다. ㅇ근육을 따뜻한 상태로 유지하기 위하여 세트간의 휴식은 1분이 넘지 않도록 한다. ㅇ호흡은 자연스럽게 하며 스트레칭 부위에 정신 집중을 한다. ㅇ동작에 반동을 주지 않는다. ㅇ지나친 고통을 참고 스트레칭 하지 않도록 한다.	ㅇ운동 강도: 아픔을 느끼기 직전의 강도 ㅇ운동 빈도: 일주일에 3~4회, 가능하면 매일 실시 ㅇ한 동작 운동 시간: 10~30(초) ㅇ전체 운동 시간: 5~15(분) ㅇ운동 지속 시간: 최소 5~6주 이상

프로그램 판권소유 : 한국체육과학연구원
시 스 템 공 급 자 : 한국체육과학연구원
부설 국민체력 센터

139-242
서울특별시 노원구 공릉 2동 223-19
TEL : (02) 976-9595
FAX : (02) 970-9582
HOMEPAGE: HTTP : //WWW.KSSI.RE.Kr

부록 C

C-1 가정에서 할 수 있는 근력 · 근지구력 증진 운동 프로그램

남자 20대(한국체육과학연구원 부설 국민체력센터, 1996)

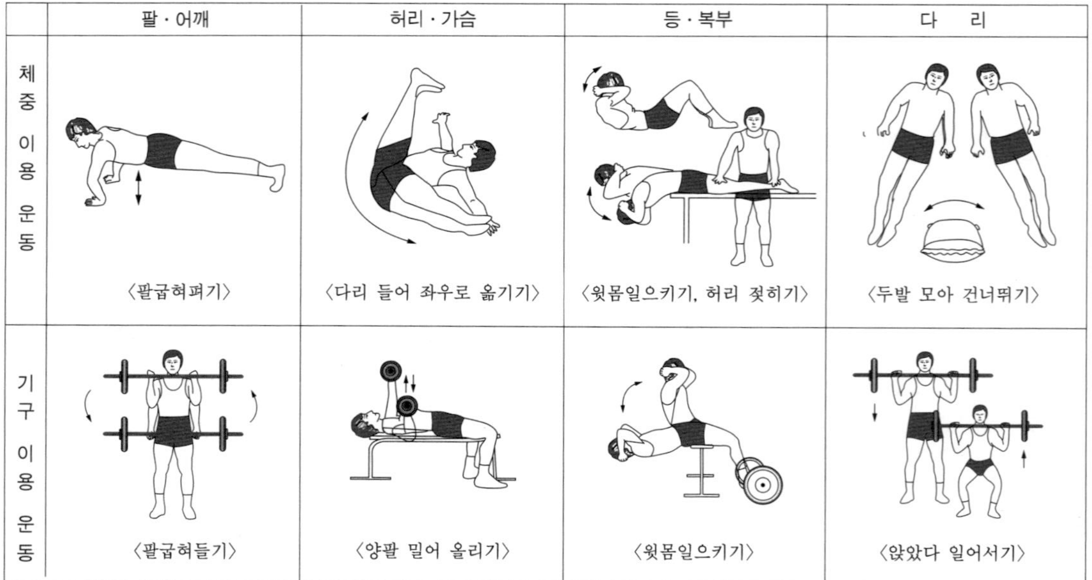

〈유 의 사 항〉

- □ 기구 이용 운동은 체력 수준에 따라 반복 횟수를 조정하여 실시한다.
- □ 기구 이용 운동의 무게는 체중의 1/3, 1/4 등으로 표시하였다.
- □ 운동과 운동 사이의 휴식 시간을 짧게 한다.
- □ 운동 프로그램을 참고하여 무게, 반복 횟수, 세트 빈도 등을 늘려나간다.

운동형태	기구 이용 운동												체중 이용 운동		
	팔굽혀들기			양팔 밀어 올리기			윗몸 일으키기			앉았다 일어서기					
항목 \ 기간	1주~4주	5주~10주	11주~16주	1주~4주	5주~10주	11주~16주	1주~4주	5주~10주	11주~16주	1주~4주	5주~10주	11주~16주	1주~4주	5주~10주	11주~16주
무게(체중) 반복 횟수(회)	1/4	1/3	1/3	1/3	2/1	2/1	13회-15회	16회-18회	19회-21회	1/3	1/2	2/3	13회-15회	16회-18회	19회-21회
세트(회/일)	1	2	3	2	2	3	1	2	3	2	2	3	1	2	3
빈도(일/주)	2	3	3	2	3	3	2	3	3	2	3	3	2	3	3

여자 20대(한국체육과학연구원 부설 국민체력센터, 1996)

	팔·어깨	허리·가슴	등·복부	다 리
동적 운동	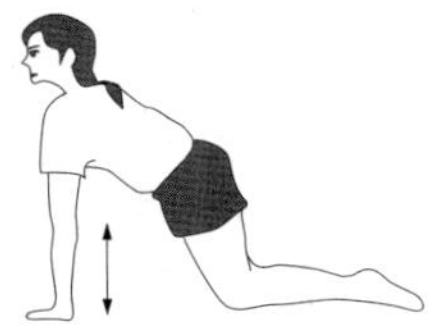 〈무릎대고 팔굽혀펴기〉	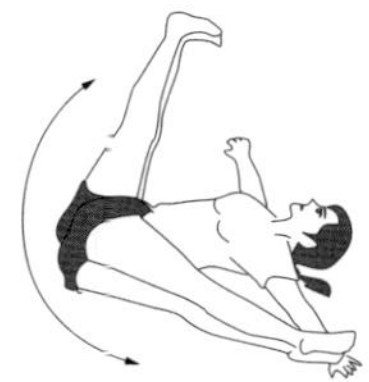 〈다리 들어 좌우로 옮기기〉	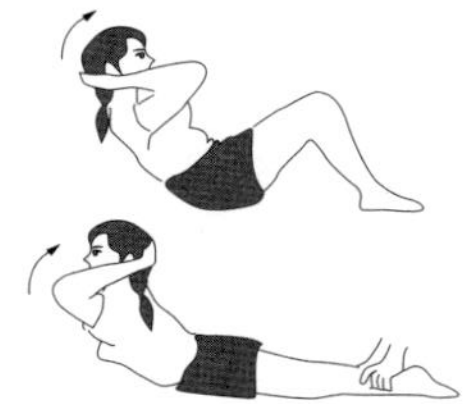 〈윗몸 일으키기, 허리 젖히기〉	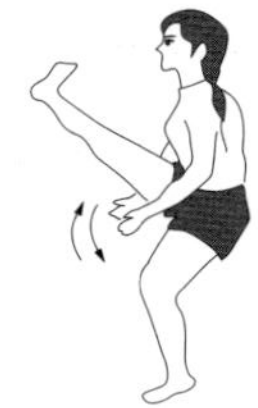 〈다리 들어 손벽치기〉
정적 운동	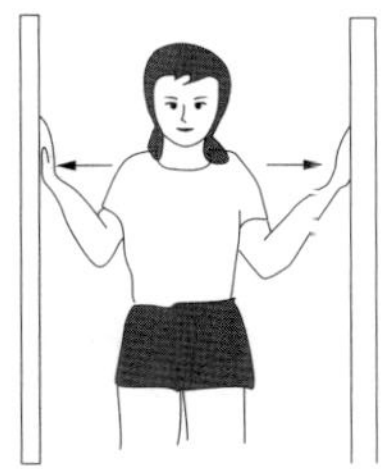 〈벽 밀기〉	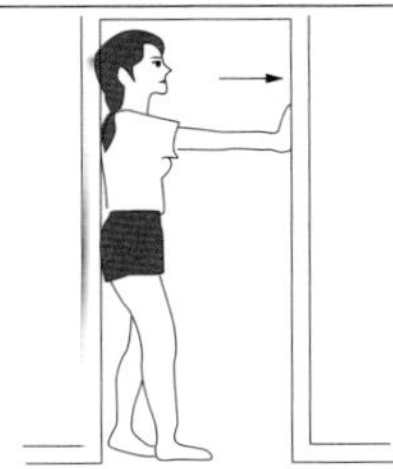 〈문틀 밀기〉	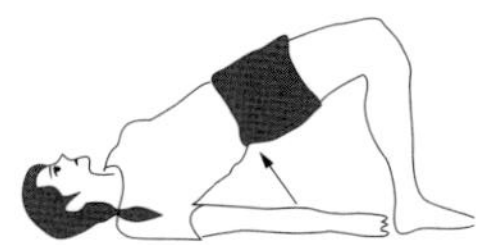 〈허리 들어올리기〉	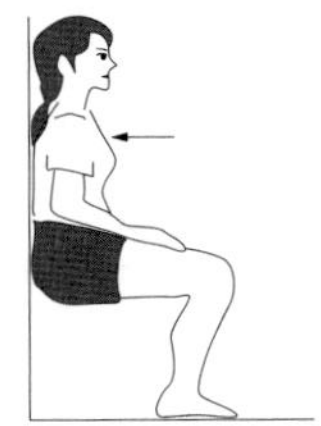 〈벽에 기대어 앉기〉

〈유 의 사 항〉

□ 동적 운동은 체력 수준에 따라 반복 횟수를 다소 조정하여 실시한다.
□ 정적 운동은 최대 근력의 70%를 발휘하여 실시한다.
□ 운동과 운동 사이의 휴식 시간을 짧게 한다.
□ 운동 프로그램을 참고로 하여 점차적으로 반복 횟수, 세트, 빈도, 운동 시간 등을 늘려나간다.
□ 익숙해짐에 따라 동작을 빨리한다.

항목 \ 운동 / 기간	동적 운동			정적 운동		
	1주~4주	5주~10주	11주~16주	1주~4주	5주~10주	11주~16주
반복 횟수(회) 운동 시간(초)	13회~15회	16회~18회	19회~21회	5초	7초	9초
세트(회/일)	1	2	2	3	4	5
빈도(일/수)	2	3	3	3	3	4

남자 40대(한국체육과학연구원 부설 국민체력센터, 1996)

	팔 · 어깨	허리 · 가슴	등 · 복부	다 리
체중 이용 운동	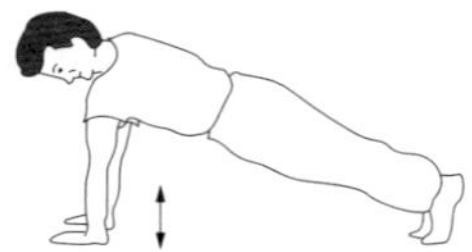 〈팔굽혀펴기〉	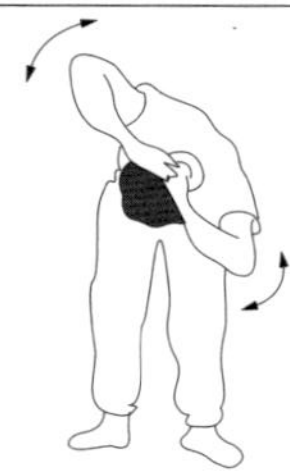 몸통 돌리기	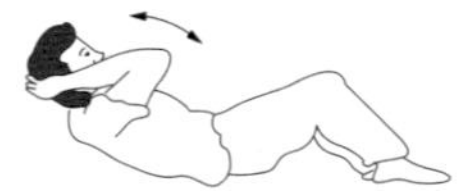 〈윗몸일으키기〉	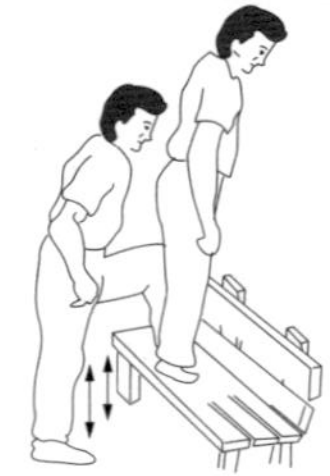 〈의자 오르내리기〉
기구 이용 운동	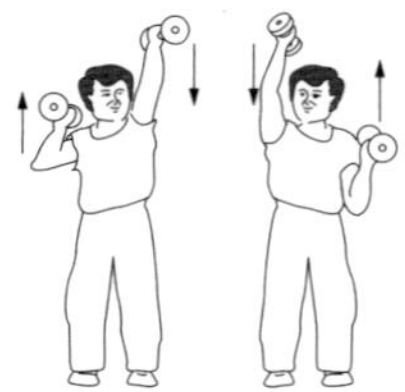 〈양팔 교대로 밀어올리기〉	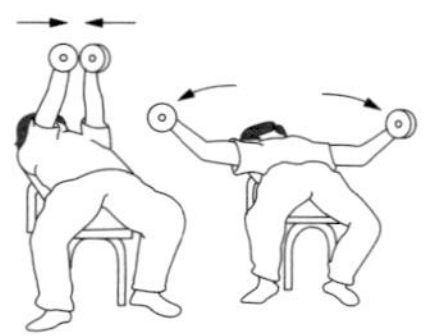 〈양팔 벌려들기〉	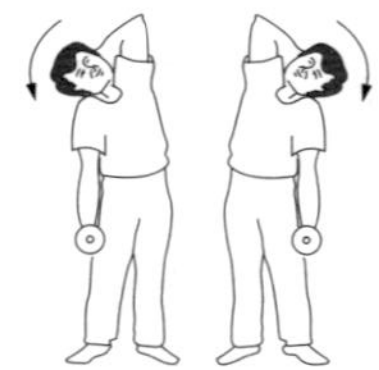 〈몸통 옆으로 구부리기〉	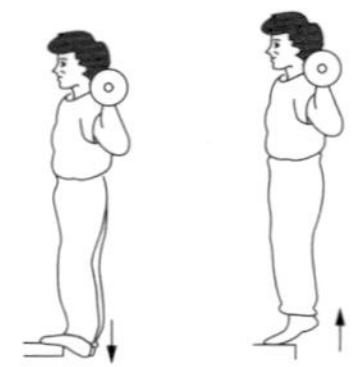 〈뒷꿈치 들기〉

〈유 의 사 항〉

□ 기구 이용 운동은 체력 수준에 따라 반복 횟수를 조정하여 실시한다.

□ 기구 이용 운동의 무게는 체중의 1/3, 1/4 등으로 표시하였다.

□ 운동과 운동 사이의 휴식 시간을 짧게 한다.

□ 운동 프로그램을 참고하여 무게, 반복 횟수, 세트 빈도 등을 늘려나간다.

운동 형태 / 기간 / 항목	기구 이용 운동												체중 이용 운동		
	양팔 교대로 밀어올리기			양팔 벌려들기			몸통 옆으로 구부리기			뒷꿈치 들기					
	1주~4주	5주~10주	11주~16주	1주~4주	5주~10주	11주~16주	1주~4주	5주~10주	11주~16주	1주~4주	5주~10주	11주~16주	1주~4주	5주~10주	11주~16주
무게(체중) 반복 횟수(회)	1/8	1/6	1/5	1/8	1/7	1/5	1/8	1/6	1/5	1/3	1/2	1/2	9회-11회	12회-14회	15회-16회
세트(회/일)	1	3	2	1	2	2	1	2	2	1	3	3	1	2	2
빈도(일/주)	2	3	3	2	3	3	2	3	3	2	3	3	2	3	3

여자 40대(한국체육과학연구원 부설 국민체력센터, 1996)

	팔 · 어깨	허리 · 가슴	등 · 복부	다 리
동적 운동	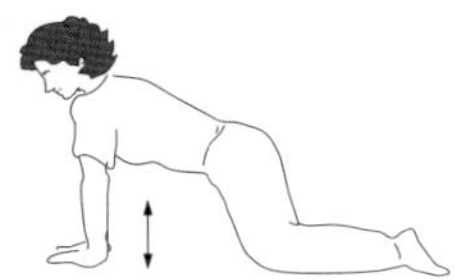 〈무릎대고 팔굽혀펴기〉	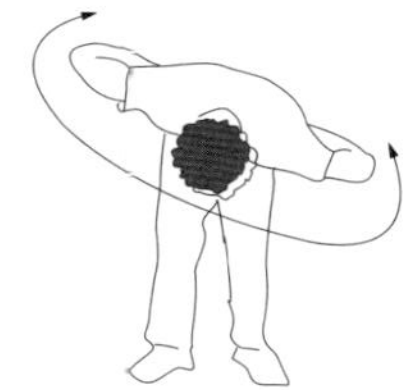 〈몸통 돌리기〉	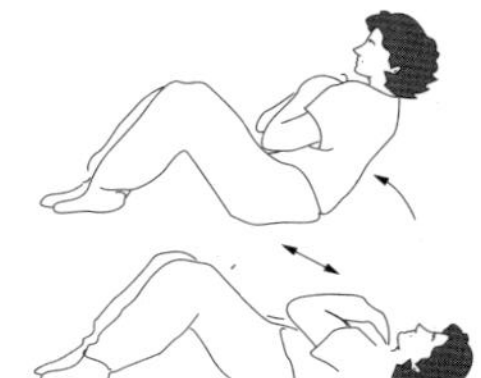 〈팔짱끼고 윗몸 일으키기〉	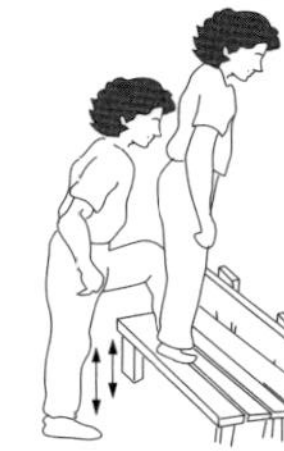 〈의자 오르내리기〉
정적 운동	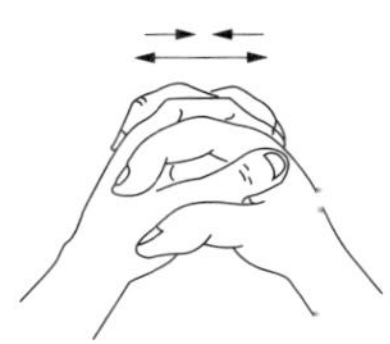 〈깍지끼고 밀고 당기기〉	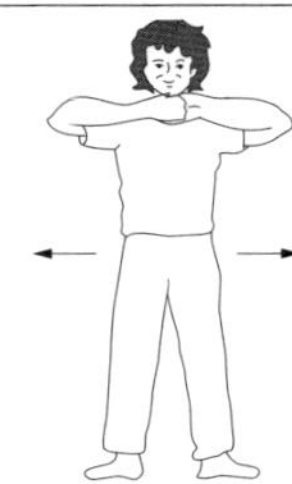 〈양손 끌어당기기〉	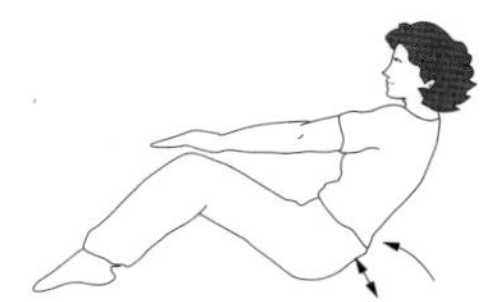 〈윗몸일으켜 멈추기〉	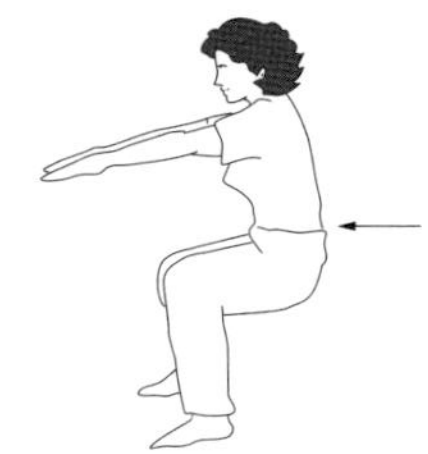 〈다리 굽혀 서기〉

〈유 의 사 항〉

- □ 동적 운동은 체력 수준에 따라 반복 횟수를 다소 조정하여 실시한다.
- □ 정적 운동은 최대 근력의 70%를 발휘하여 실시한다.
- □ 운동과 운동 사이의 휴식 시간을 짧게 한다.
- □ 운동 프로그램을 참고로 하여 점차적으로 반복 횟수, 세트, 빈도, 운동 시간 등을 늘려나간다.
- □ 익숙해짐에 따라 동작을 빨리한다

항목 \ 기간 \ 운동	동적 운동			정적 운동		
	1주~4주	5주~10주	11주~16주	1주~4주	5주~10주	11주~16주
반복 횟수(회) / 운동 시간(초)	10회~12회	13회~15회	16회~18회	5초	5초	7초
세트(회/일)	1	2	2	3	4	4
빈도(일/수)	2	3	3	2	3	3

남자 60대(한국체육과학연구원 부설 국민체력센터, 1996)

	팔 · 어깨	허리 · 가슴	등 · 복부	다 리
동적 운동	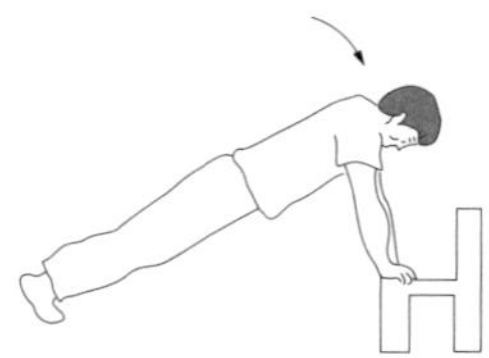 〈팔굽혀펴기〉	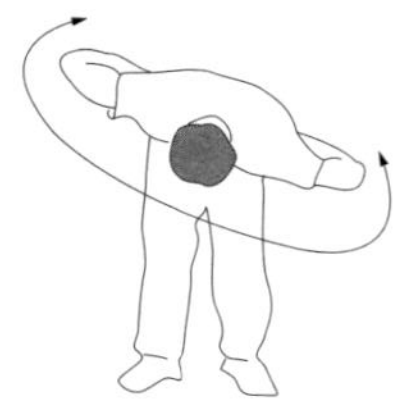 〈몸통 돌리기〉	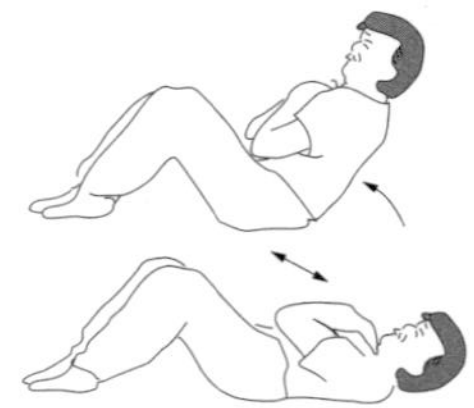 〈팔짱끼고 윗몸일으키기〉	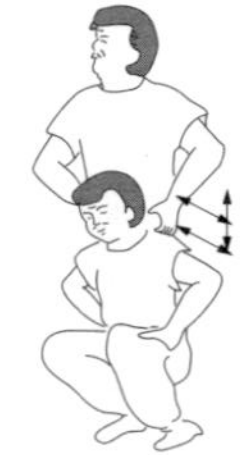 〈앉았다 일어서기〉
정적 운동	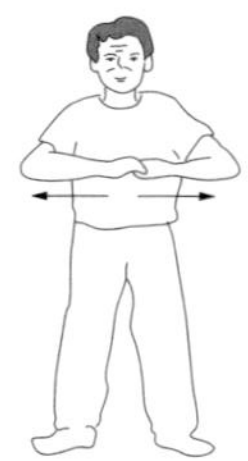 〈양손 끌어당기기〉	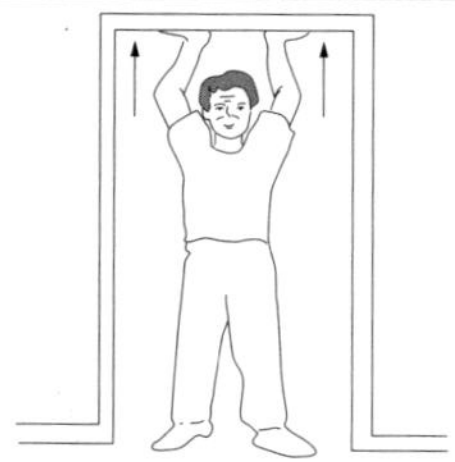 〈문틀 들어올리기〉	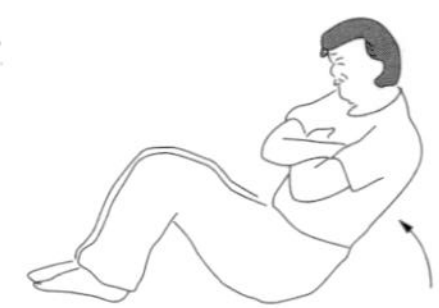 〈윗몸일으켜 멈추기〉	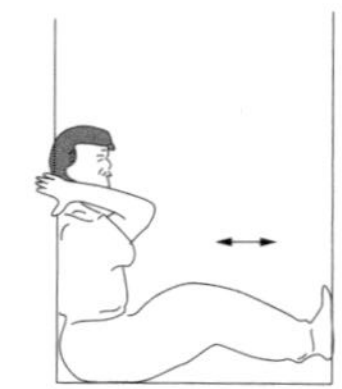 〈문틀 밀기〉

〈유 의 사 항〉

- ☐ 운동 전 충분한 준비 운동을 실시한다.
- ☐ 동적 운동은 체력 수준에 따라 반복 횟수를 다소 조정하여 실시한다.
- ☐ 정적 운동은 최대 근력의 70%를 발휘하여 실시한다.
- ☐ 운동과 운동 사이의 휴식 시간을 짧게 한다.
- ☐ 운동 프로그램을 참고로 하여 점차적으로 반복 횟수, 세트, 빈도, 운동 시간 등을 늘려나간다.
- ☐ 익숙해짐에 따라 동작을 빨리한다.

항목 \ 기간 \ 운동	동적 운동			정적 운동		
	1주~4주	5주~10주	11주~16주	1주~4주	5주~10주	11주~16주
반복 횟수(회) 운동 시간(초)	7회~9회	10회~12회	13회~15회	5초	7초	9초
세트(회/일)	1	2	2	2	2	3
빈도(일/수)	2	2	3	2	3	3

여자 60대(한국체육과학연구원 부설 국민체력센터, 1996)

	팔 · 어깨	허리 · 가슴	등 · 복부	다 리
동적 운동	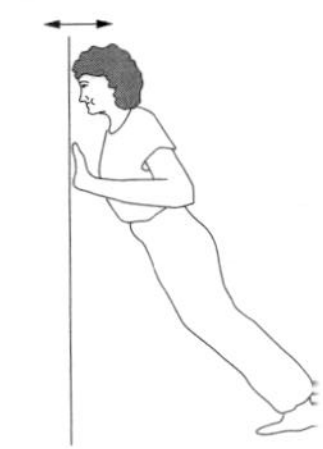 〈벽짚고 팔굽혀펴기〉	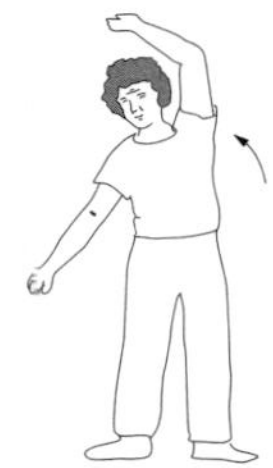 〈옆구리 운동〉	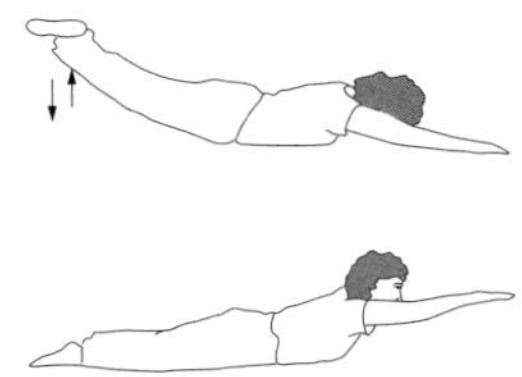 〈상체, 다리 들어올리기〉	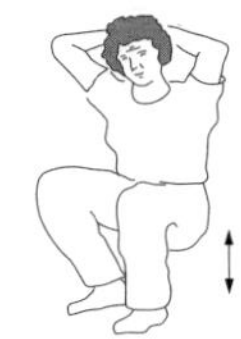 〈앉았다 일어서기〉
정적 운동	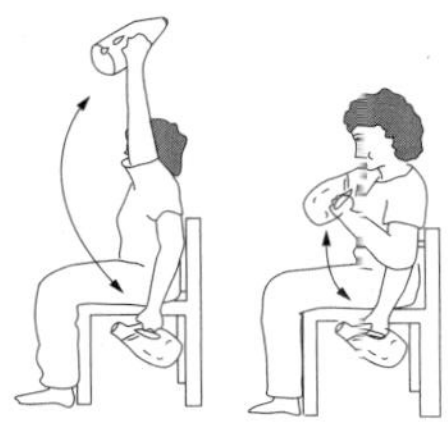 〈팔 올리기〉 〈팔꿈치 굽히기〉	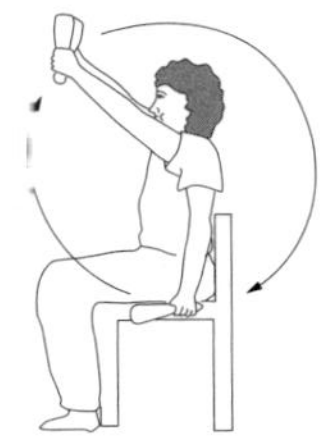 〈두팔 휘둘리기〉	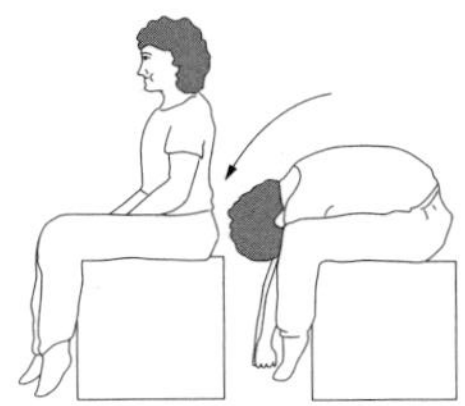 〈위자에서 윗몸 앞으로 굽히기〉	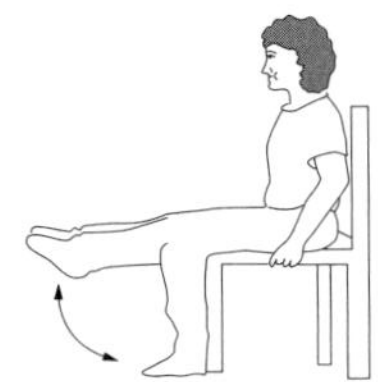 〈다리 펴기〉

〈유 의 사 항〉

- □ 운동 전 충분한 준비 운동을 실시 한다.
- □ 체중 이용 운동은 체력 수준에 따라 반복 횟수를 다소 조정하여 실시한다.
- □ 운동과 운동 사이의 휴식 시간을 짧게 한다.
- □ 운동 프로그램을 참고로 하여 점진적으로 반복 횟수, 세트, 빈도, 운동 시간 등을 늘려나간다.
- □ 익숙해짐에 따라 동작을 빨리한다.

항목 \ 운동 / 기간	동적 운동			정적 운동		
	1주~4주	5주~10주	11주~16주	1주~4주	5주~10주	11주~16주
반복 횟수(회) 운동 시간(초)	13회~15회	16회~18회	19회~21회	5초	7초	9초
세트(회/일)	1	2	2	3	4	5
빈도(일/수)	2	3	3	3	3	4

C-2 웨이트트레이닝 운동 일지

운동 종목			일자:				일자:				일자:				일자:			
			프로그램	RM-WT	반복횟수	셋트수	프로그램	RM-WT	반복횟수	셋트수	프로그램	RM-WT	반복횟수	셋트수	프로그램	RM-WT	반복횟수	셋트수
준비운동		Stre																
근력운동	하체	Leg Ext.																
		Leg Curl																
		Squat																
	몸통	Sit Up																
		Inel. Sit Up																
		Back Ext.																
	상체	Bench Pres.																
		Chest Pres.																
		Pull Down																
		Soulder Pr.																
기타																		
정리운동																		

참고문헌

국민건강체력콜센터(2013), http://www.omyfit.com/

김재호 등 (2009), 운동과 건강, 단국대학교출판부.

김재호 외 11명 공역(2011), Heyward's 운동처방(제6판), 한미의학.

내분비학회, 대한비만학회(2010), 비만치료지침 2010, 권고안.

대한심폐소생술협회(2011), 2011년 한국심폐소생술 지침, www.kacpr.org.

박상규(2006), 일반인과 최초반응자를 위한 응급처치, 라이프사이언스.

보건복지부(2011), 2011년 건강검진 실시기준 서식.

보건복지부(2012), 2012년 국민건강영양조사.

스포츠둥지, 체육인재육성재단과 함께하는 스포츠전문팀 블로그, www.sportnest.kr.

차광석외 11명 공역(2005), 웰니스를 위한 맞춤운동, 라이프사이언스.

체육과학연구원(2009), 1급 생활체육지도자 연수교재(운동처방론), 대한미디어.

ACC/AHA(2002). Guidelines update for exercise testing. A report of the American Collage of Cardiology/American Heart Association Task Force on Practice Guidelines(Committee on Exercise Testing).

American College of Sports Medicine (2007). ACSM's Resources for Personal Trainer, 2nd edition. Baltimore: Lippincott Williams & Wilkins.

American College of Sports Medicine (2010). ACSM's guidelines for exercise testing and prescription, 8th de. Philadelphia: Lippincott Williams & Wilkins.

American College of Sports Medicine (2010). ACSM's resource manual for guidelines for exercise testing and proscription, 6th ed. Philadelphia: Wolters Kluwer/Lippincott Williams & Wilkins.

American College of Sports Medicine (2010). ACSM'S Guidelines for Exercise Testing and Prescription. Lippincott Williams & Wilkins.

American College of Sports Medicine, ACSM's resource manual for guidelines for exercises testing and prescription, 6th ed. Philadelphia: Wolters Kluwer/Lippincott Williams & Wilkins.

Birk, T.J., and Birk, C. A. (1987). Use of ratings of perceived exertion for exercise prescription. Spots Medicine 4: 1~8.

Blair, S. N. (2009). Physical inactivity: the biggest public health problem of the 21st century. *British journal of sports medicine, 43*(1), 1~2.

Borg, G. (1998). Borg's perceived exertion and pain scales. Champaign, IL: Human Kinetics.

Clarke, H. H. (1975). exercise physiology. Englewood Cliffs, NJ: Prentice Hall

Cooper, K. H. (1968). A means of assessing maximal oxygen intake. Journal of the American Medical Association. 203: 201~204.

Costill, D. L., & Fox, E. L. (1969). Energetics of marathon runing. Medicine and science in sports 1:81~86.

Cureton, K. J., Sparling, P. B., Evans B. W., Johnson, S. M., Kong, U. D amd Purvis, J. W.(1978). Effect of experimental alterations in excess weight on aerovic capacity and distance running performance. Medicine and science in sports 10:194~199.

Ebbeling, C., Ward, A., Puleo, E., Widrick, J., & Rippe, K.(1991). Development of a single-stage submaximal treadmill walking test. medicine & science in sports & exercise, 23:966~973.

Franklin, B. A., Whaley, M. H., & Howley, E. T. (2000). American college of sports medicine guidelines for exercise testing and prescription. Williams and Wilkins, Baltimore.

George, J., Vehrs, P., Allsem, P., Fellingham, G., & Fisher, G.(1993). Vo2max estimation from a submaximal 1-mail track jog for fit college-age individuals. medicine & science in sports & exercise.

25:401-406.

JNC8(2013). 2014 Evidence-based guideline for the management of high BP in adult. JNC8:JAMA

Kline, G. M., Porcari, J. P., Hintermeister, R., Freedson, P. S., Ward, A., McCarron, R. F., Ross, J., & Rippe, J. M. (1987). Estimation of Vo_2max from a one-mile track walk, gender, age and body weight. medicine & science in sports & exercise.19:253~259.

Koenig, W., & Khuseyinova, N. (2007). Biomarkers of atherosclerotic plaque instability and rupture. Arteriosclerosis, thrombosis, and vascular biology, 27(1): 15~26.

Kraemer, W. J., Adams, K., Cafarelli, E., Dudley, G. A., Dooly, C., Feigenbaum, M. S., & Triplett-McBride, T. (2002). American College of Sports Medicine position stand. Progression models in resistance training for healthy adults. Medicine and science in sports and exercise, 34(2): 364~380.

Larsen, G. E., George, J. D., Alexander, J.L., Fellingham, G. W., Aldana, S. G., & Parcell, A. C. (2002). Prediction of maximum oxygen consumption from walking, jogging, or running. Research Quarterly for exercise and sports, 73:66~72.

National Cholesterol Education Program Committee (2001). "Exeutive Summary of the Third Report of the National Cholesterol Education Program (NCEP) Expert Panel on Detection, Evaluation, and Treatment of High Blood Cholesterol in Adult(Adult Treatment Panel Ⅲ), Journal of the American Medical Association 285(19): 2486~2497.

National Institutes of Health. (2001). *Third Report of the National Cholesterol Education Program Expert Panel on detection, evaluation and treatment of high blood cholesterol in adults (Adult Treatment Panel III).* NIH publication, 1: 3670.

Nelson, A. G., & Kokkonen, J. (2007). Stretching anatomy. Champaign, IL: Human Kinetics.

Mariat, D., Firmesse1, O., Levenez1, F., Guimarăăes, V. D., Sokol, H., Doré, J., Corthier, G., & Furet, J. P. (2009). The Firmicutes/Bacteroidetes ratio of the human microbiota changes with age. BMC Microbiology, 9: 123.

Persinger, R., Foster, C., Gibosn, M., Fater, D. C. W., and Porcari, J. P. (2004). Consistency of the talk test for exercise prescription. Medicine & Science in & Exercise, 36: 533~553.

Peterson, M. D., Rhea, M. R., & Alvar, B. A. (2004). Maximizing strength development in athletes: a meta-analysis to determine the dose-response relationship. The Journal of Strength & Conditioning Research, 18(2): 377~382.

Rhea, M. R., Alvar, B. A., Burkett, L. N., & Ball, S. D. (2003). A meta-analysis to determine the dose response for strength development. Medicine and science in sports and exercise, 35(3): 456~464.

Ratamess, N. A., Alvar, B. A., Evetoch, T. E., Housh, T. J., Ben Kibler, W., Kraemer, W. J., & Triplett, N. T. (2009). Progression models in resistance training for healthy adults. Medicine and Science in Sports and Exercise, 41(3): 687~708.

Shephard, R. J. (1977). Do risks of exercise justify costly caution? The Physician and sports medicine 5:58~65.

The Canadian Physical Activity. Fitness & lifestyle Approach: CSEP-Health & Fitness Program's Health-Related Appraisal and Counselling Strategy, 3rd Edition ⓒ (2003). Reprinted with permission of the Canadian Society for Esercise Physiology. Schematic developed by N. Giedhill and V. Jamnik of York University.

The Seventh Report of the Joint National Committee on Prevention,

Detection, Evaluation, and Treatment of High Blood Pressure: the JNC 7 report. JAMA. (2003). May 21; 289: 2560~72. 2003 May 14. Erratum in: JAMA. 2003 Jul 9;290: 197.

WHO Report (1998). 비만: 예방과 전 세계적인 현상의 조절.

Zhang, Y., Proenca, R., Maffei, M., Barone, M., Leopold, L., & Friedman, J. M. (1995). Positional cloning of the mouse obese gene and its human homologue. Source Howard Hughes Medical Institute, Rockefeller University, New York. Nature, 30, 374.

≫ 집필자 소개

김재호
연세대학교 졸업(이학박사)
전 한국체육과학 연구원 국민체력센터
운동처방, 생활체육, 스포츠의학, 사업 관리
실장, 한국웰니스학회 회장
현 단국대학교 체육교육과 교수

신정엽
단국대학교 박사수료(운동생리학)
현 여주대학교, 홍익대학교 외래교수

윤성준
단국대학교 졸업(이학박사)
현 가천대학교, 단국대학교, 홍익대학교
외래교수, (주) 키즈펀펀교육 대표

조원제
단국대학교 졸업(이학박사)
현 경기대학교, 단국대학교, 홍익대학교
외래교수

김정우
단국대학교 졸업(이학박사)
현 충청대학교 사회체육학과 겸임교수

이동복
단국대학교 졸업(이학박사)
현 단국대학교, 수원여자대학교, 여주대학교,
홍익대학교 외래교수, 장애인 승마협회
기술위원장, 한국 웰니스학회, 한국 자전거
산업학회 이사

전용균
단국대학교 졸업(이학박사)
전 단국대학교 초빙교수
현 한국웰니스학회 편집위원,
단국대학교 교육대학원 조교수

최재일
단국대학교 박사수료(운동생리학)
현 단국대학교 체육과학 실험실 연구원

운동 처방 입문을 위한 운동과 건강

2004년 8월 25일 초 판 발행
2014년 2월 25일 개정판 발행

지은이 _ 김재호
펴낸이 _ 장호성
기 획 _ 이재석
제 작 _ 김남필
편 집 _ 성두현 · 박보혜
펴낸곳 _ 단국대학교출판부
등 록 _ 1968.2.27 : No. 제03-00095호
주 소 _ 경기도 용인시 수지구 죽전로 152
전 화 _ 031-8005-2405
팩 스 _ 031-8021-7154

값 13,000원

ISBN 978-89-7092-511-0 03690

• 'NOSVOS'는 라틴어 'NOS(우리가)'와 'VOS(당신을)'의 합성어로 지혜로운 삶을 지향하는 분들에게 유익한 도서를 펴내겠다는 의지를 담고 있습니다.